# NAT
# 자연에 부합하는 Wax-up 기법
## Vol. II 구치부

Dieter Schulz 저
정 승 미 역

dh 대한나래출판사

**DaehanNarae Publishing, Inc.**

Deokwon Bldg. #202
102-65 Yongdu-dong
Dongdaemun-gu
SEOUL 130-820, KOREA
TEL: +82-2-922-0840
FAX: +82-2-922-0841
E-mail: dhpub@chol.com
Website: www.dhpub.com

**Translation of NAT - Die Naturgemäße Aufwachstechnik: Vol. II Der posteriore Bereich**
by Dieter Schulz



Translated into Korean by DaehanNarae Publishing, Inc.



ISBN 978-89-5741-161-2

Printed in Korea

Dieter Schulz

# NAT
# Die Naturgemäße Aufwachstechnik
## Teil 2: Der posteriore Breich

THE DENTAL PUBLISHERS

당시 독일 제바트 헤링스도르프 종합병원에서 근무하신
나의 지도자이자 스승이신 Helmut Schehl 치과기공 마이스터에게
이 책을 바칩니다.

# 목차

# 감사의 글

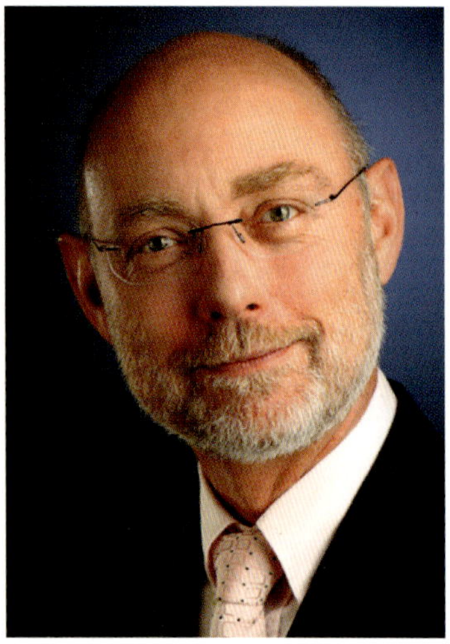

Dr. Olaf Winzen

사람들은 오랜 직업생활 속에서 매우 다양한 사람들을 만나고, 그들과 경험을 주고 받고, 그들로부터 배우고, 도움을 받기도 합니다. 나의 인생에서 나와 동행하고 나를 도와주었던 모든 사람들에게, 그리고 몇몇 치과기자재 회사에게도, 특히 Baumann Dental사와 프랑크푸르트의 젠켄베르크연구소(Senkenbergisches Forschungsinstitut)에도 진심으로 감사드리고 싶습니다.

치과의사인 *Dr. Olaf Winzen*에게 특별히 감사드립니다. 그는 저자와의 긴밀한 협력을 허용할 호기심과 결정적인 용기를 가지고 있었습니다. 그 덕분에 우리는 모든 이론적인 지식을 수집하고 임상에서 시험과 시도를 해보고 개선시킬 수 있는 가능성을 확보할 수 있었습니다. 이를 통해 새로운 사고의 접근법을 얻었으며, 이를 앞으로 보철학의 새로운 차원을 열어줄 매우 중요한 것으로 발전시킬 수 있었습니다.

# 저자 서문

## 인간 모습이 서로 다르듯이 인간의 치아도 마찬가지로 서로 다르다.

손상된 치아를 수복하거나 손실된 치아를 다시 대체하기 위해서 보철물을 최대한 자연에 가깝게 수복하기 위한 노력을 과거에도 이미 수없이 많이 시도했었다.

이와 관련된 어려움은 오늘날에도 임상에서 매우 분명하게 느끼고 있다. 우리가 매일 똑같은 행위를 하고 있더라도 이것이 매번 새로운 도전이라는 점을 인식해야 한다. 어떻게 이러한 도전을 최대한 잘 터득할 수 있을 지가 내게 큰 흥미를 불러일으켰었다.

마찬가지로 나도 직업 여정을 무(無)에서 시작했었으며, 사람들이 미화해서 이야기하는 것처럼 하늘에서 떨어진 것은 아니었다. 직업훈련 과정에서 우수한 기반이 마련되었으며 이를 바탕으로 오늘날까지의 나의 경력이 가능할 수 있었다(그림 1, 2).

직업훈련을 마치고 병역의무를 끝낸 후 여러 해 동안 나는 현 직업에 종사하지 않았었다. 동독에서 서독으로 이주하기 직전에서야 나는 치과기공 분야로 되돌아 왔었다.

나의 새로운 주거지는 베르그슈트라세(Bergstrasse)를 끼고 위치하고 있는 벤스하임(Bensheim)이 되었다. *Maleck & Rudolph* 치과기공소에서 나는 계속 경험을 쌓아갔으며(그림 3~7), 1980년에 치과의사인 Dr. Hans-Jürgen Schmidt의 치과기공소로 자리를 옮겼다. 이때부터 집중적으로 배움과 연수의 시기가 시작되었으며, 이를 통해 스스로 연수교육을 제공하고 첫 번째 전공논문을 저술하고, 첫 번째 저서를 저술할 수 있게 되었다. 이와 관련해 앞의 두 치과기공소에 다시 한번 진심으로 감사드린다.

본 저서에는 일상의 임상적 문제들을 더욱 손쉽게 더욱 잘 극복하기 위해서 몇 가지를 분석하고 재구성해서 하나의 체계로 모으려고 노력했다. 우리 인간은 다른 사람을 매우 다양한 서랍 속으로 분류하려는 경향을 심하게 가지고 있다. 만일 이 책을 읽는 여러분이 그러한 사람이라면, 임상에서 요구되는 수많은 요건들을 충족시킬 수 있도록 각 장(章)마다 다양한 서랍을 열 수 있어야 한다.

지난 수십 년간 무척 다양한 개념이 개발되었으며 각 개념들마다 자신이 옳다고 주장하고 있다. 하지만 자연은 오직 하나 밖에 없다. 따라서 개별 주제 하나하나를 매우 주의깊게 읽어보고 비판적인 시각으로 그 배경을 탐구하라고 저자는 독자 여러분에게 요구한다.

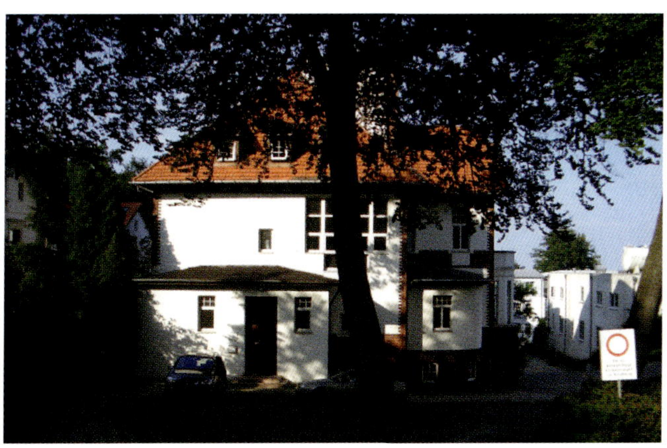

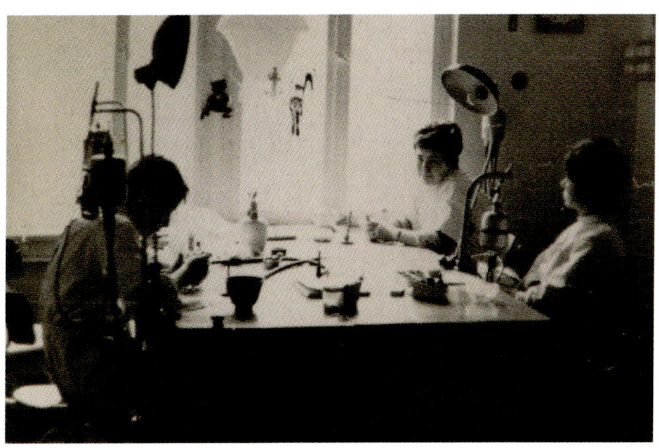

그림 1, 2. 전(前) 제바트 헤링도르프 종합병원에서 1961~1965년에 처음 근무하였다.

유일하게 중요한 것은 임상이다. 종래의 견해에 대해 적어도 한 번쯤은 의문을 가져본다면 여러분도 마찬가지로 매우 큰 발전을 하게 될 것이다.

독자 여러분이 본 저서를 주의 깊게 탐구하는 데 인내와 즐거움이 함께하고 앞으로 많은 성과가 있기를 기원한다.

***Dieter Schulz***

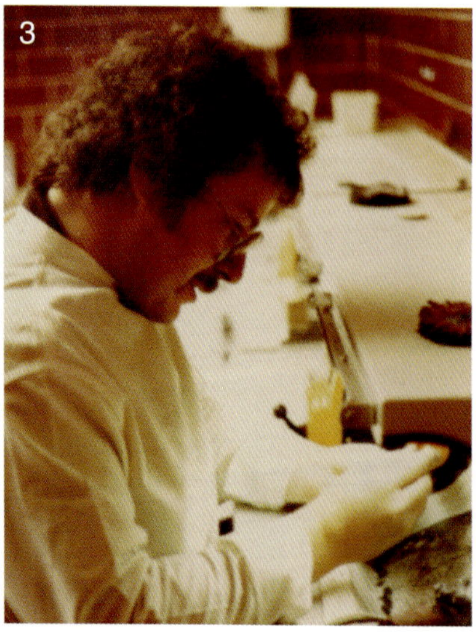

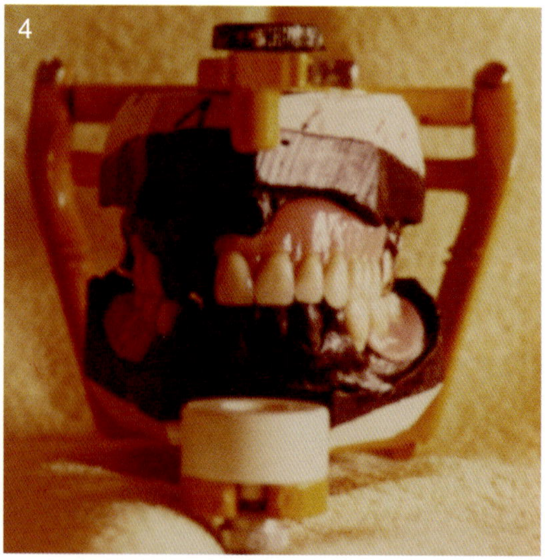

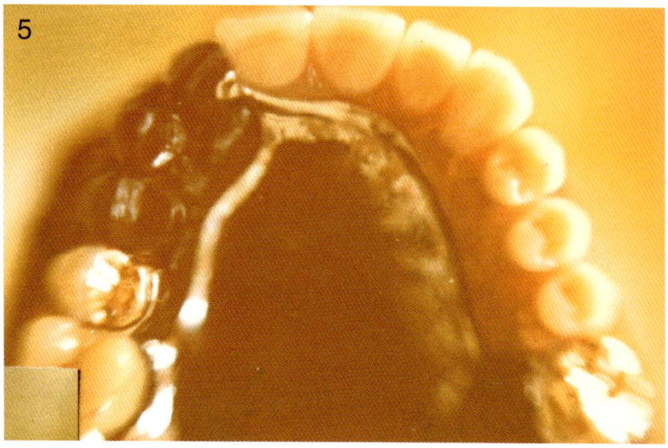

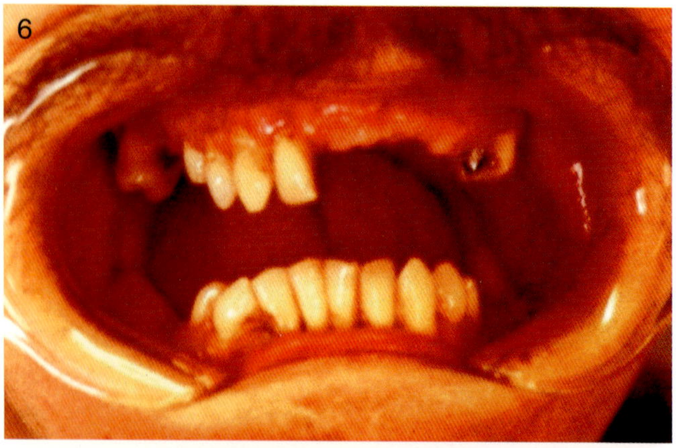

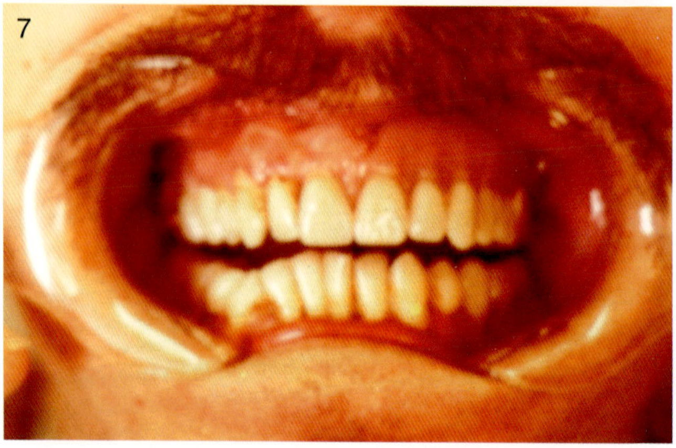

그림 3~7. Maleck & Rudolph 치과기공소에서 새로운 재료와 작업방법을 알게 되었다. 몇 장의 옛날 사진이 남아있어서 첫 번째 환자 증례를 볼 수 있다. 이 사진에는 이 직업에서의 기쁨도 볼 수 있지만 배울 것이 많다는 사실도 매우 일찍이 알았다.

# 역자 서문

제1부 전치부에 이어 제2부 구치부를 번역하면서…

디터 슐츠((Dieter Schulz) 선생님의 독일 벤스하임 연구 모임을 2002년 추석 때쯤 참석하면서 느낀 소감은 지금까지 치의학을 전공하면서 느꼈던 것과는 다른 신선함과 명쾌함 그 자체였다. 그것은 아마도 망망대해에서 나침반을 잃고 표류하던 배가 눈앞에 새로운 대륙을 발견한 콜롬버스의 그 때 심정과 비슷한 감정이었을 것이다.

많은 교합이론을 내세운 학자들이 하나둘씩 사라져가면서 100년이 넘은 오늘날에 우리에게 남겨진 것은 결국 다시 아무 것도 정립되지 않은 처음 상태로 돌아온 듯 한 공허한 상태에서 독일 벤스하임 연구 모임에서 내놓은 디터 슐츠 선생님의 NAT/NFR 교합개념은 수학 공식처럼 명쾌한 교합 개념의 답을 주었다.

원래부터 존재했던 것을 각각의 다른 관점에서 분석해보면 모두 다른 것처럼 주장하지만 결국 진리는 하나인 것처럼 그 동안의 수많은 교합이론들도 학자들마다 다른 각도에서 분석했기에 서로 대립했던 것일 것이다. 수많은 교합이론을 하나로 모은 것이 바로 NAT 교합개념이라고 말하고 싶다. 역자가 "NAT 교합이론"이라고 소개하지 않고 "NAT 교합개념"이라고 소개하는 것은 바로 기존의 교합 학자들이 주장해 왔던 이론들하고는 달리 실제 자연의 치아 속에 존재하고 있는 개개인의 고유한 교합 그대로를 형태적 및 기능적으로 분석하여 정리했기 때문이다.

처음 NAT/NFR의 전치부에 대한 개념이 우리나라에 소개된 지 5년 만에 드디어 구치부가 몇 달 전에 독일어로 출판되었다. 주변의 많은 사람들이 구치부에 대한 책이 언제 출판되느냐고 물을 때마다 나 역시도 저자인 디터 슐츠 선생님에게 빨리 완성해야 할 필요성을 강조했었다. NAT 교합에 대한 전치부가 출판된 지 5년이 지나 구치부가 독일에서 출판되었다는 소식에 비로소 안도의 숨을 쉴 수 있었던 것 같다. 이제서야 반쪽짜리 NAT 교합개념을 완성할 수 있다는 기쁨에 주야를 구별하지 않고 최대한 촉박한 시간 안에 번역을 마쳤다. 치과계에 종사하는 우리 모두가 함께 환자를 위한 기능적 보철물을 제작하기 위하여 노력해야 할 의무와 사명감을 가졌다면 반드시 "자연에 부합하는 Wax-up 기법"을 이해하고 습득해야 할 것이다. 그 동안 이론에만 그쳤던 수많은 교합개념을 디터 슐츠 선생님의 피나는 연구와 노력으로 완성시켰다면 이제 우리 모두는 정적인 교합이론에서 벗어나 환자 개개인이 가지고 있는 교합 형태에 맞춰 동적이면서 기능적인 교합을 만들어 줘야 할 것이다.

"알아야 비로소 보인다!"는 괴테의 말처럼 이 책의 마지막 장을 덮었을 때는 바로 임상에 적용할 때이다!

끝으로 이 책의 교정을 꼼꼼히 봐주신 이광근 소장님의 노고에 진심으로 감사를 드리며, 이 책을 읽고 조언을 준 김대환 선생, 그리고 치과인이 아니면서 가장 많은 치과 책을 교정하신 최용원 사장님의 노고에도 진심으로 감사를 드리며, 편집을 맡아 함께 일해 주신 김지은 대리님께도 이 자리를 빌어 감사를 전합니다.

2009년 6월 9일

연세대 원주캠퍼스에서 치과인의 날을 기념하면서

역자 **정 승 미**

# 서론

## 목표가 없으면 길도 없다.

*Maleck & Rudolph* 치과기공소(벤스하임)에서 치과의사인 쉬미트(*Hans-Jürgen Schmidt*)의 병원 치과기공소(그림 1)로 자리를 옮기면서 새롭고도 중요한 인생의 한 단계가 시작되었다. 이는 집중적인 연수를 해야 한다는 요구와 결부되어 있었다. 내가 이용할 수밖에 없었던 절호의 기회였다. 내가 이루고자 했던 목표가 전문 분야에서 뛰어난 치과기공사가 되고자 하는 것이었기 때문에 집중적인 연수를 간절히 원했던 바였다. 이러한 목표가 뚜렷이 눈앞에 보였지만 여기서 수많은 의문이 꼬리를 물었다. 이 목표에 도달하기 위해서는 어떤 길을 가야 할 것인가? 무엇을 배워야 할 것인가? 내가 어느 기관에서 어떤 연자에게 무엇을 배울 수 있을 것인가?

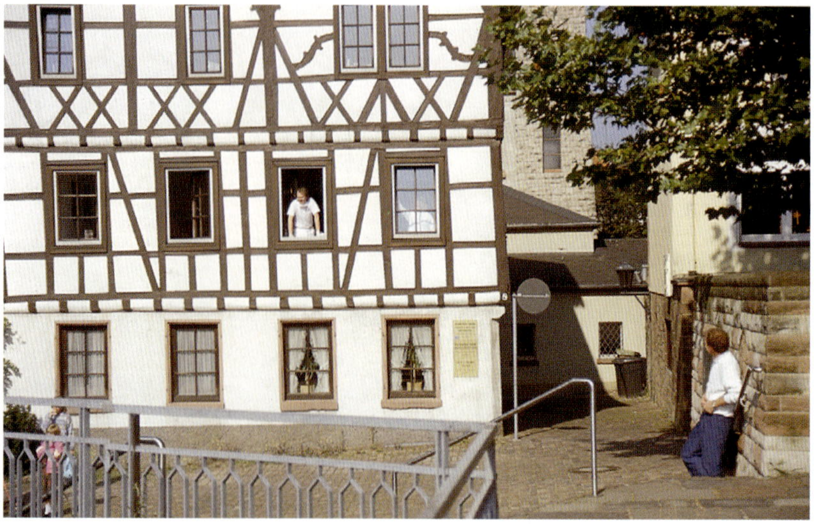

그림 1. 벤스하임 광장에 위치한 이 집에 Dr. 쉬미트(Dr. med. dent. H.-J. Schmidt[창문의 인물])와 교정치과의사인 그의 아내 Dr. 구드룬 질히뮬러 쉬미트(Dr. med. dent. Gudrun Silchmüller-Schmidt)의 진료실이 있었다. 여기가 모든 것이 시작된 집이다(특히 벤스하임 치의학 및 치기공학 연구회[Bensheimer Arbeitskreises; BAK]의 산실이기도 하다). 좌측 위에 있는 두 개의 창문 뒤편에 치과기공소가 위치하고 있었다.

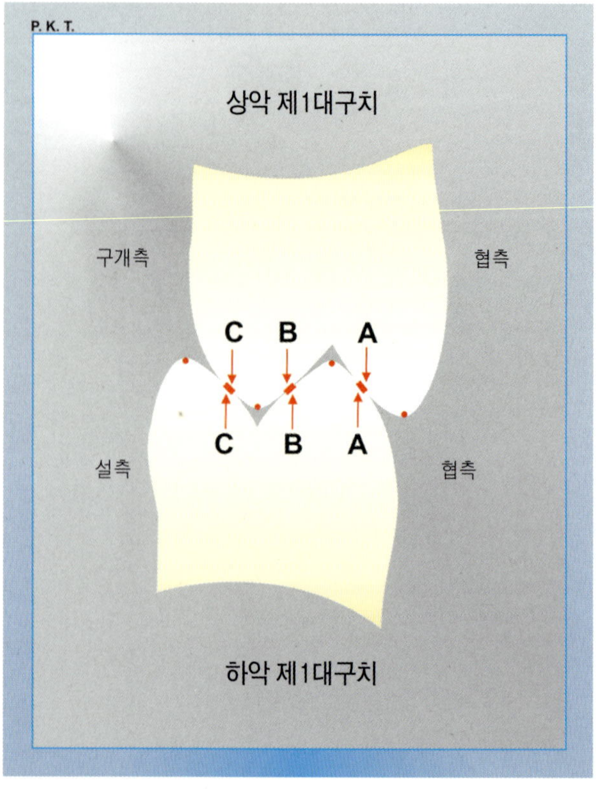


그림 2. P.K. Thomas의 개념에 의하면 중심교합은 A, B, C의 접촉점에 의해 안정되게 된다. 편심운동을 할 때 전치, 특히 견치가 구치부위에서 항상 이개된다.

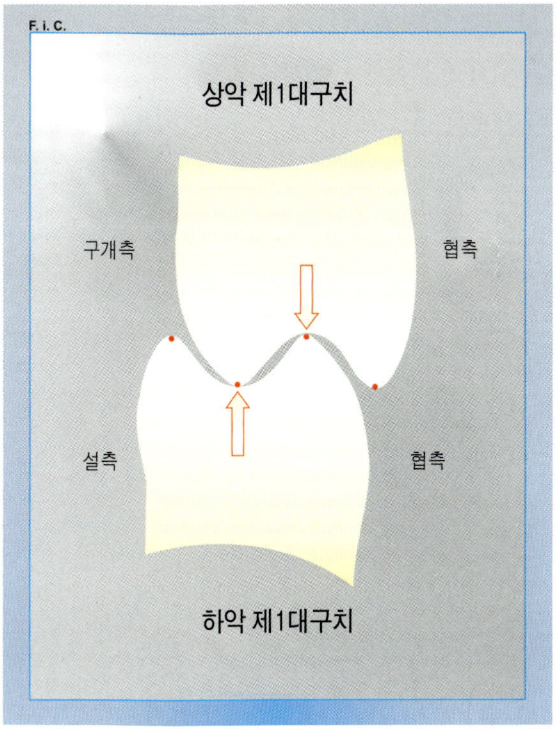


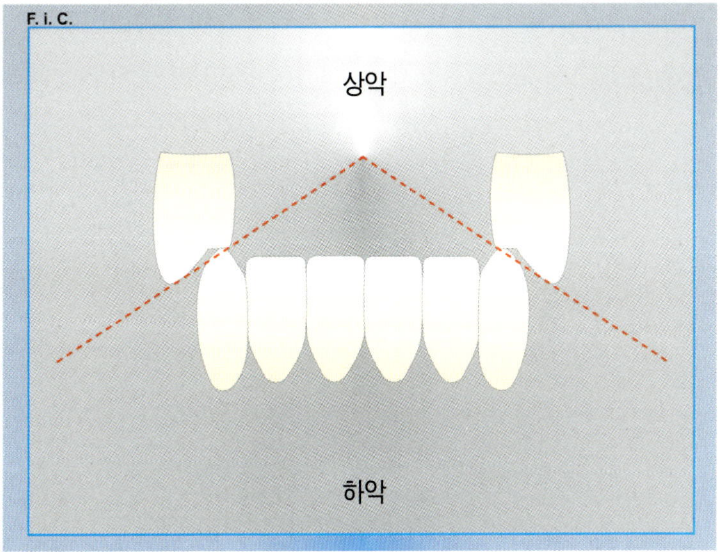


그림 3, 4. Schuyler에 의거한 중심교합 상태에서의 "자유운동" 개념에 따른 전치와 구치부에서 일어나는 교두감합을 도식화한 그림.

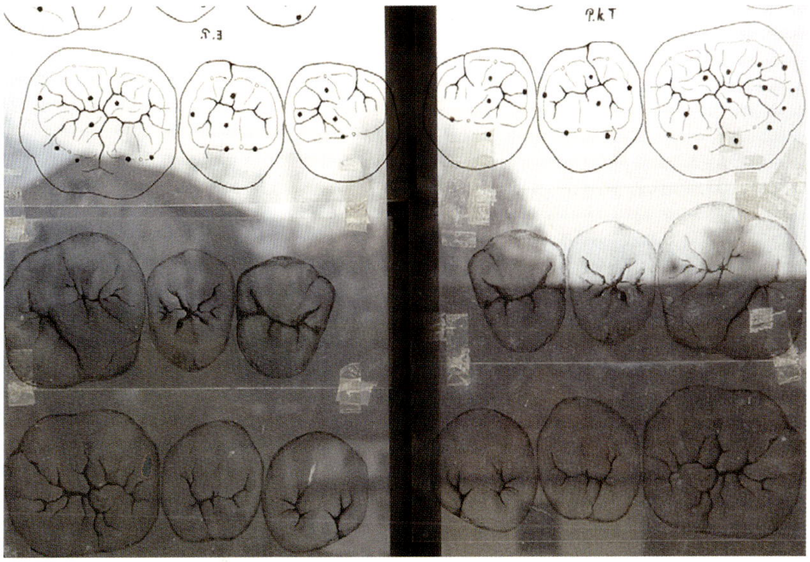

그림 5. 매우 광범위하면서도 새로운 정보를 배우고 구현할 수 있기 위해서 우리는 교재의 일부를 OHP 시트 위에 복사해서 작업실 창문에 붙여두었다.

책에서 예를 들어 교합이나 교합기에 관한 전반적인 이론을 얻기는 상당히 어려웠다. 명확한 개념도 별로 많지 않았다. 당시에 활발하게 다루어졌던 개념(그림 2~4)은 다시금 의견이 너무 다양했었고 각 개념마다 서로 자신이 옳다고 주장하고 있기 때문에 어느 방향으로 정보를 수집해야 할지 결정하기가 무척 어려웠다. 따라서 나는 이들 모든 주장을 철저히 연구해야만 했으며, 얼마간 시간이 지나고 보니 이것도 중요했다는 것을 알 수 있었다(그림 5). 나중에는 이들 주제를 면밀히 살펴보고자 했던 사람들이 전문 서적인 "교합개념(Okklusionskonzepte)"(Ralf Suckert)에서 다양한 개념들이 전하고자 하는 기본 의미를 읽어볼 수 있게 되었다. 전문 저널에 실리는 논문들은 대부분 부분 영역을 다루고 있으며 주로 재료학적인 내용과 기공적인 내용에 관한 것들이다.

나는 기공적인 면에서도 더 발전하려면 이론적인 기본지식, 특히 생물학과 기능, 치아와 저작기관의 기능적인 연관성 등에 관한 기본지식을 습득해야 한다는 사실을 인식하게 되었다(그림 6, 7).

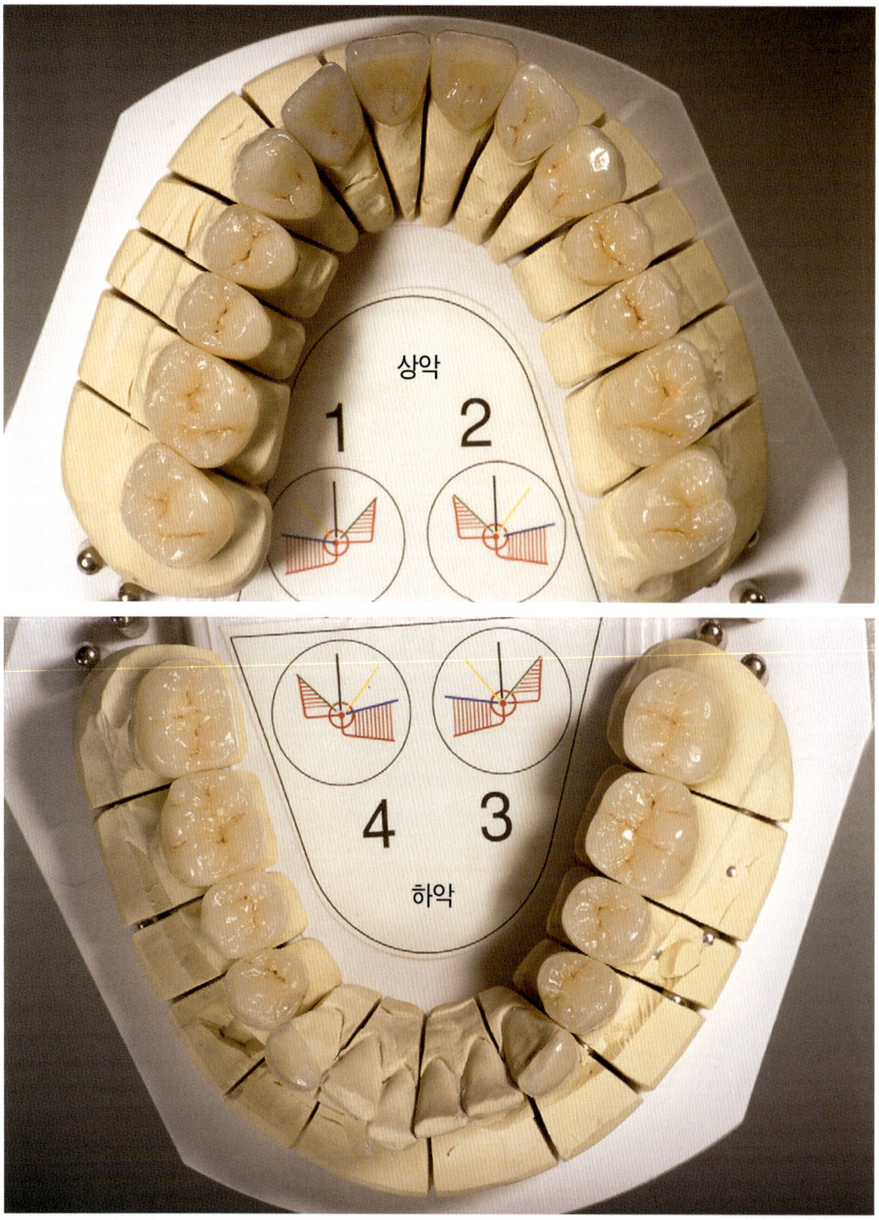


그림 6, 7. 우리가 언젠가(2003년 12월) press ceramic으로 이런 상악과 하악 수복물을 완성하게 되리라는 것은 당시로서는 상상도 할 수 없는 일이었다. 치과의사 Stefan Bacso와의 협력 작업.

## 구하면 찾게 된다

나는 1980년 8월에 치과병원 기공소에서 일을 시작했다. 오늘날의 시각에서 본다면 치기공학에 대한 나의 지식수준은 매우 부족했다. 온통 다시 공부해야 할 것 천지였다. Vitadur, framework의 제작, laminate veneer 등에 관한 교육과정부터 시작했다. 1980년 9월에 나는 좋은 정보를 얻었다. *Reinhold Polz*와 *Heinz Polz*† 형제, 그리고 그들이 프라이부르그(Freiburg im Breisgau)에서 실시하는 보수교육에 관한 정보였다.

이제 제대로 된 정보는 얻었지만, 거기서 일자리를 찾기란 매우 어려웠다. 이 교육과정은 항상 사전에 등록이 완료되었다. 하지만 일이 잘 풀렸다. 10월에 벌써 나는 *Dr. Schmidt*와 함께 처음으로 프라이부르그로 가게 되었다. 이후 3개월을 정말 잊을 수가 없다. 3가지 교육과정에서 쏟아져 들어오는 정보의 양은 엄청났다. 그것은 바로 우리가 찾던 주제였으며, 이는 내 직업인생에 지대한 영향을 미치게 될 것이라는 사실을 바로 알 수 있었다.

첫 번째 교육과정은 *E. Payne*의 개념에 관한 것이었다. 운동의 조화, 형태학적 구조, 상호보완적 접촉관계 등을 처음으로 접하는 시간이었다(그림 8a~c). 이론을 임상에 구현하는 것이 단지 3일 만에 가능하지는 않다는 사실을 금방 깨닫게 되었으며, 이는 계속해야 한다는 것을 의미했다.

두 번째 교육과정에서는 *P.K. Thomas*의 원리가 다루어졌는데, 내게는 더욱 어려웠으며, 이 점을 내가 시도했던 납형제작에서도 아마 확실히 볼 수 있을 것이다(그림 9a~e).

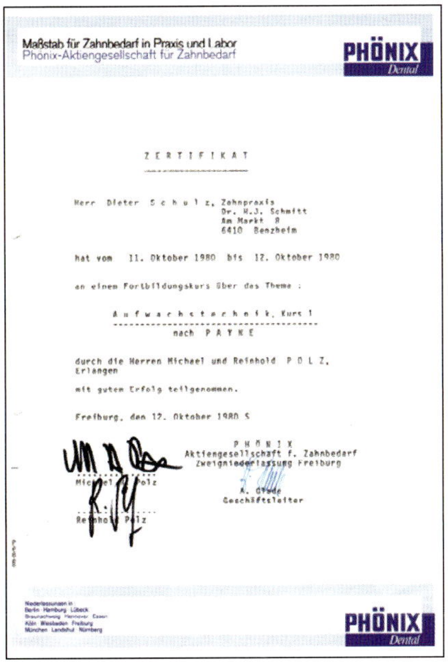
Maßstab für Zahnbedarf in Praxis und Labor
Phönix-Aktiengesellschaft für Zahnbedarf
PHÖNIX Dental

ZERTIFIKAT

Herr Dieter Schulz, Zahnpraxis
Dr. H.J. Schmitt
Am Markt 8
6410 Benzheim

hat vom 11. Oktober 1980 bis 12. Oktober 1980

an einem Fortbildungskurs über das Thema :

Aufwachstechnik, Kurs I
nach PAYNE

durch die Herren Michael und Reinhold POLZ, Erlangen

mit gutem Erfolg teilgenommen.

Freiburg, den 12. Oktober 1980 S

Michael Polz
Reinhold Polz

PHÖNIX
Aktiengesellschaft f. Zahnbedarf
Zweigniederlassung Freiburg
A. Glade
Geschäftsleiter

Niederlassungen in
Berlin Hamburg Lübeck
Braunschweig Hannover Essen
Köln Wiesbaden Freiburg
München Landshut Nürnberg
PHÖNIX Dental

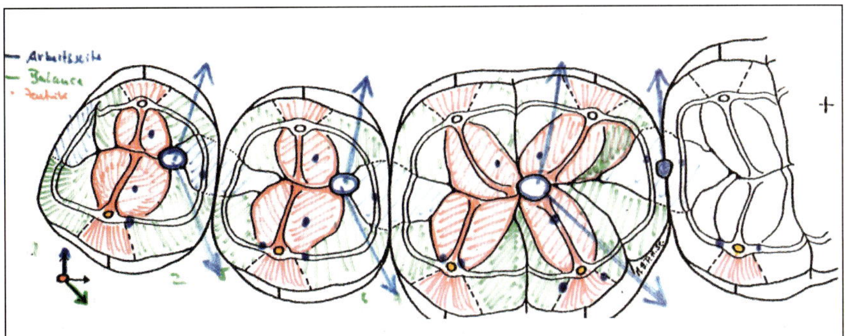
Polz와 Steiner에 의한 도해도(Erlangen, 1974년)

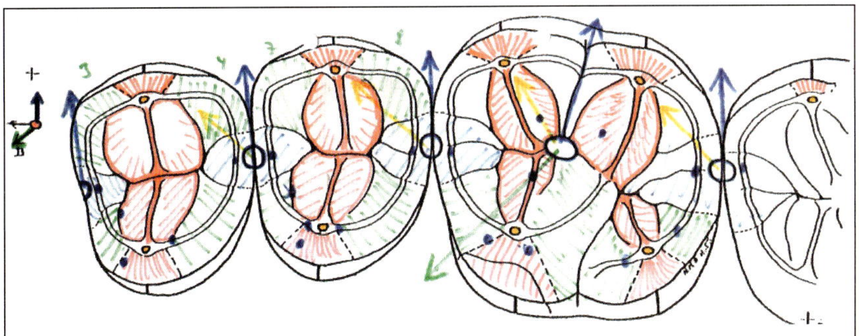
E. Payne에 의한 1치아 대 2치아 관계

그림 8a~e. Payne의 이론에 의거한 최초의 교육과정의 도해도. 교합면을 분석하고 접촉관계와 운동과정을 표시했다.

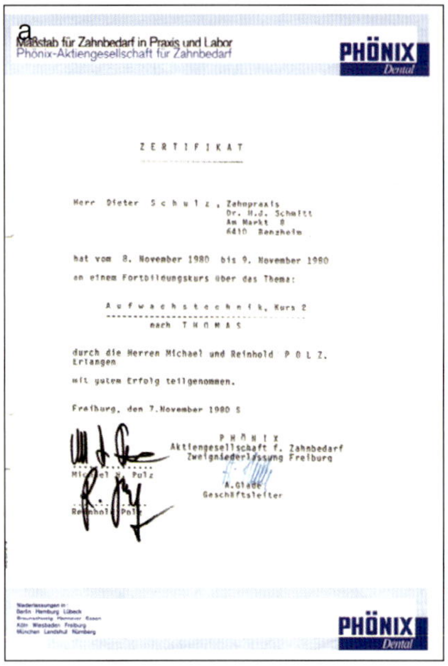
a

Maßstab für Zahnbedarf in Praxis und Labor
Phönix-Aktiengesellschaft für Zahnbedarf

PHÖNIX Dental

ZERTIFIKAT

Herr Dieter Schulz, Zahnpraxis
Dr. H.J. Schmitt
Am Markt 8
6410 Benzheim

hat vom 8. November 1980 bis 9. November 1980
an einem Fortbildungskurs über das Thema:

Aufwachstechnik, Kurs 2
nach THOMAS

durch die Herren Michael und Reinhold POLZ, Erlangen
mit gutem Erfolg teilgenommen.

Freiburg, den 7.November 1980 S

PHÖNIX
Aktiengesellschaft f. Zahnbedarf
Zweigniederlassung Freiburg

Michael H. Polz

Reinhold Polz

A.Glade
Geschäftsleiter

Niederlassungen in:
Berlin Hamburg Lübeck
Braunschweig Hannover Essen
Köln Wiesbaden Freiburg
München Landshut Nürnberg

PHÖNIX Dental

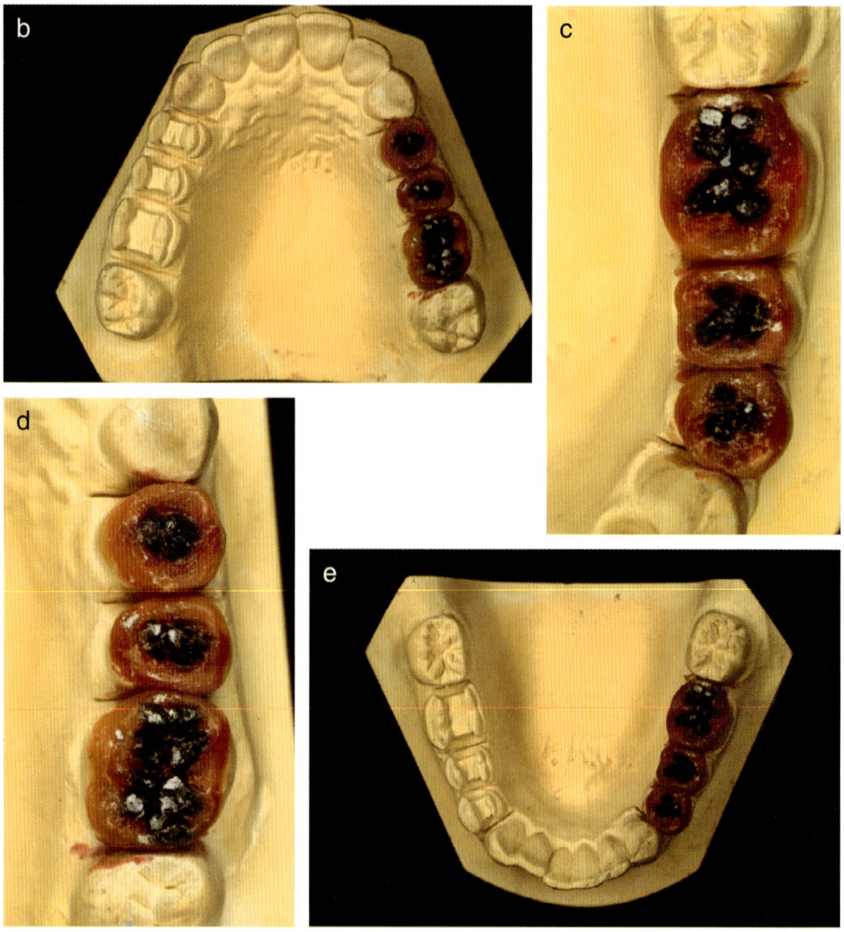


그림 9a~e. 이 사진들은 P.K. Thomas의 개념을 다루었던 제2교과 과정에서 저자가 시도했던 납형제작의 모습을 보여주고 있다.

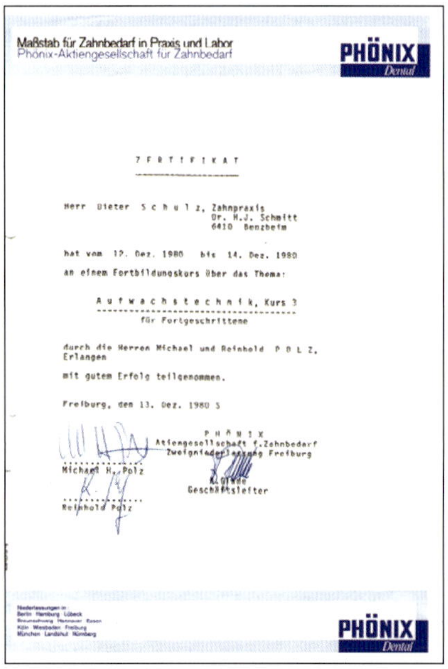
Maßstab für Zahnbedarf in Praxis und Labor
Phönix-Aktiengesellschaft für Zahnbedarf

PHÖNIX Dental

ZERTIFIKAT

Herr Dieter Schulz, Zahnpraxis
Dr. H.J. Schmitt
6410 Benzheim

hat vom 12. Dez. 1980 bis 14. Dez. 1980
an einem Fortbildungskurs über das Thema:

Aufwachstechnik, Kurs 3
für Fortgeschrittene

durch die Herren Michael und Reinhold POLZ, Erlangen
mit gutem Erfolg teilgenommen.

Freiburg, den 13. Dez. 1980 S

PHÖNIX
Aktiengesellschaft f.Zahnbedarf
Zweigniederlassung Freiburg

Michael H. Polz

Reinhold Polz

A.Glade
Geschäftsleiter

Niederlassungen in:
Berlin Hamburg Lübeck
Braunschweig Hannover Essen
Köln Wiesbaden Freiburg
München Landshut Nürnberg

PHÖNIX Dental

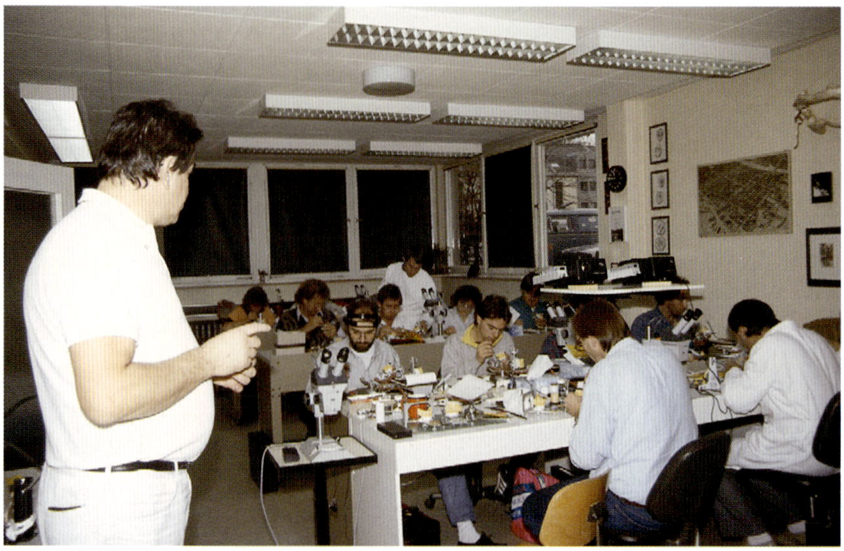

그림 10a, b. 자신의 활동영역인 Fürth에 위치한 BSI-교육센터에서 찍은 치과기공 마이스터인 Michael Heinz Polz†.

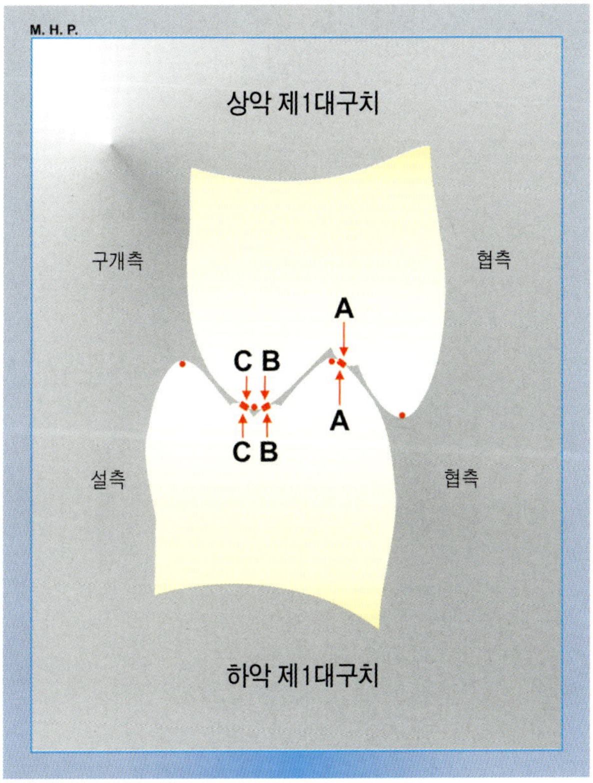


그림 11. 접촉점의 일부는 rucksack element 상에 위치한다(M.H. Polz†에 의거).

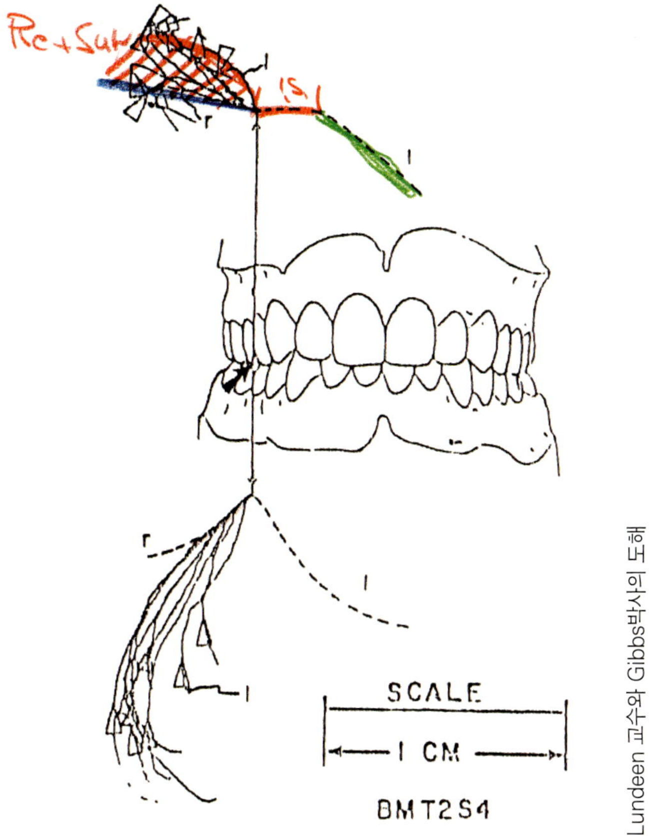


그림 12. Polz†에 의한 채색. 나와 있는 것은 측방운동(파란선), 조기측방전위(빨간선), 내측방운동(녹색선), 붉은색 빗살부분으로 표시된 후상방 운동(retrusive surtrusion)이다(Polz†의 원본).

그리고 세 번째 교육과정에서는 본격적으로 일이 진행되었다. 한 번이라도 치과기공 마이스터인 *M.H. Polz*†의 생체역학적 wax-up 교육과정(그림 10a, b)에 참여해 본 많은 동료들도 내가 겪었던 것과 같은 무력감을 느꼈으리라고 생각한다. 그럼에도 불구하고 이 교육과정은 내게 더 이상 바랄 것 없는 최상의 것이었다. 내가 모든 것을 이해하고 임상에 적용할 때까지 무척 많은 시간이 걸렸다.

교합나침반은 치기공학에서 오늘날 더 이상 없어서는 안 되는 것이다. Rucksack element를 중요시하는 그의 인식은 일반적으로 인정을 받고 있다(그림 11). 우리는 당시에 후상방 운동(retrusive surtrusion)(그림 12)에 대한 그의 설명을 완전히 이해하지는 못했지만, 또 하나의 새로운 차원을 찾아내야 한다는 사실은 분명히 알 수 있었다. 얻어낸 지식을 구현해서 구치부가 서로 대합되게 납형을 제작하고, 게다가 제대로 된 주조결과물을 얻는다는 것은 매우 어려운 일이었다(그림 13, 14).

이 세 가지 교육과정을 마치자 나는 확고한 결심을 하게 되었다: 이 사람을 놓치지 않아야 한다! 그의 지식에 대한 나의 호기심과 관심으로 인해 친분이 두터워지게 되었다. 교육과정에 참여할 기회가 더 많아졌고 몇 년 후에는 조수로 일할 기회도 주어졌다. 이점에 대해 나는 무척 감사하게 생각한다. 그림 15는 *M.H. Polz*†의 작품 원본을 보여주고 있다.

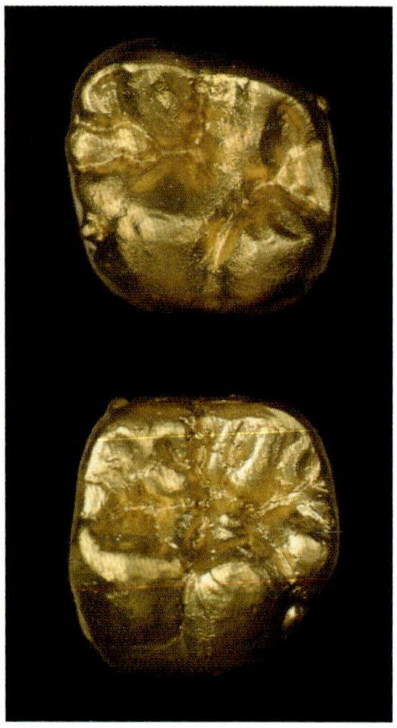

그림 13. 전문가의 최종 보철물.

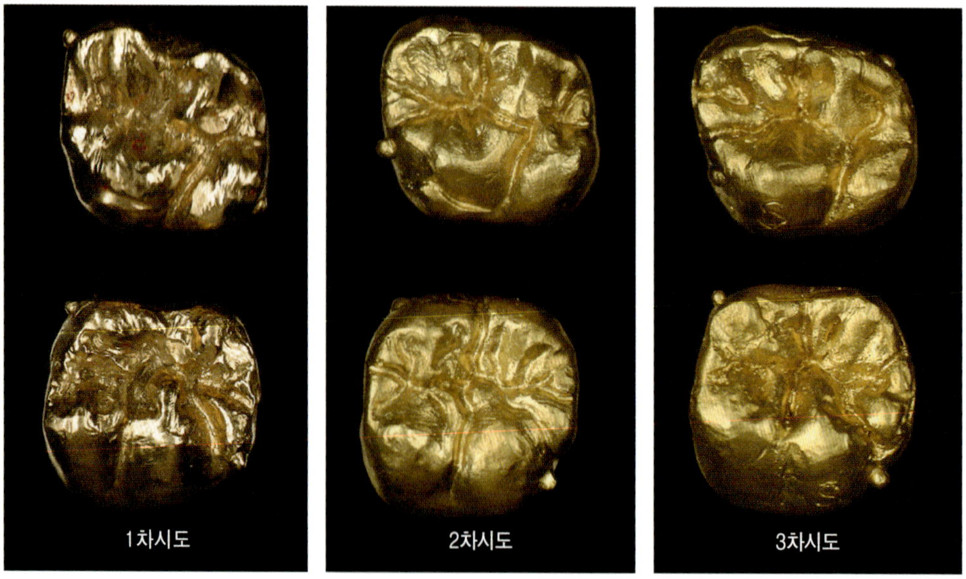


그림 14a~c. 이 사진에는 처음으로 해본 3번의 시도가 보이고 있다(생체역학적 wax-up 교육과정에 나는 여러 번 참가했었다).

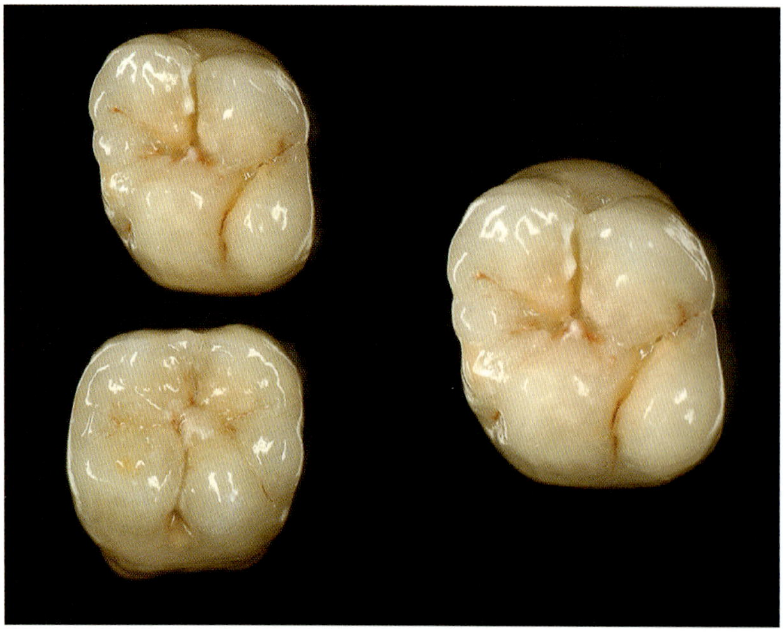

그림 15. 세라믹 도재로 구현한 생체역학적 wax-up 개념(치과기공 마이스터인 Polz†의 작품 원본).

## 목표가 없으면 길도 없다

수많은 교육과정을 함께 하면서 이 주제를 이해하는 것이 너무 어려워서 "고생하는" 동료들이 있다는 것을 알게 되었다. 이로 하여금 나는 교육과정의 개념에 대해 깊이 생각할 계기를 가지게 되었다. 최초 사안들은 함께 논의했었다. 독자적으로 교육과정을 개설하는 데 대한 생각은 아직 전혀 하지 않고 있었지만, 몇 가지 상황으로 인해 갑자기 커다란 의문에 봉착하게 되었다: 할 수 있을까? 하고 싶은가? 나는 작은 책자를 저술하게 되었으며 결정을 내리게 되었다. 내가 기울였던 노력은 이 주제에 쉽고도 빠르게 도달하며, 특히 실용적이며 올바르다는 점을 제시해 주는 표준을 찾아내는 것이었다. 이렇게 해서 독특한 방법으로 자연의 본보기를 지향하고 있는, 자연에 부합하는 wax-up 기법(NAT)이 생겨나게 되었다(그림 16, 17).

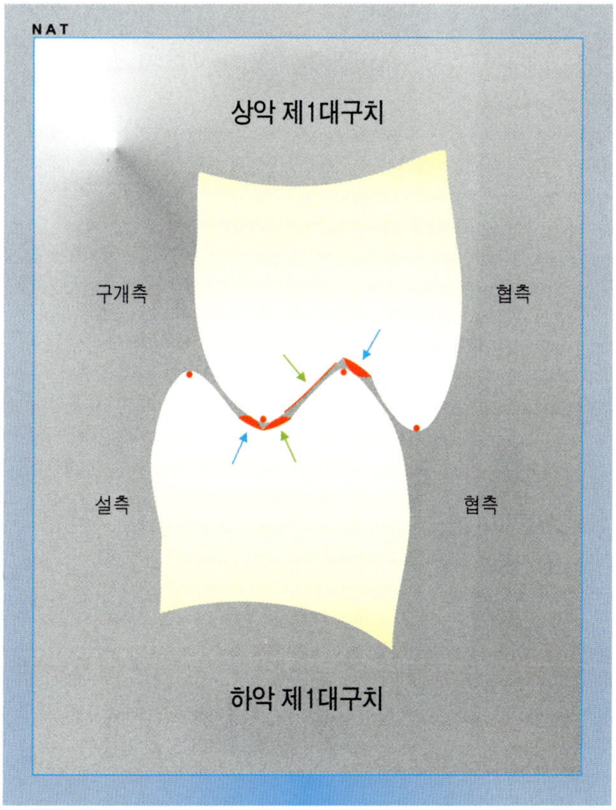


그림 16. NAT 개념에 의거해서 작업측과 균형측에서의(교합나침반 측면에서의) 경계부위를 빨간색으로 표시한 그림.

**N · A · T**

자연에 부합하는 Wax-up 기법

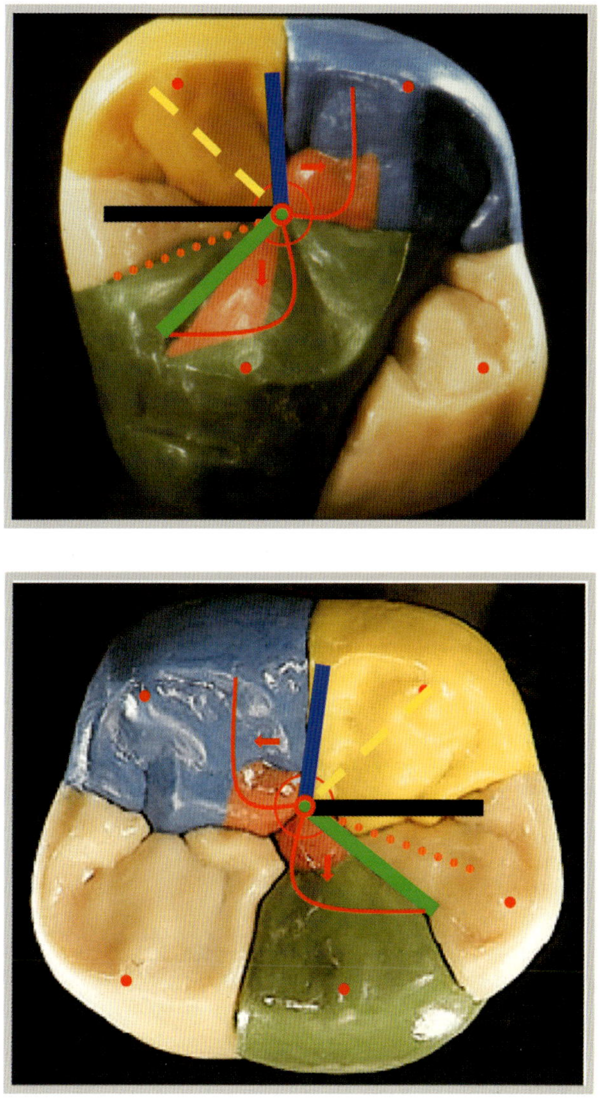

그림 17. 교합나침반 측면에서의 빨간색으로 표시된 경계부위의 교합면 모습.

# 제1장
# NAT의 개념

## NAT의 개념

여기서는 결코 다른 개념을 비판하거나 새로운 정설을 세우려는 것이 아니라, 왜 그리고 어떤 목적으로 자연이 그처럼 복잡한 역학 시스템을 개발했는지를(그것이 가능하고 입증할 수 있다면) 단지 이해하고자 하는 노력일 뿐이다.

전치, 소구치, 대구치의 형태와 기능은 전체 저작기관의 일부 측면에 지나지 않는다. 구개, 혀, 침샘, 악관절, 신경이 포함된 근육, 감각기관 등이 구강 저작계의 또 다른 요소들이다. 그리고 전체 저작기관 자체도 인간의 생물학적 전체시스템의 연결고리 가운데 하나에 지나지 않는다.

만일 이러한 복잡하면서도 매우 긴밀한 관계를 예를 들어 우수한 기계식 시계에 비유해서 살펴본다면 정밀하게 작동되고 있는 톱니바퀴들 가운데 한두 개의 톱니바퀴를 빼낼 경우 어떤 일이 일어날지는 상상할 수 있을 것이다. 우리가 손상부위를 인레이, 온레이, 크라운 등의 형태로 수복하는 경우 이와 마찬가지로 정밀한 시스템, 즉 상악과 하악의 치아 사이에 일어나는 상호작용에 개입을 하게 된다. 여기서 수복할 때에도 시계의 경우에서와 같은 그런 생각을 할 수 있는가 하는 의문을 가질 수 있을 것이다. 만일 할 수 없다면 *왜 그럴까? 장애없*는 보철물을 제작하는 것이 "정말" 우리의 과제일까? 아니면 *제대로 기능하고* 자연에 부합하는 치아의 과제를 이어받는 보철물을 제작하는 의무가 우리에게 있는 것은 아닐까? 이런 모든 문제와 다른 많은 문제들

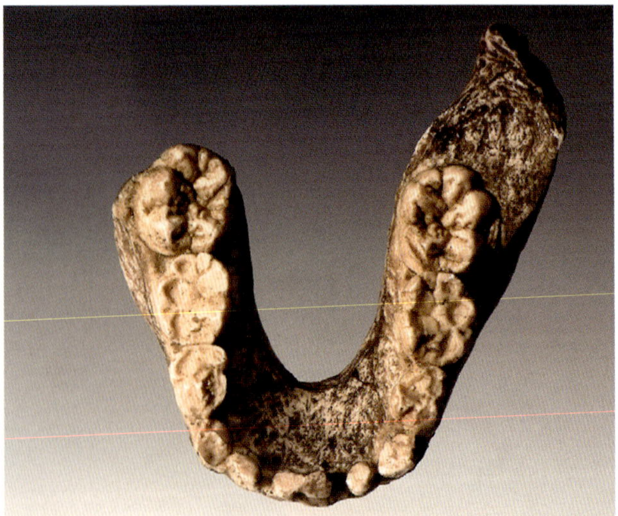

그림 1-1. 타웅 유아(남아프리카 타웅 근교의 채석장에서 발견된 약 200만년 된 유아 두개골 화석의 잔재)가 유럽이나 아시아 외에서 발견된 최초의 원인(原人)임을 알 수 있는 증거. 채석장 인부였던 M. de Bruyn이 1924년 10월에 발견했다. 해부학 교수인 Raymund Dart가 타웅 유아를 아우스트랄로 피테쿠스 아프리카누스 원인류(原人類)로 분류했다(사진은 하악의 복제물임).

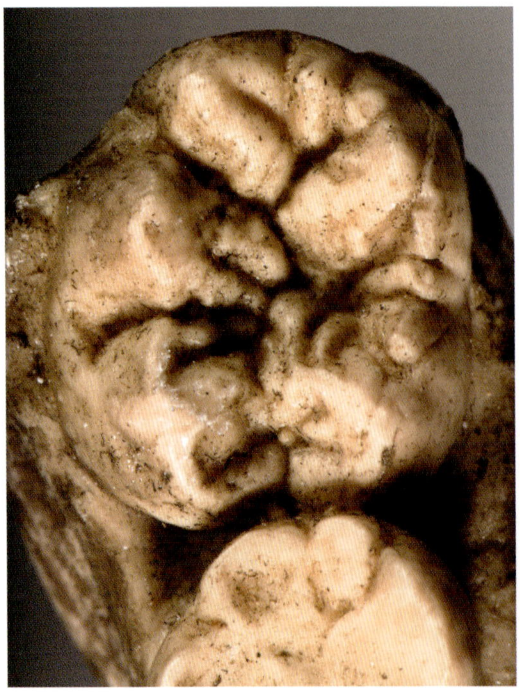

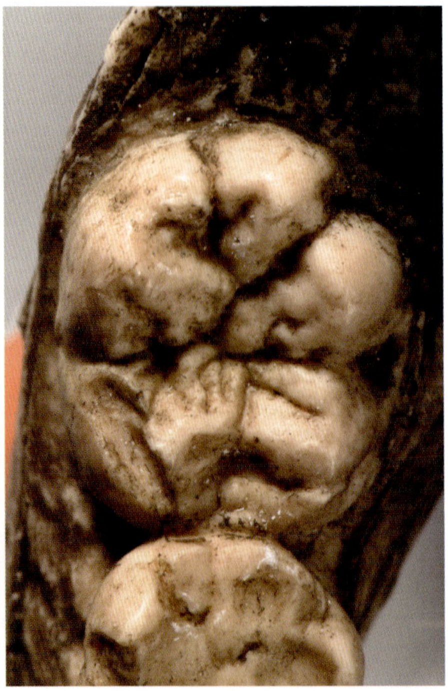

그림 1-2a, b. 하악 제1대구치. R. Dart는 당시의 견해로 아이의 나이를 5~6세로 판단했다. 하지만 유아시기에는 발달도 약간 빠르기 때문에 경우에 따라 좀 더 어릴 수도 있을 것 같다(약 3~4세). No.36 치아의 근심설측의 교두가 약간 손상되어 있지만 그것이 매혹적인 전체적인 인상에는 별로 큰 영향이 미치지 않고 있다.

이 나로 하여금 인류가 발달해온 과거를 되돌아보도록 고무하고 동기를 부여했으며, 마침내 몇몇 문제를 더 잘 해결할 수 있는 개념을 정립하게 해 주었다(그림 1-1~1-3).

전체 주제는 매우 광범위하며 설명할 수 있는 방법이 많이 있다. 가장 이상적인 형태를 가진 제1대구치를 예로 들면 생물학적 형태학, 역학적 원리, 상호보완적 및 기능적 상관관계 등을 설명하고자 한다(그림 1-4~1-6).

**NAT의 분류 :**

- 교합면을 분석하고 역학적인 원리를 설명
- 교합면을 구획(segment)으로 세분화
- 개별 구획을 기본요소와 구성요소로 더욱 세분화
- 상호 접촉되는 관계를 찾아냄
- 개별 구획의 기능적인 요건과 이와 연관된 접촉관계를 항상 교합나침반을 고려해서 정립
- 모든 개별 구획의 기본요소(교두)를 수복, 전체 교합면이 완성될 때까지 매 구획별로 구성요소를 수복

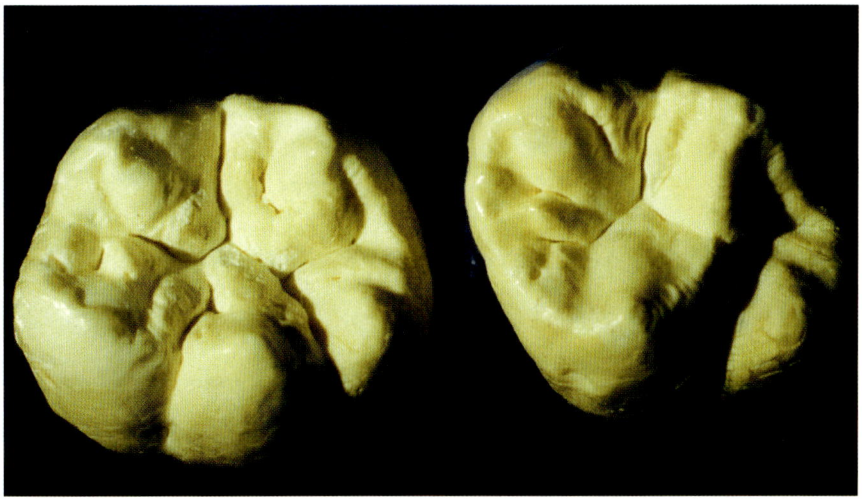

그림 1-3. 이 한 쌍의 구치는 유아의 두개골에서 표본 채취한 것이다(약 4~5세). 구치 둘 다 (마치 파충류의 겉껍질 같은) 표면의 특징에서도 볼 수 있듯이 아직 발달 중에 있다. 하지만 기본요소(교두)의 위치와 구성요소의 구조를 분명하게 확인할 수 있다(1980년).

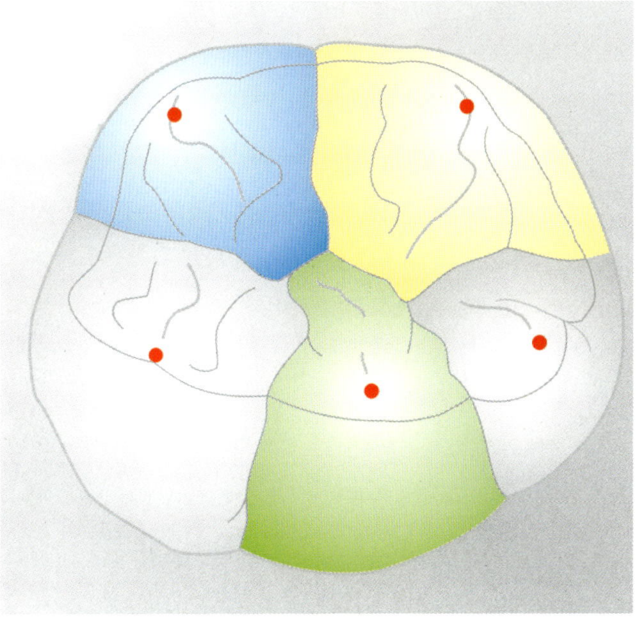

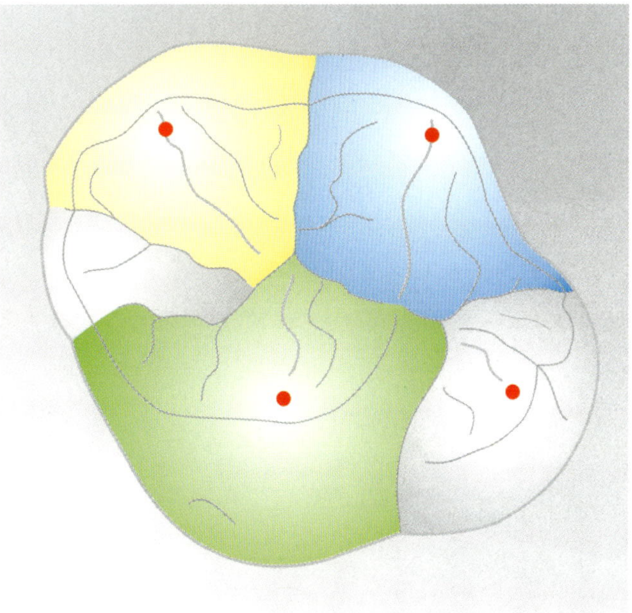

그림 1-4, 1-5. 그림 1-3의 대구치 한 쌍을 모방해서 NAT의 색상부호로 표시한 그림.

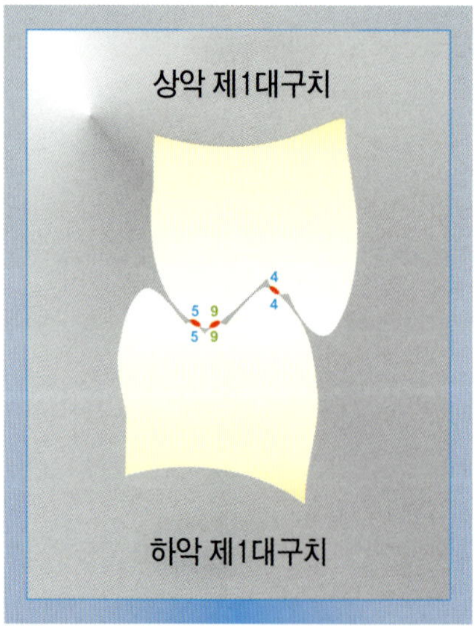


그림 1-6. 그림에 표시된 것은 전두면에서 바라본 제1대구치의 상호 복합체적인 접촉점이다. 중요한 stop은 rucksack element 상에 위치한다.

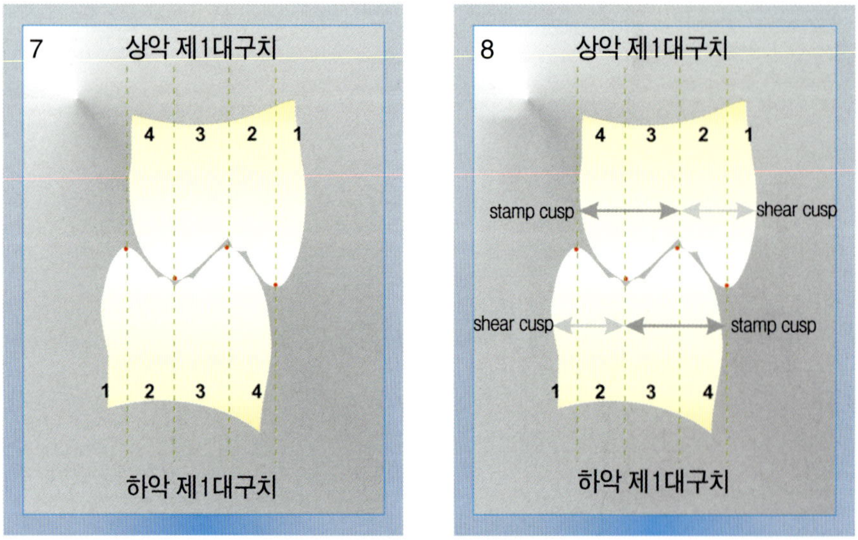


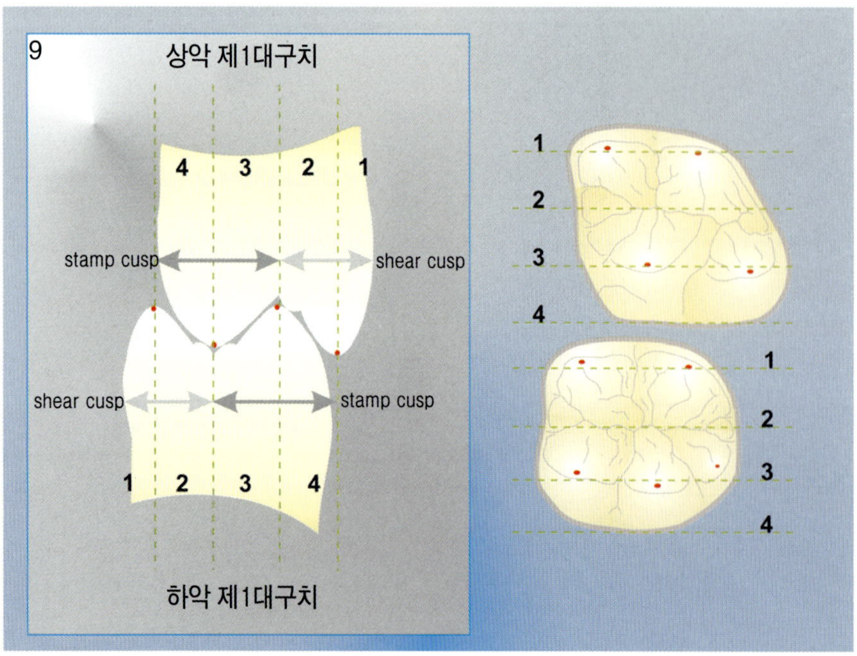


그림 1-7~1-9. 전두면에서 바라본 모습에서 교두정을 지나는 수직선을 그으면 대구치가 4구역으로 나누어진다. 진하기가 다른 회색 화살표는 shear cusp와 stamp cusp로 구분하는 것을 보여준다. 제1구역에만 직접적인 접촉이 발생하지 않는다. 4/2, 3/3, 2/4의 구역조합(왼쪽에서 오른쪽으로)은 서로 상호 복합체적 관계를 이루고 있다.

## NAT의 전반적인 목표

- 자연의 생물학적 지표와 이에 속하는 운동좌표, 교합나침반 등을 고려한 구성형태(일차적인 형태)의 수복

## 교합면의 분석 및 역학적 원리에 대한 설명

**교합면의 분석:** 전두면에서 바라본 모습에서 제1대구치 쌍의 교두정을 지나게 수직으로 선을 그으면 이 두 대구치를 4구역으로 나눌 수 있다. 상악의 제1구역(협측 외사면)과 하악의 제1구역(설측 외사면)에는 서로 직접적인 접촉이 일어나지 않는다. 상악에서는 뺨과 접촉이 일어나며, 하악에서는 혀에 접촉한다. 이에 반해 제2, 3, 4구역은 서로 상호 복합체적 관계를 이루고 있다(그림 1-7~1-9).

짙은 회색의 화살표로 제3구역과 제4구역이 함께 묶여 있다. 이 두 구역은 상악과 하악의 stamp cusp를 표시하고 있다. 밝은 회색의 화살표는 제1구역과 제2구역을 함께 묶고 있으며 shear cusp를 나타낸다. 그림 1-9부터는 교합면측 모습도 표시되어 있다. 이 두 조합(1/2, 3/4) 모두에서 1개의 교두정과 2개의 사면을 볼 수 있다. 제2, 3, 4구역의 교두사면은 중심위에 위치하며 특정 관계를 지닌 역학을 이루고 있다. 저작면으로는 일반적으로 협측 교두와 구개측 교두(상악) 사이 또는 협측 교두와 설측 교두 사이(하악)를 의미한다(그림 1-10).

**역학적 원리에 대한 설명:** 교합면의 모습에 교합나침반으로부터 가져온 두 개의 주기능방향에 해당 색상부호(내측방운동=녹색, 측방운동=파란색)를 첨가하면 상악과 하악의 교두와 교두사면의 관계에 대한 더 많은 정보를 얻을 수 있다(그림 1-11~1-16). 운동좌표의 색상부호를 전두면 모습이나 교합면 모습 위에 옮겨보면 상악과 하악의 제2, 4구역이 측방운동(파란색)을 담당하고 있다는 사실이 드러난다(그림 1-15 참조). 상악과 하악의 제2구역은 특히 내측방운동(녹색)에서 주목해야 한다(그림 1-16 참조). 여기서 대구치의 구성형태에 관한 중요한 정보를 얻게 된다.

> 근본적인 것은 저작면을 아름답게 만드는 것이 아니다. 각각의 해당 요소를 준수하면 아름다운 저작면은 저절로 생기게 된다.

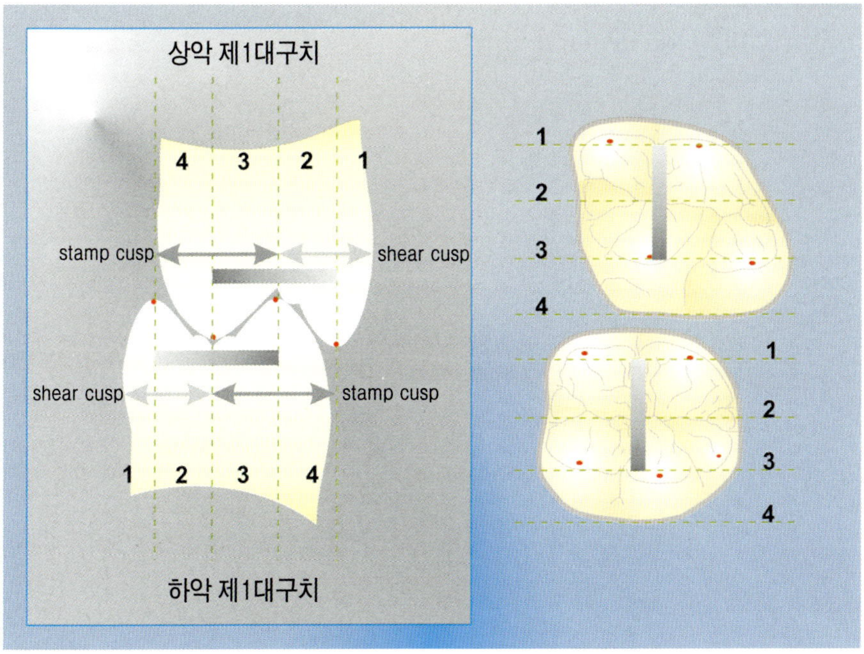


그림 1-10. 회색 막대를 이용해 상악과 하악의 저작면을 일반적으로 표시한 것을 전두면과 교합면에서 바라본 모습(상악의 구역 3/2과 하악의 구역 2/3).

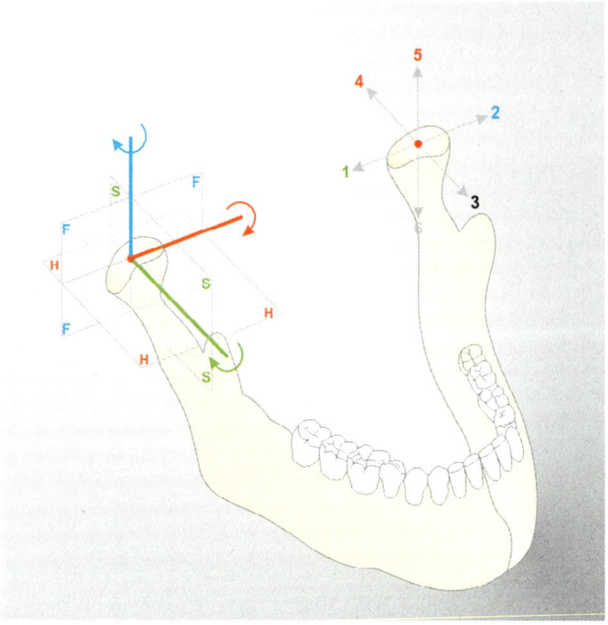


그림 1-11. 우측 과두에서의 운동공간을 표시한 모습.
H=수평면 S=시상면 F=전두면

좌측 과두에서의 운동방향:

1=내측방운동(mediotrusion) 2=측방운동(laterotrusion)
3=전방운동(protrusion) 4=후방운동(retrusion)
5=상방운동(surtrusion) 6=하방운동(detrusion)

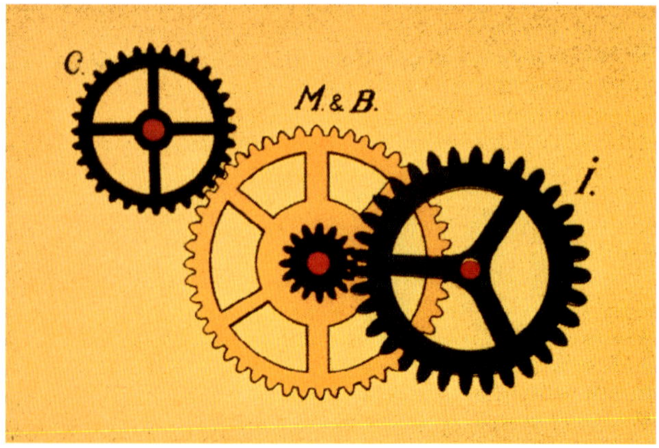


그림 1-12. 이 그림을 통해 Gysi는 악관절(C), 대구치(M), 소구치(B), 전치(I) 사이의 관계를 정역학뿐만 아니라 동역학적으로도 보여주었다.

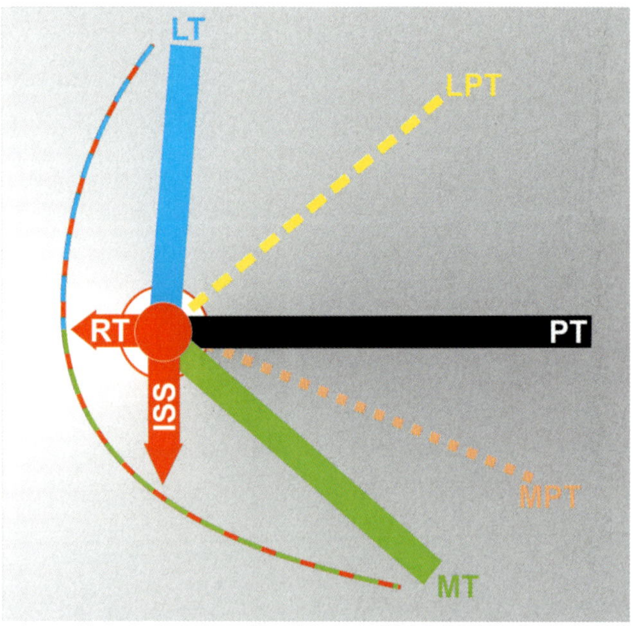


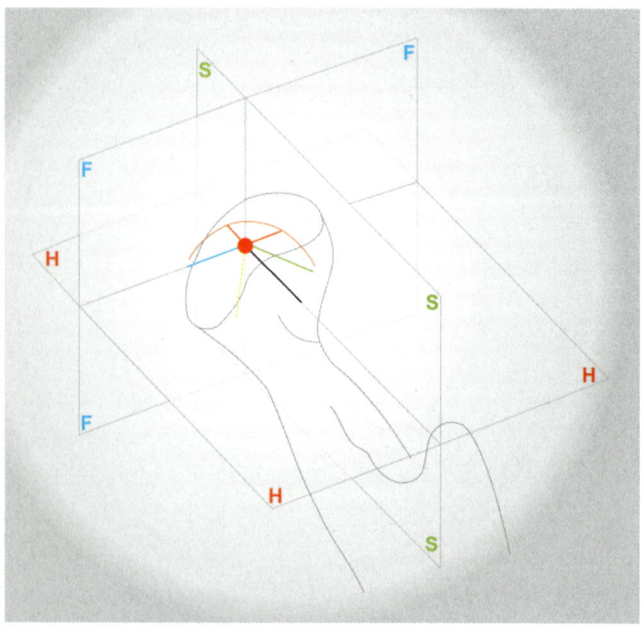


그림 1-13a, b. 수평면의 교합나침반을 모든 운동을 가정한 본래의 모습으로 표시했다.

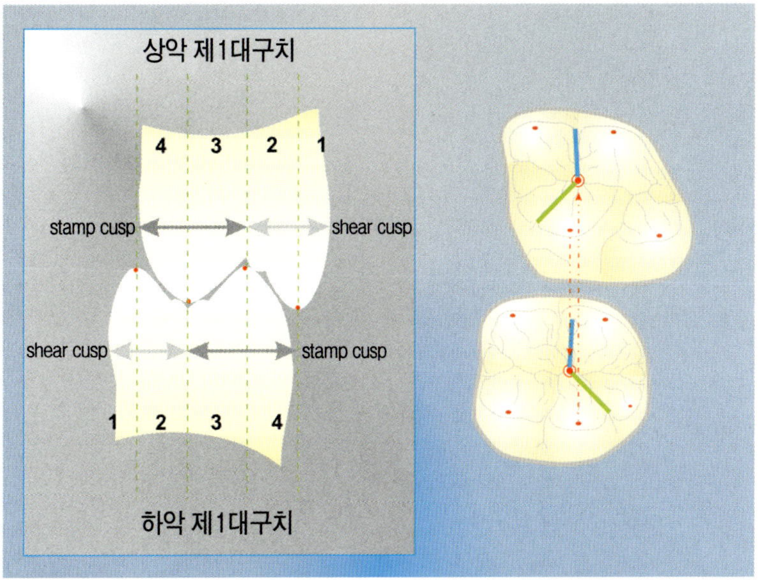


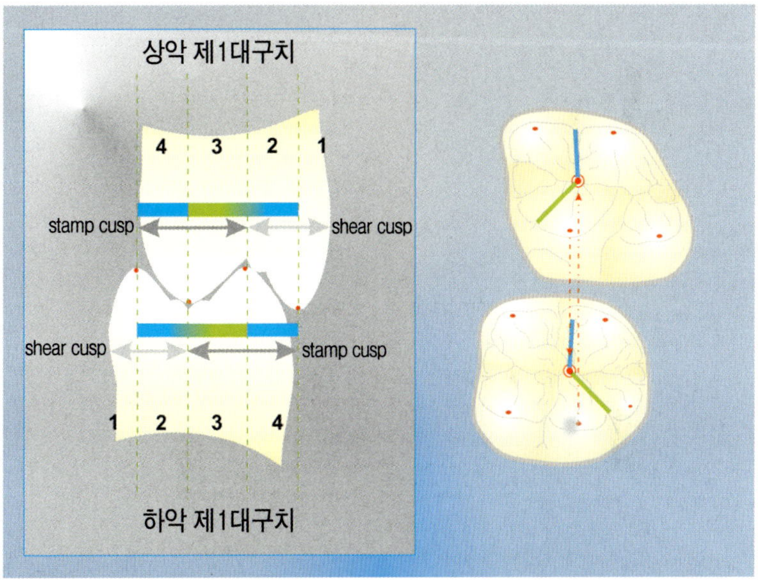


그림 1-14, 1-15. 주요 기능방향의 색상부호(내측방운동=녹색, 측방운동=파란색)를 이용해서 저작면을 다음과 같이 분할할 수 있다: 상악 구역 4=하악 구역 2와 상악 구역 2=하악 구역 4의 조합은 측방운동 시에 작용을 하는 부위이다. 상악과 하악의 구역 3은 오직 내측방운동과 관련이 있다.

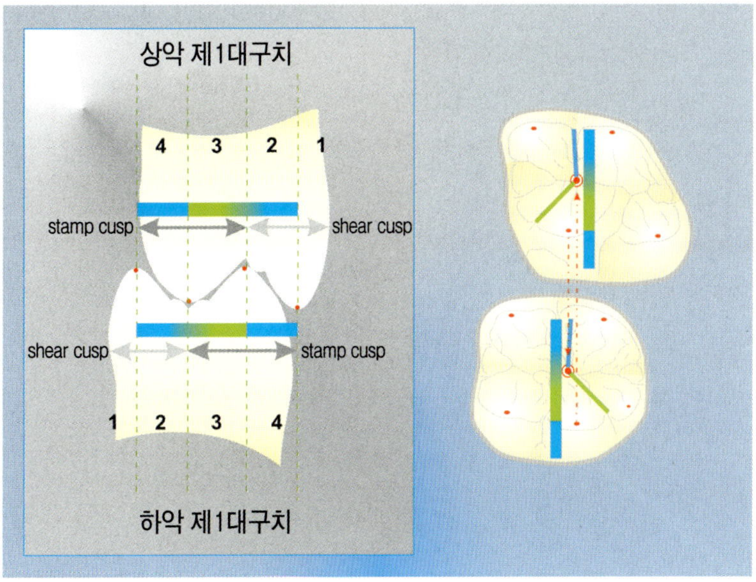


그림 1-16. 우세한 측은 확실히 측방운동측, 즉 작업측이다.

## 생체역학적 원리

운동좌표로부터 가져온 색상부호는 상악과 하악 대합치의 교합면을 작업부위과 균형부위로 나눈다. 측방운동 시에 저작면은 2개의 작업부위로 나누어진다(A). 균형측(B)에는 한 부위만 존재한다. 우세한 측은 당연히(구조적인 이유 때문에) 작업측이다(그림 1-17). 균형측이 우세해서 동역학상의 능동적인 부분을 담당하는 경우 발생할 수 있는 문제는 "NAT - 자연에 부합한 Wax-up 기법" Vol. I 전치부에 나와 있다.

"생체역학" 개념이나 치아를 교합구조와 함께 수복 또는 재건하는 것에 대한 생체역학적 견해는 특히 남부캘리포니아에서 형성되었다. *P.K. Thomas*의 열정적인 활동으로 인해서 분명 많은 사람들이 이 개념을 아직 기억하고 있을 것이다. 치과기공 마이스터인 *M. Heinz Polz*†도 자신의 개념을 "생체역학적 교합"이라고 불렀다. 이 두 개념 모두 중심교합이 접촉점을 통해 안정된다는 점에서 출발하고 있으며, 편심운동을 할 때는 언제나(즉, 동역학적으로) 소구치와 대구치의 부하가 경감된다. 즉, 이들 치아가 이개되면서 전치부위, 특히 견치가 유도하게 된다.

그럼에도 불구하고 이 두 개념에는 근본적인 차이가 있는데, 다음에 이에 관해 자세히 살펴보도록 하겠다. 하지만 중요한 점은 *M. Heinz Polz*†의 개념 덕택에 우리 치과기공사들이 *P.K. Thomas*에 따른 매우 정적인 인상을 주는 교합면을 떠나서 구성형태적이고 기능적으로 올바르며 따라서 심미적으로 이상적인 수복물을 완성할 수 있게 되었다는 사실이다. 이렇게 해서 우리는 첫째로 중요한 단계인, 구치부에 기능장애가 일어나지 않게 하기 위한 시도를 하게 되었다. NAT는 *M. Heinz Polz*†의 개념을 기반으로 하고 있는데, NAT에서도 마찬가지로 우리는 이 제1목표를 추구한다.

따라서 변연융선, 삼각융기, 보조융기, 열구 등의 형태로 나타나는 형태-기능 요소만이 대구치 relief의 중요한 구성요소를 형성하는 것이 아니라, 이들 모두가 중요한 역학원리인 절구와 절구통 장치의 원리로 서로 조합을 이루고 있는 것이다(그림 1-18, 1-19).

상악의 경우에는 주구획(근심구개측 교두, 원심협측 교두, 근심협측 교두)이 이러한 설정을 가능하게 해주며, 이들이 삼각형(trigon)을 형성한다.

하악의 경우에는 주구획(원심협측 교두, 근심설측 교두, 원심설측 교두)이 절구통을 형성하고 있다. 자르는 구성요소와 으깨는 구성요소인, 아래쪽에서 위쪽으로 작용하고 위쪽에서 아래쪽으로 작용하는 절구-절구통 장치의 조합을 통해서만 우리는 음식물을 잘 으깰 수 있다(그림 1-20, 1-21).

미세한 가공은 사용된 적이 없는 형태(구성형태 또는 원

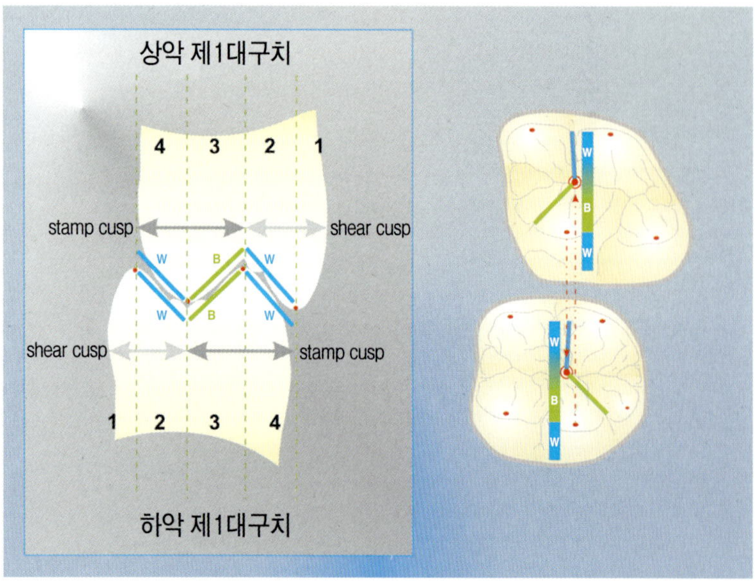


그림 1-17. 전두면과 수평면에서의 작업측(파란색)과 균형측(녹색)의 표시. 색상부호는 운동좌표로부터 가져왔다.

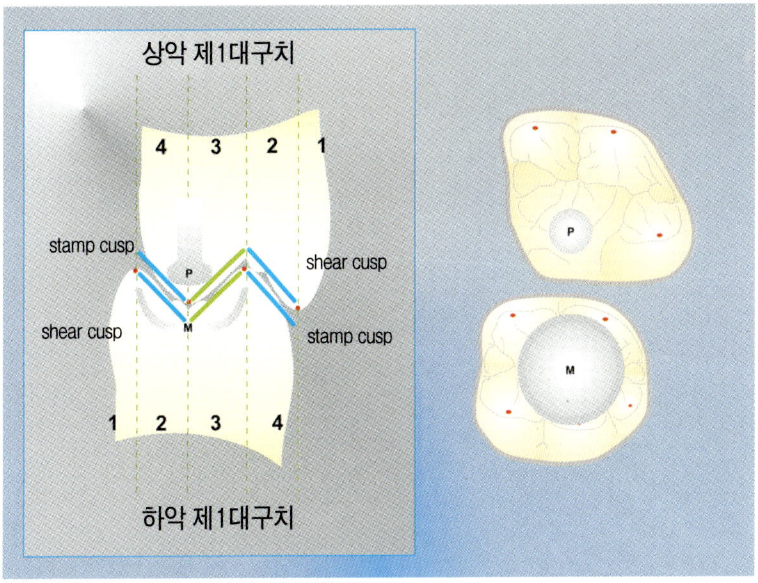


그림 1-18. 상악의 근심-구개측 교두는 하악의 대구치 중심와(절구통 M)에 대해 절구(P)가 된다.

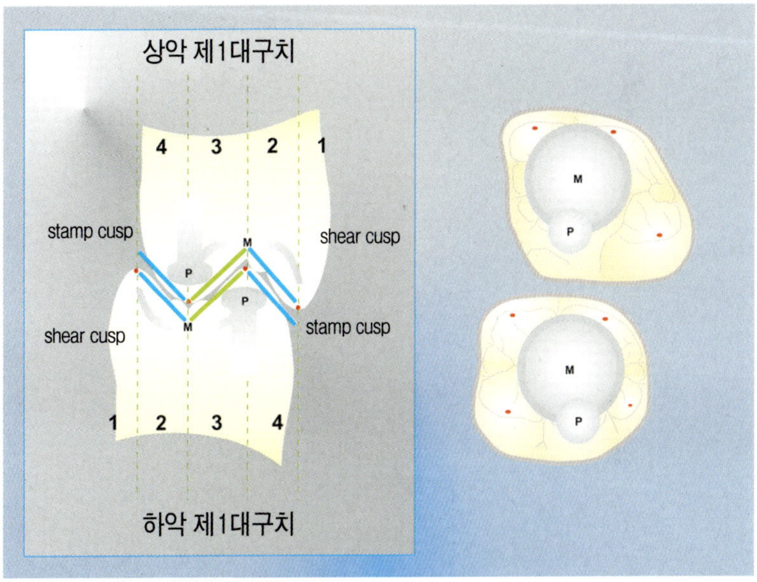


그림 1-19. 하악의 원심협측 교두가 절구통(M)인 상악 대구치의 중심와에 대해 절구(P)가 된다.

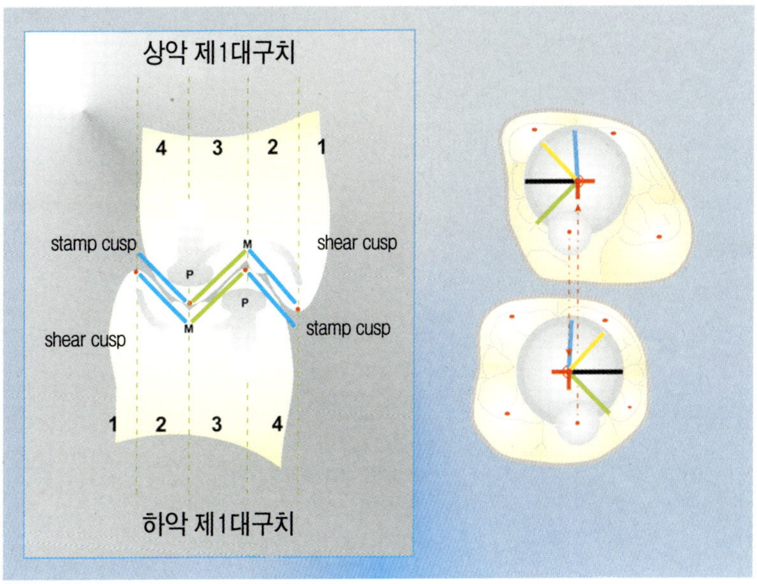


그림 1-20. 하악의 운동좌표가 형태적으로 올바르고 장애가 발생하지 않게 저작면을 형성할 수 있게 해주는 "열쇠"이다.

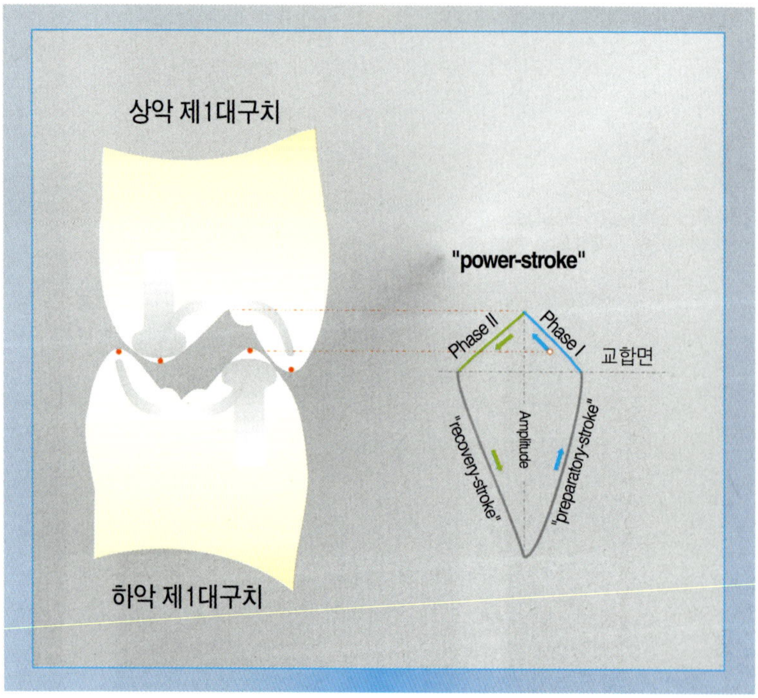


그림 1-21. 저작과정을 도식으로 표시한 그림. "power-stroke"의 최정점이 중심교합에 해당한다. 각진 모서리는 실제 운동과정에서는 운동방향이 "둥글게" 바뀐다. 음식물은 소위 "압축공간"에서 절구와 절구통 원리에 의해 분쇄된다.

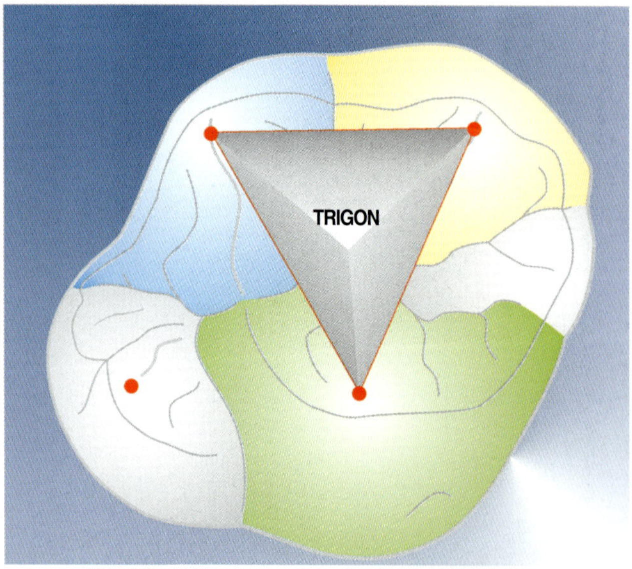


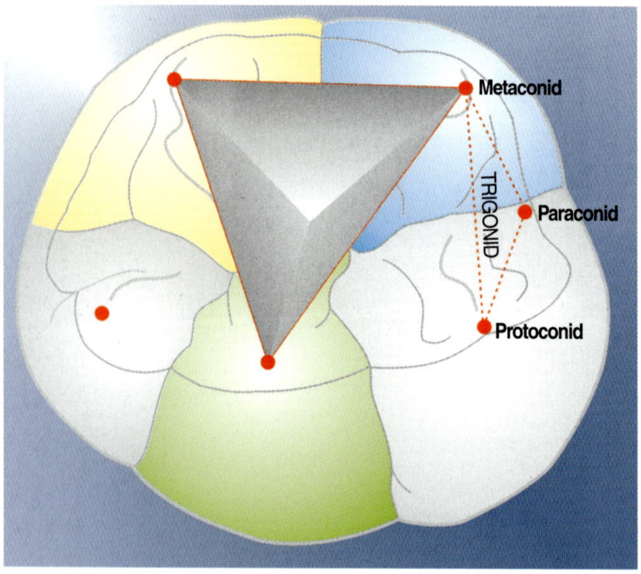


그림 1-22, 1-23. 주구획은 상악에서는 trigon을, 하악에서는 절구통을 형성한다.

래형태)일 때만 제한적으로 가능하다. 하지만 이어지는 기능형태론으로 넘어가기 위해서는 치아구조와 교합구조의 기능적인 요건에 대한 지식이 반드시 필요하다(기능구조론의 주제는 "NFR - 자연과 기능에 부합하는 수복"에서 다루게 될 것이다).

## 교합면을 구획으로 나누기

저작면을 전체적으로 관찰하는 것은 우리의 눈과 우리의 이성으로는 매우 어려운 일이다. 각 부분으로 나누면 복잡한 자연적인 구조를 연구하고 분석하며 다시 결합시키기가 훨씬 간편하다(그림 1-22~1-32).

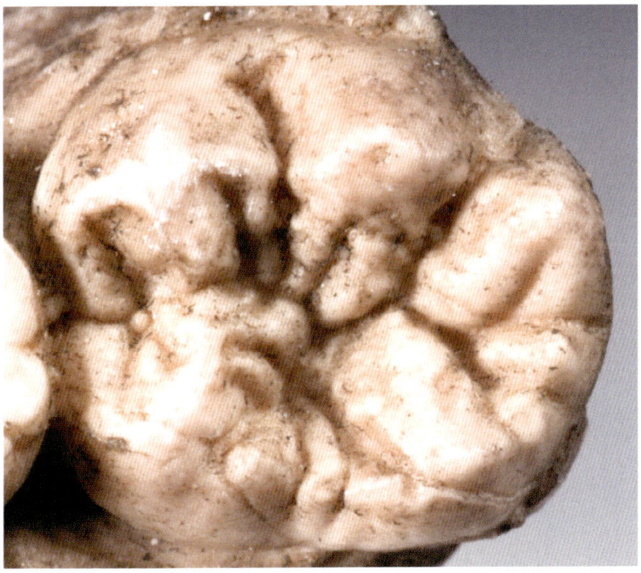

그림 1-24. 수만 년 된 타웅 유아의 하악 우측 대구치가 구획으로 나누기 위한 전무후무한 본보기로가 되었다.

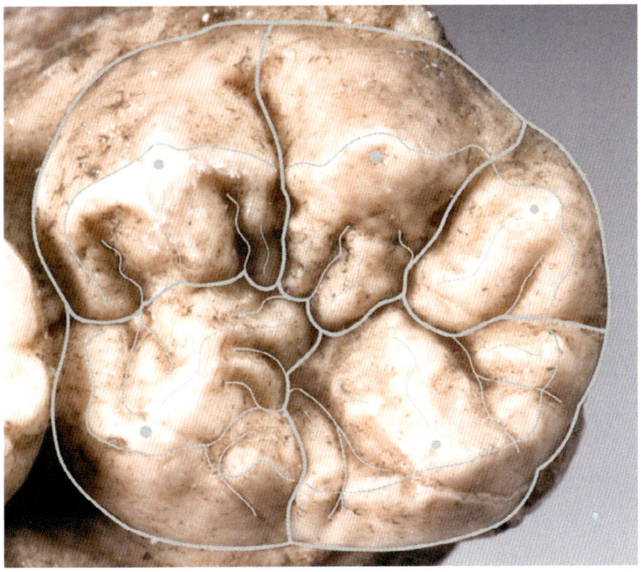

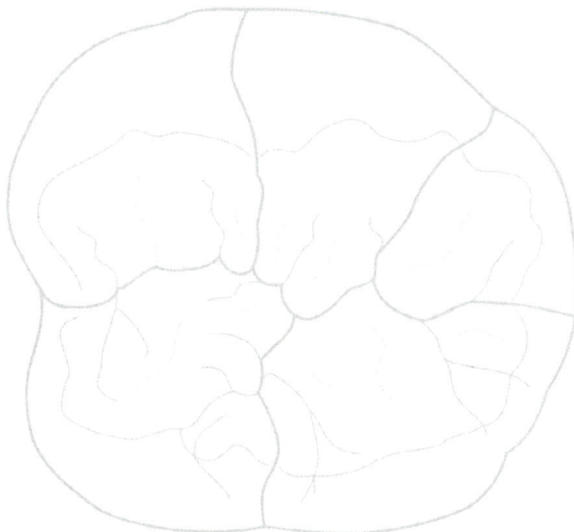

그림 1-25, 1-26. 개별 구조를 따라서 선을 그은 모습과 이를 통해 생성된 열구.

**구획화:** 치아를 여러 구획으로 분할한다. 이를 통해 주구획과 보조구획이 생겨난다. 이어서 이 구획들은 기본요소와 구성요소로 더 세분화된다. 타웅 유아의 하악 우측 대구치를 예로(그림 1-24 참조) 치아를 다음의 구획으로 분할한다.

**주구획은 다음과 같다:**

- I. 구획 - 원심협측(distobuccal cusp) 교두
- II. 구획 - 근심설측(mesiolingual cusp) 교두
- III. 구획 - 원심설측(distolingual cusp) 교두

이 세 구획이 절구통을 형성해서 하악에서 절구-절구통 원리가 가능하게 해준다. 절구통에는 상악 제1대구치의 중심와(절구통)에 대응되는 원심협측 교두인 절구가 포함되어 있다. 세 구획 모두의 조합이 상악 제1대구치의 근심-구개측 교두(절구)에 대응하는 하악 제1대구치의 중심와(절구통)를 이루는 기반이다.

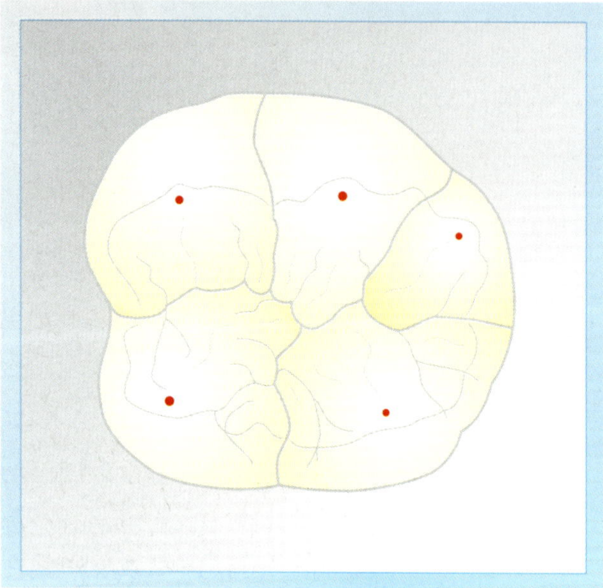

그림 1-27. 분할은 전체 치아에서 시작해서…

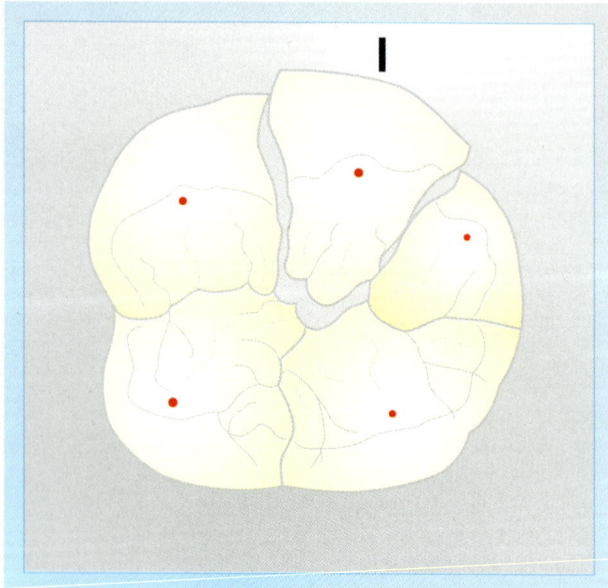


그림 1-28. … I. 구획 - 원심협측(distobuccal cusp) 교두…,

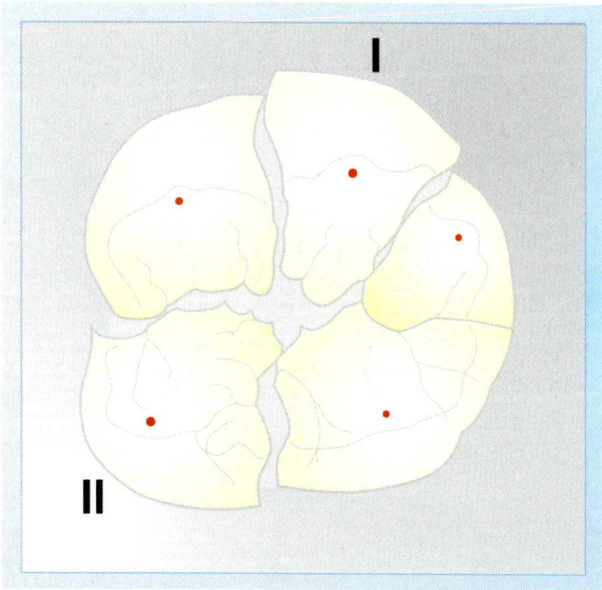


그림 1-29. … II. 구획 - 근심설측(mesiolingual cusp) 교두…,

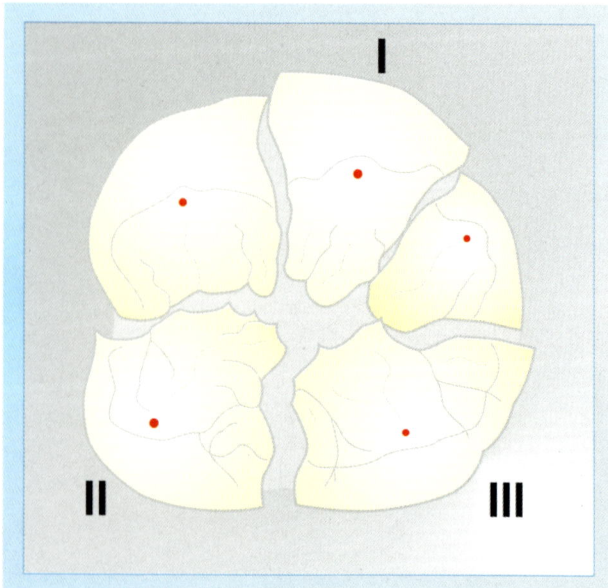


그림 1-30. … III. 구획 - 원심설측(distolingual cusp) 교두…,

**보조구획은 다음과 같다:**

- IV. 구획 - 근심협측(mesiobuccal cusp) 교두
- V. 구획 - 원심(distal cusp) 교두

이 두 보조구획은 주구획만큼 큰 책임을 떠맡고 있지는 않지만, 나중에 나오는 분석에서 볼 수 있듯이 더 우수한 저작능력에 이들이 이바지하는 바를 결코 간과할 수는 없다.

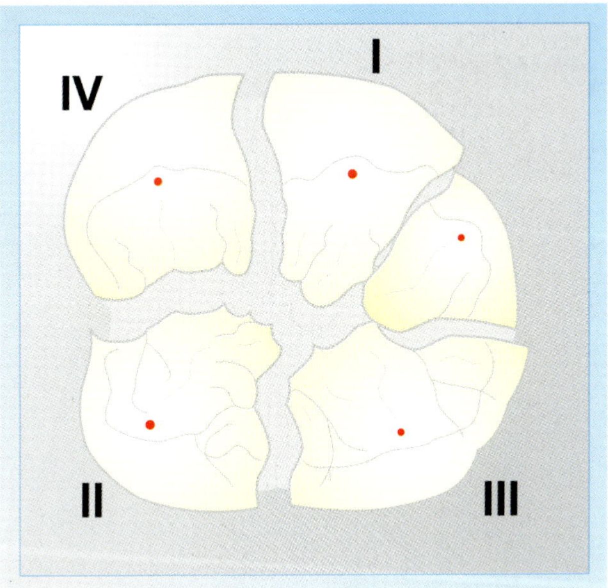


그림 1-31. … IV. 구획 - 근심협측(mesiobuccal cusp) 교두 …

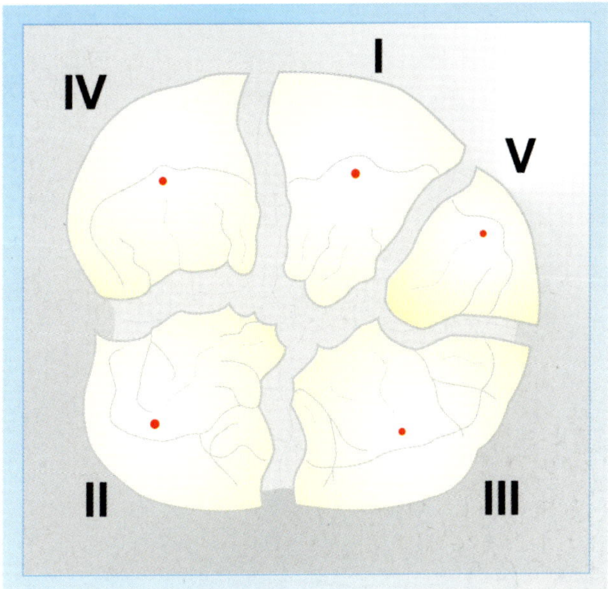


그림 1-32. … V. 구획 - 원심(distal cusp) 교두로 나누어진다.

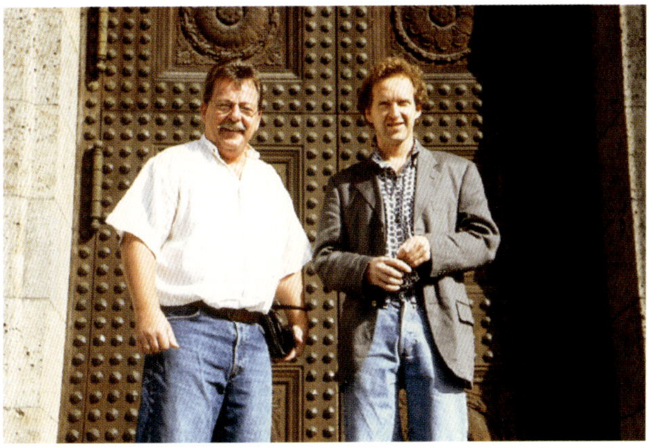

그림 1-33. Darmstädter 박물관에서 Dr. Friedemann Schrenk 교수와 처음으로 만났다(1991년).

## 색상부호

다른 많은 작업단계에서와 마찬가지로 치아의 각 구획이 가진 기능적인 과제를 분석할 때도 교합나침반이 또 다시 매우 중요한 보조수단이다. 여러 좌표들이 특정 구획을 향해 움직이거나 특정 구획 위를 지나가거나 함으로써 형태에 결정적인 영향을 미친다. 여러 운동 방향으로 이루어져 있는 색상부호를 해당 부위로 옮겨줌으로써 수복과정에서 어느 기능방향이 어느 구획에 중요한지를 알 수 있게 도와준다. 여기서 두 가지 주요 기능방향인 한계부위에서 후방운동(RT)과 조기측방전위(ISS)를 동반하는 측방운동과 내측방운동을 위시해서 중간기능 방향인 전측방운동(lateroprotrusion)이 결정적인 요소들이다(그림 1-34).

## 부분 분석

**I. 구획:** 조기측방전위(ISS)와 결합된 내측방운동(MT)은 이 구역에 중대한 영향을 미친다. 이 기능방향의 색상부호는 녹색이다(그림 1-35).

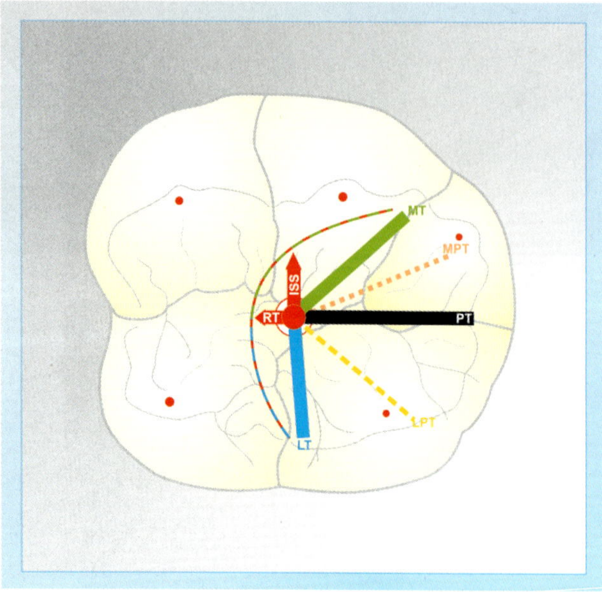


그림 1-34. 여러 운동방향은 각기 특정 구획을 향한다. 교합나침반에서 가져온 색상부호를 구획에 옮겨 넣었다.

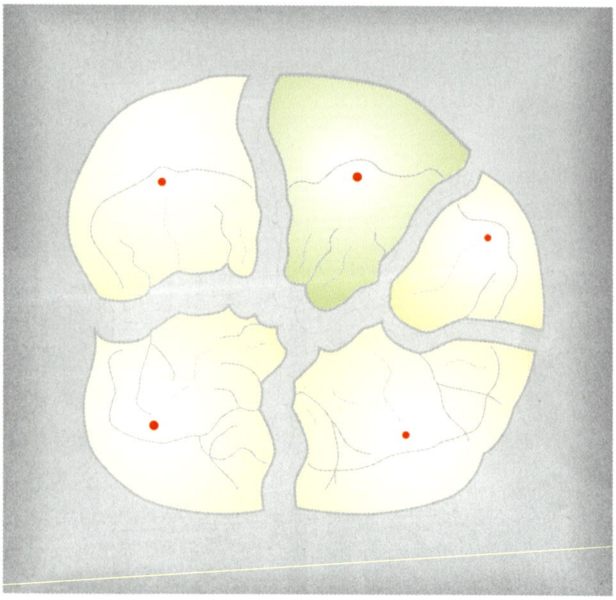

그림 1-35. 조기측방전위(ISS)와 결합된 내측방운동(MT)의 영향을 받아 I. 구획은 녹색을 띠고 있다.

**II. 구획:** 이 구획에서는 측방운동(LT)과 후방운동(RT)의 조합에 유의해야 한다. 따라서 측방운동의 파란색 색상부호는 이 근심설측교두를 나타낸다(그림 1-36).

어느 지역에 후방운동과 조기측방전위(ISS)의 경계부위를 매우 정확히 고려해야 하는지는 더욱 상세히 구획을 나눌 때나 납형제작을 할 때 집중적으로 설명할 것이다.

**III. 구획:** 어느 기능방향을 어떻게 유의해야 하는지가 여기서 분명히 가장 분명해진다. 노란색으로 되어있는 전측방운동(LPT)이 제3구획에 반영된다(그림 1-37).

**IV. 및 V. 구획:** 이 두 구획이 교합면을 완성하였으며, 중성색인 회색으로 표시되어 있다. 이들은 보완구획이다. 이들은 색상이 가진 주구획과 뚜렷이 구분된다(그림 1-38, 1-39).

상악 치열과 하악 치열은 매우 긴밀한 상호보완 관계를 이루고 있기 때문에 상악의 구치도 마찬가지로 구획지어서 색상으로 부호화되어 있다(그림 1-40). 차후에 이 치아에 관해서도 더 자세히 살펴보겠다.

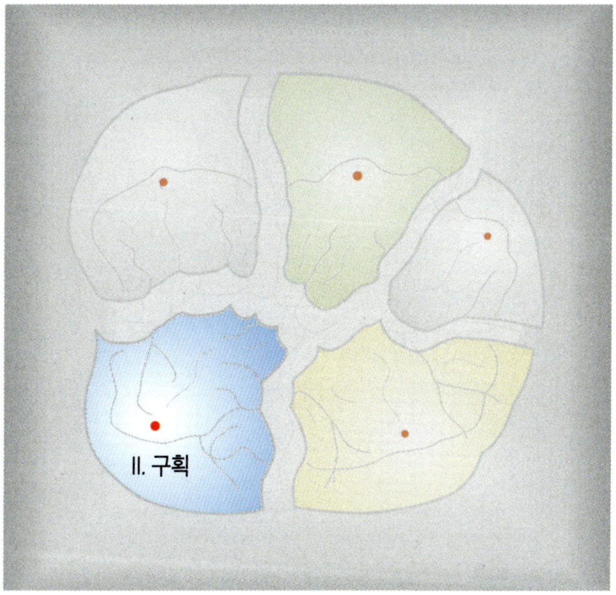


그림 1-36. 측방운동(LT)과 후방운동(RT)이 II.구획과 관련이 있기 때문에 이 구획은 파란색으로 표시되어 있다.

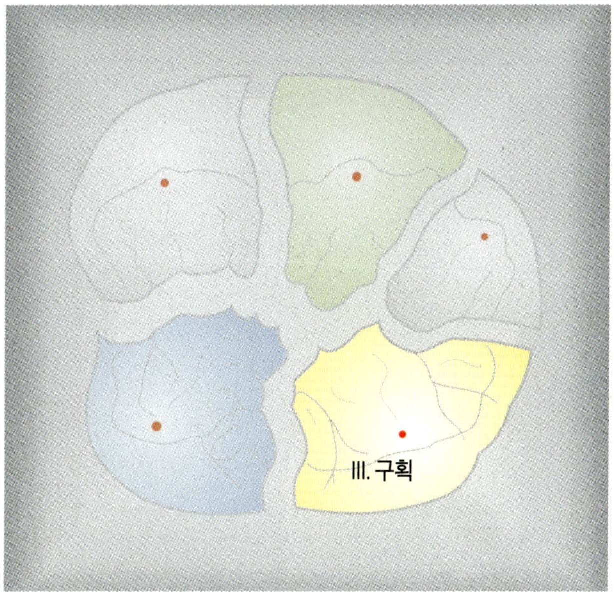


그림 1-37. 전측방운동(LPT)에서는 III.구획에 대한 요건이 매우 분명하다. 이런 이유로 인해서 교합나침반에서 노란 색상을 빌려와 이 구획으로 옮겼다.

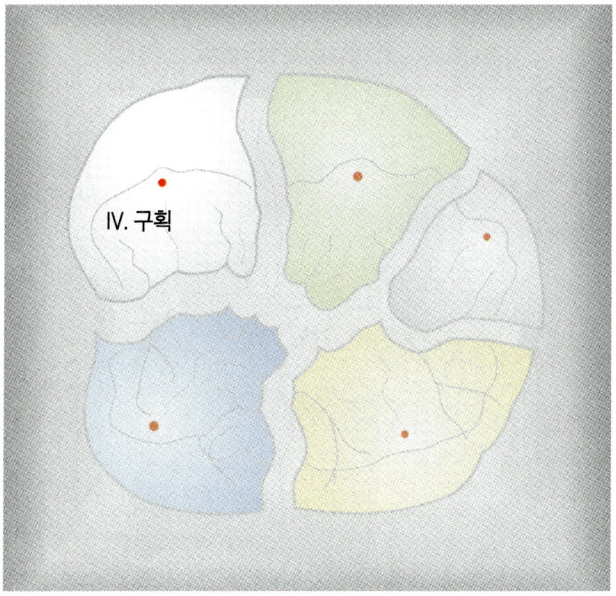


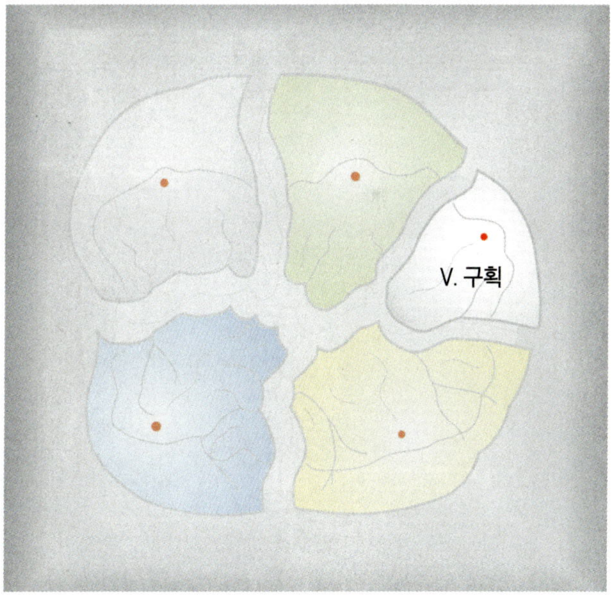


그림 1-38, 1-39. 보완구획 IV와 V는 회색으로 표시되어 있다.

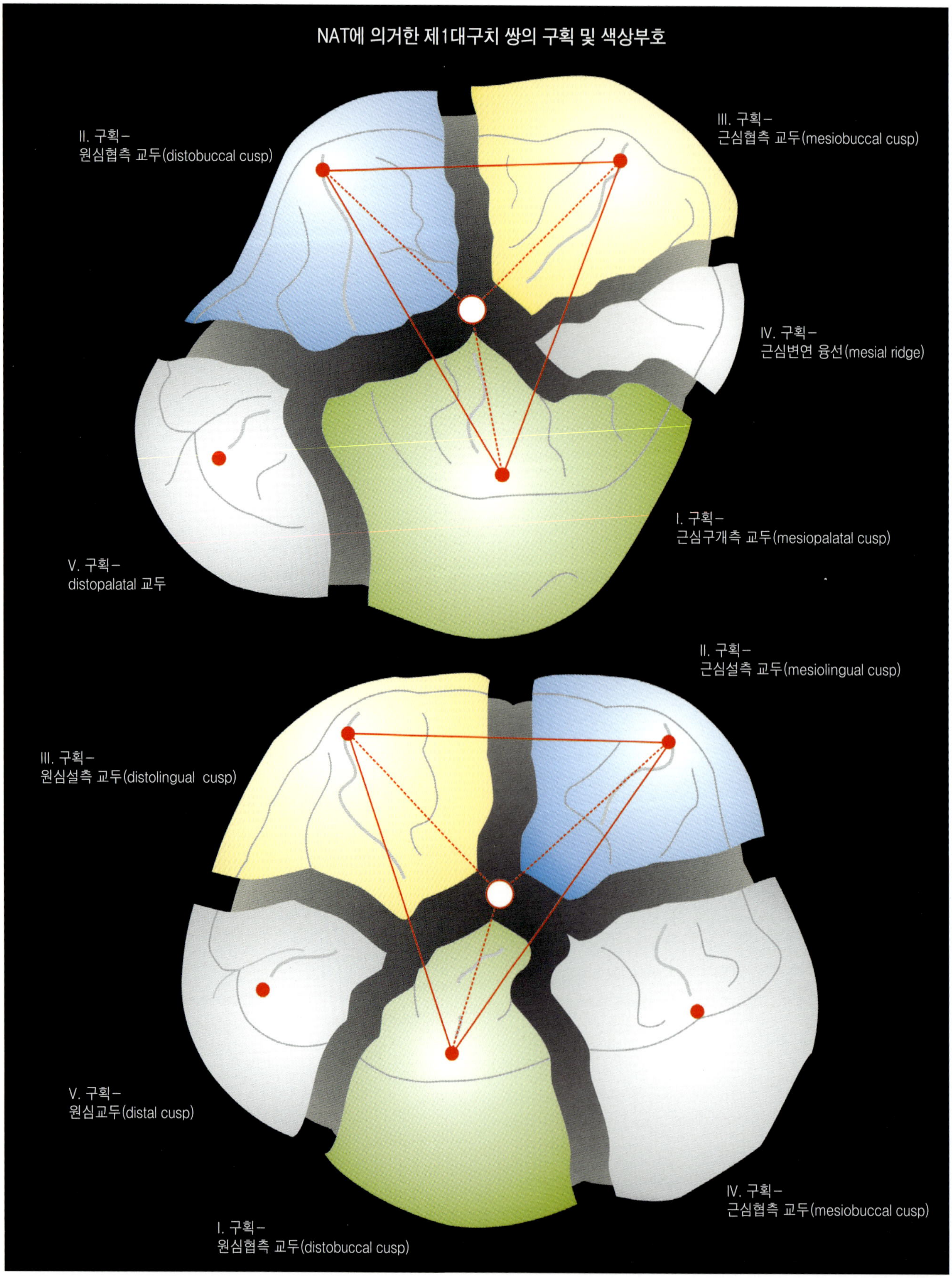
NAT에 의거한 제1대구치 쌍의 구획 및 색상부호
II. 구획-
원심협측 교두(distobuccal cusp)
III. 구획-
근심협측 교두(mesiobuccal cusp)
IV. 구획-
근심변연 융선(mesial ridge)
I. 구획-
근심구개측 교두(mesiopalatal cusp)
V. 구획-
distopalatal 교두
II. 구획-
근심설측 교두(mesiolingual cusp)
III. 구획-
원심설측 교두(distolingual cusp)
V. 구획-
원심교두(distal cusp)
IV. 구획-
근심협측 교두(mesiobuccal cusp)
I. 구획-
원심협측 교두(distobuccal cusp)

그림 1-40.

## 구획을 기본요소와 구성요소로 나누기

하악 제1대구치(No.46 치아)를 구획(segment)으로 나눴다. 이 구획은 기본요소와 구성요소로 나눌 수 있다.

### 주요소

I. 구획, 즉 원심협측(distobuccal) 교두는 기본요소와 구성요소로 나눌 수 있다(그림 1-41):

- *기본요소*
  - I. Hypoconid
- *구성요소*
  - II. 설측 삼각융기
  - II.1. Rucksack element
  - III. 근심 변연융선
  - III.1. 근심 보조융선
  - IV. 원심 변연융선
  - IV.1. 원심 보조융선
  - V. 근심협측 사면
  - VI. 원심협측 사면
  - VII. 원심설측 사면
  - VIII. 근심설측 사면

II. 구획, 즉 근심-설측 교두는 기본요소와 구성요소로 나눌 수 있다(그림 1-42):

- *기본요소*
  - I. Metaconid
- *구성요소*
  - II. 협측 삼각융기
  - II.1. Rucksack element
  - III. 근심 변연융선
  - III.1. 근심 보조융선
  - IV. 원심 변연융선
  - IV.1. 원심 보조융선
  - V. 근심설측 사면
  - VI. 근심협측 사면
  - VII. 원심협측 사면
  - VIII. 원심설측 사면

III. 구획, 즉, 원심설측 교두는 기본요소와 구성요소로 나뉜다(그림 1-43):

- *기본요소*
  - I. Entoconid
- *구성요소*
  - II. 협측 삼각융기
  - III. 근심측 변연융선
  - III.1 근심측 보조융기
  - IV. 원심측 변연융선
  - IV.1. 원심측 보조융기
  - V. 근심설측 사면
  - VI. 근심협측 사면
  - VII. 원심협측 사면
  - VIII. 원심설측 사면

### 보완구획

IV. 구획, 즉, 근심협측 교두는 기본요소와 구성요소로 나뉜다(그림 1-44):

- *기본요소*
  - I. Protoconid
- *구성요소*
  - II. 설측 삼각융기
  - II.1. 근심측 변연융선
  - III.1. 근심측 보조융기
  - IV. 원심측 변연융선
  - IV.1. 원심측 보조융기
  - V. 근심협측 사면
  - VI. 원심협측 사면
  - VII. 원심설측 사면
  - VIII. 근심설측 사면

V. 구획, 즉, 원심협측 교두는 기본요소와 구성요소로 나뉜다(그림 1-45):

- *기본요소*

I. Hypiconulid

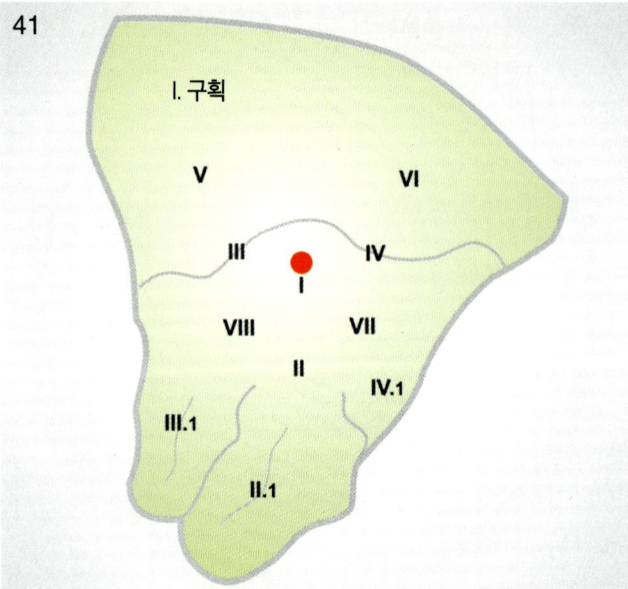


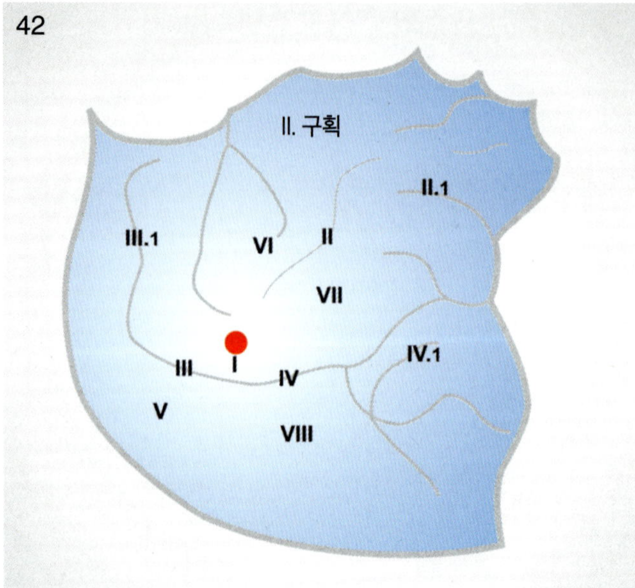


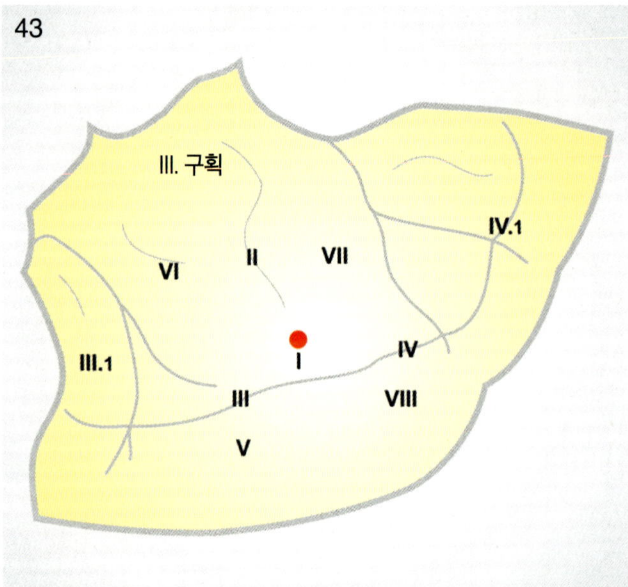


그림 1-41~1-43. 주요구획을 기본요소와 구성요소로 분류하기.

- *구성요소*
  - II. 협측 삼각융기
  - III. 근심측 변연융선
  - III.1. 근심측 보조융기
  - IV. 원심측 변연융선
  - IV.1. 원심측 보조융기
  - V. 근심협측 사면
  - VI. 원심협측 사면
  - VII. 원심설측 사면
  - VIII. 근심설측 사면

## 요약

우리가 inlay나 onlay 또는 crown 등의 형태를 통해 우리의 과제를 해결하고자 한다면 우리의 치아가 어떻게 어떠한 구조로 이루어져 있는지에 관한 지식을 반드시 습득해야 한다. 치아의 형태학에 포함된 것이 무엇이며, 각 구성요소들의 기능적인 요구조건이 어떠한 지를 알아야만 올바른 보철물을 제작할 수 있다. 사용된 적이 없는 아름다운, 타웅 유아의 하악 우측 대구치의 형태를 예로 들어서(그림 1-46), NAT 개념의 가장 중요한 부분을 설명했다. 구획화와 색상부호화,

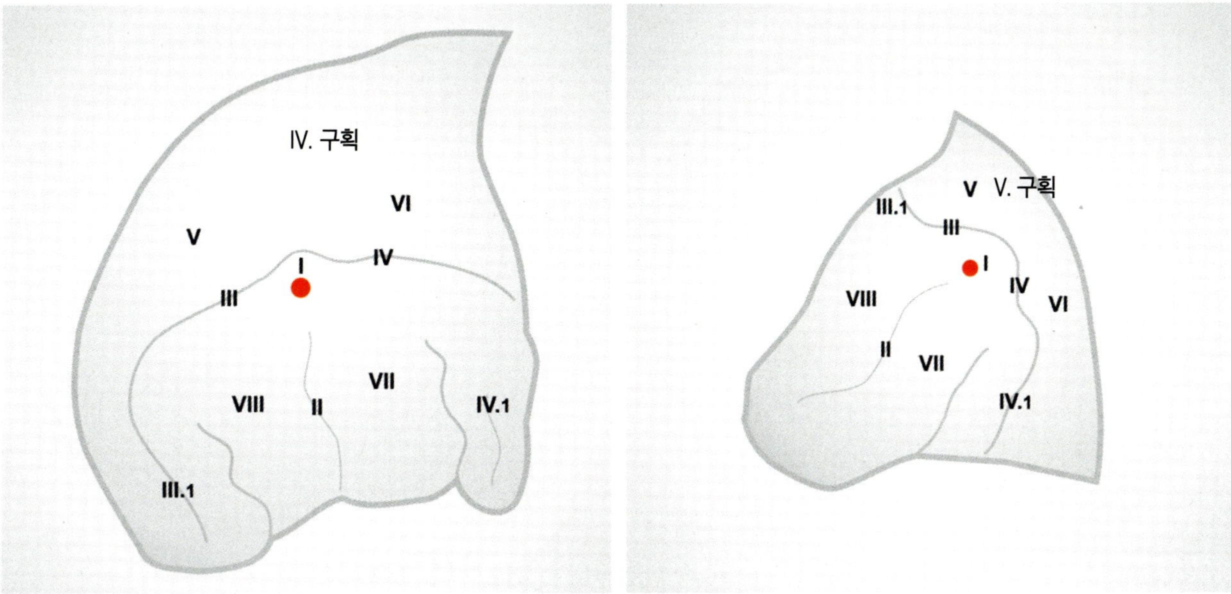


그림 1-44, 1-45. 보완구획을 기본요소와 구성요소로 나눈 모습.

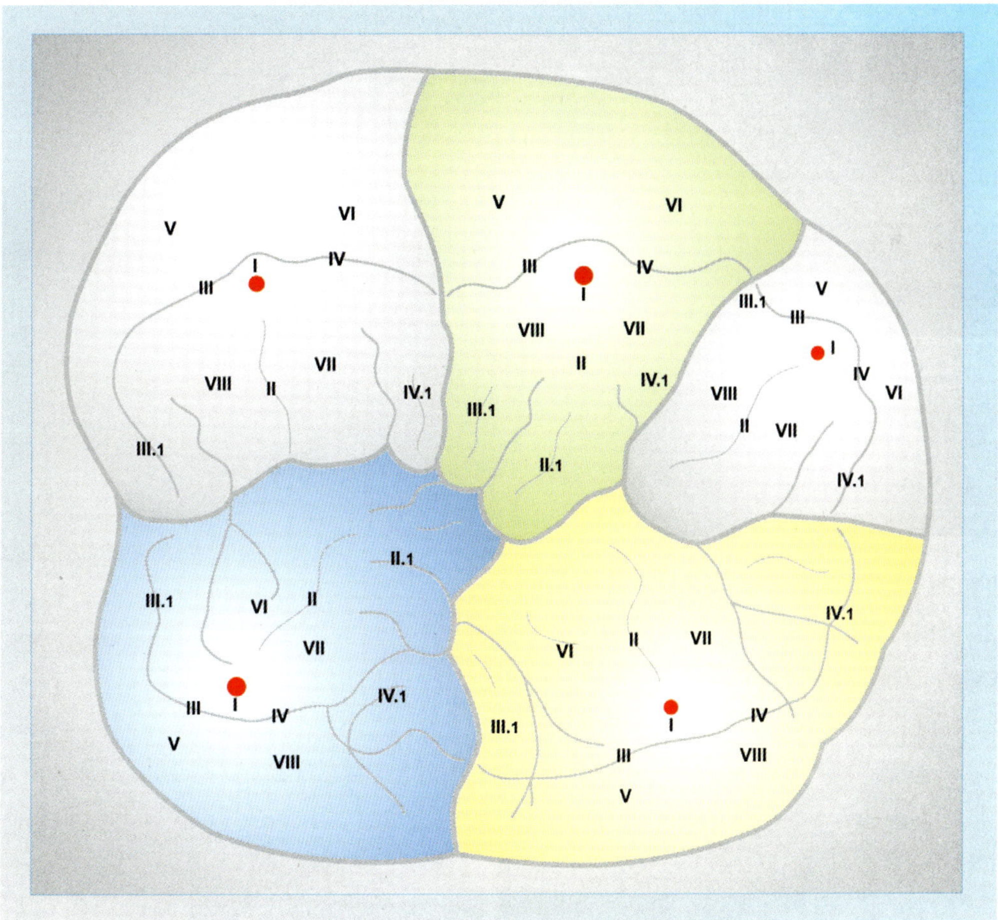


1-46. 하악 우측 대구치(M1)를 구획화, 색상부호화 및 기본요소와 구성요소로 구분한 전체 모습. 다른 모든 치아도 동일한 방법으로 나누고 분석할 수 있으므로 모든 치아에 적용할 수 있는 매우 간편한 표준이 된다.

기본요소와 구성요소로의 구분, 해당요소의 기능적인 역할 등을 각 치아마다 거듭해서 설명하였다. 이렇게 함으로써 매우 간단한 표준이 형성되었으며, 이를 통해 우리가 치아의 저작면을 차례차례 이상적으로 wax-up할 수 있도록 해준다.

## Segmental plate

세미나와 워크샵에서 항상 되풀이해서 받게 되는 질문이 NAT, 특히 "색채 치아"가 어떻게 무엇을 통해 나왔는가 하는 것이다. 이러한 호기심에 다시 한 번 부응하기 위해서 저자의 초기 시절 슬라이드 몇 장을 찾아냈다. 이 사진의 품질은 별로 양호하지 않지만(사진 촬영술도 배워야만 했었다), 그 당시의 기록이며 색상을 지닌 색채 치아가 생겨난 데 대한 기록이다. 이 모든 것은 치과기공 마이스터인 *M. Heinz Ploz*†와 함께 시작되었다.

앞의 장에서 이미 우리 치아의 구획화에 대해 몇 가지 언급했었으며, 이어지는 장에서도 반복하게 될 것이며 더욱 상세히 설명하게 된다. 이에 대한 기본개념은 다른 많은 것과 마찬가지로 치과기공 마이스터인 *M. Heinz Ploz*†가 개발했다. 그림 1-47~1-49에서 그의 대구치 및 소구치의 segmental plate를 볼 수 있다. 이 사진은 그의 아들, *Michael Polz*†가 고맙게도 내게 제공했다. 이 segmental plate를 가지고 작업하는 과정에서 저자는 평평한 고원(高原) 위에 그러한 개별 구획을 따라 만든다는 것이 그리 간단하지 않다는 점을 신속히 알게 되었다. 소위 "불모지"에서 작업했었으며 어디에도 기댈 곳이 없었다.

저자는 *Polz*†의 형태학에서 대구치 한 쌍을 가져와서 변형시켜서 구획 하나만 잘라내었다. 그렇게 하고 나자, 저자가 보기에 나머지 주변 환경이 그대로 남아있어 구획을 형성하기가 훨씬 손쉬웠다. 소위 나머지 구조에 의존할 수 있는 것이다(그림 1-50~1-65).

47
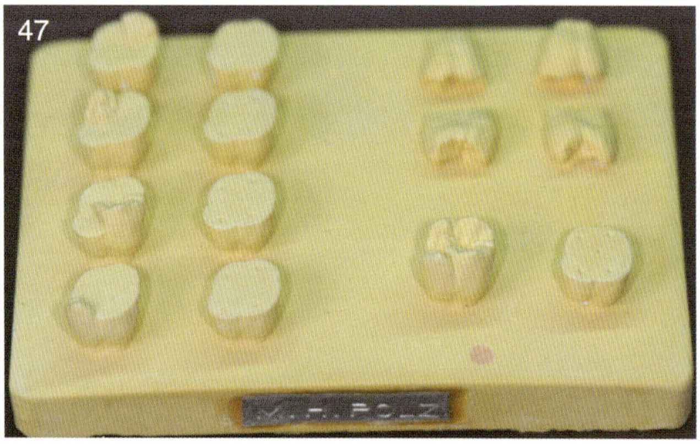


48
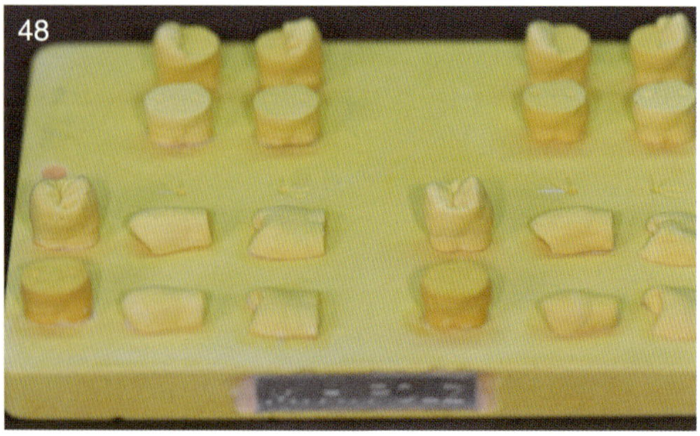

49
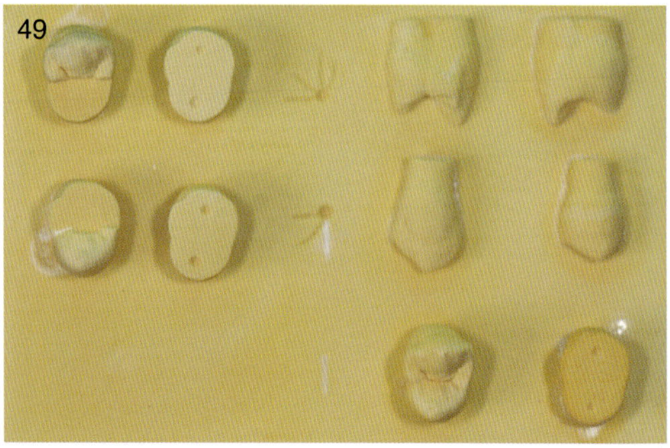

그림 1-47~1-49. 치과기공 마이스터인 M. Heinz Ploz†의 대구치와 소구치 segmental plate의 원본(치과기공 마이스터인 Michael Polz†의 자료).

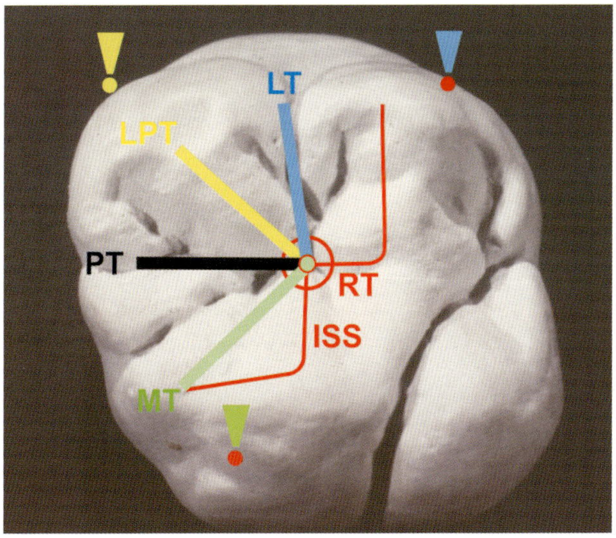


그림 1-50. 교합나침반이 중심와에 위치하고 있다. 느낌표는 운동좌표의 색상을 상악 제1대구치의 구획 위로 옮겨놓았음을 나타내고 있다(No.26 치아).

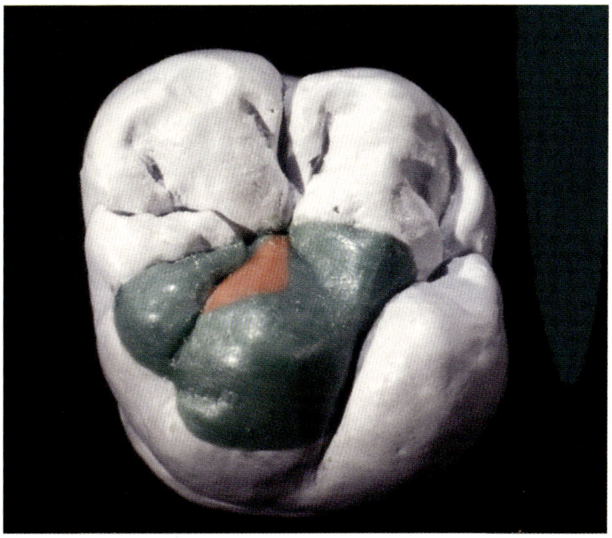

그림 1-51. 내측방운동(mediotrusion)과 immediate side shift에 해당하는 빨간색의 구역이 함유되어 있는 녹색 왁스로 된 근심구개측 교두.

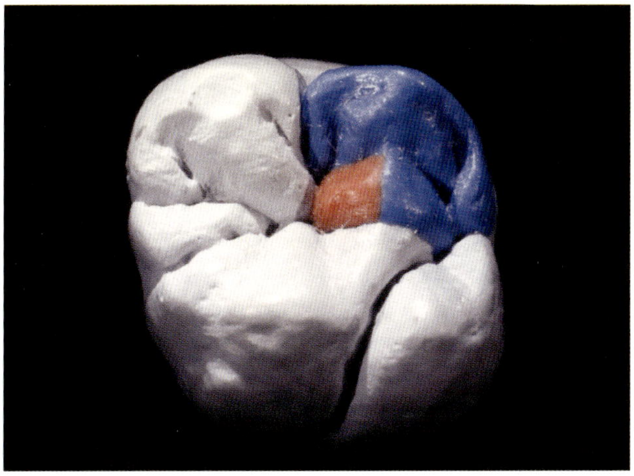

그림 1-52. 측방운동(laterotrusion)과 후방운동(retrusion)에 해당하는 빨간색의 결절(rucksack element) 요소를 가지고 있는 파란색 왁스로 된 원심협측 교두.

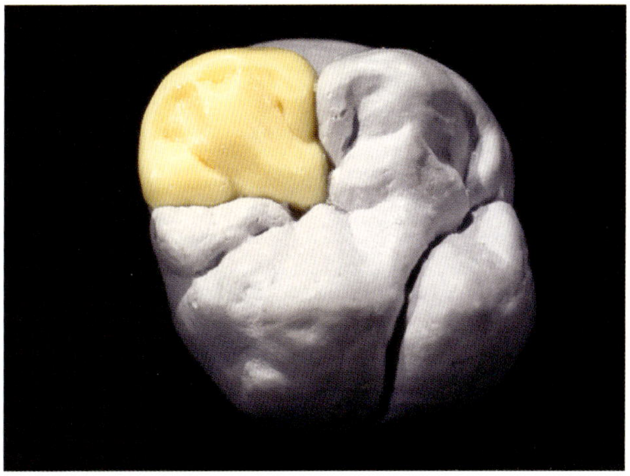

그림 1-53. 전측방운동(lateroprotrusion)에 해당하는 노란색 왁스로 된 근심협측 교두.

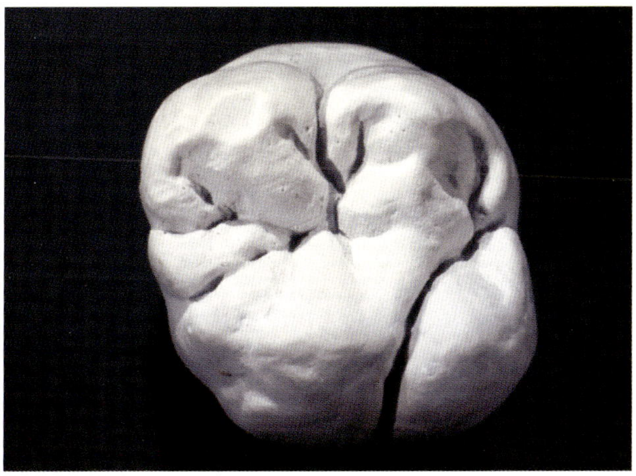

그림 1-54. 상악의 모형과…

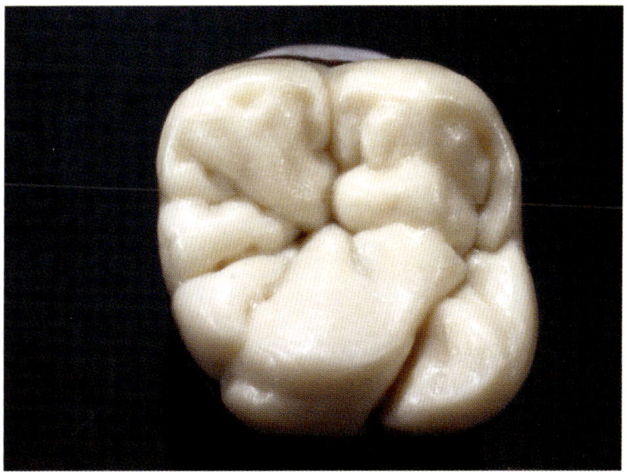

그림 1-55. …이를 치아 색상의 왁스로 재현한 복제품.

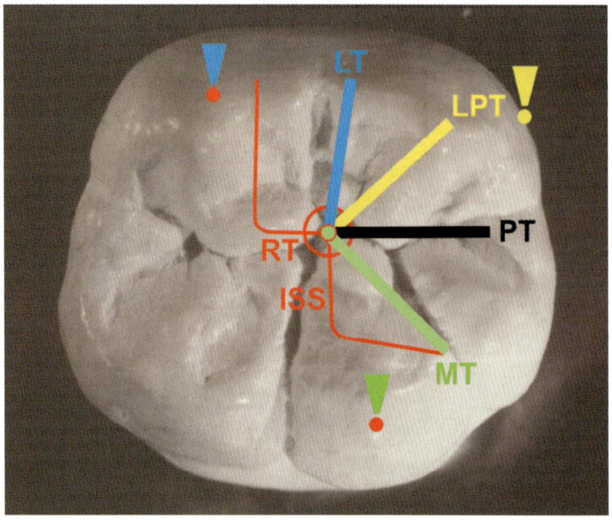


그림 1-56. 교합나침반이 중심와에 위치하고 있다. 느낌표는 운동좌표의 색상을 하악 제1대구치의 구획 위로 옮겨놓았음을 나타내고 있다(No.36 치아).

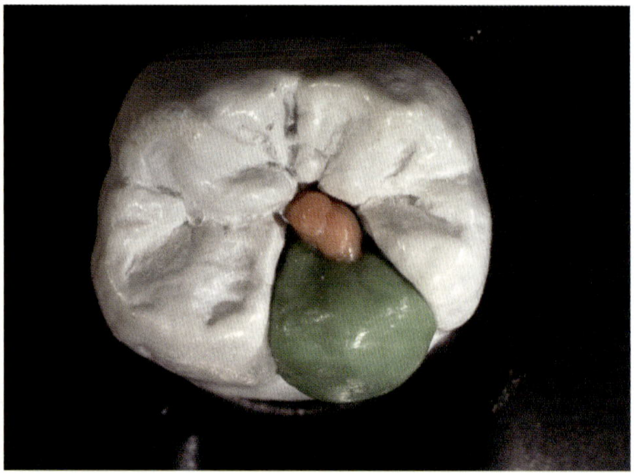

그림 1-57. 내측방운동(mediotrusion)과 immediate side shift에 해당하는 빨간색의 rucksack element 결절을 가지고 있는 녹색왁스로 된 원심협측 교두.

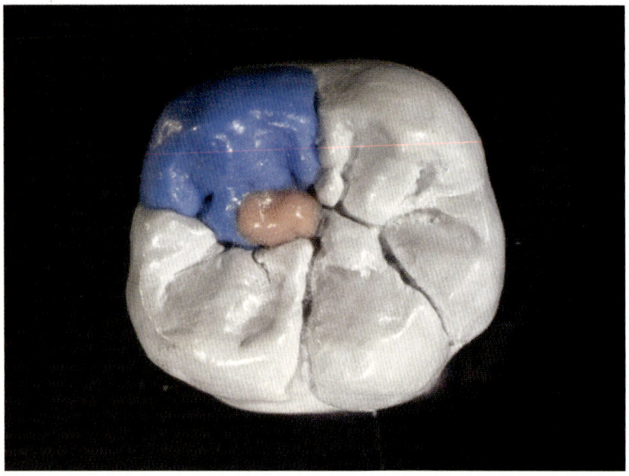

그림 1-58. 측방운동(laterotrusion)과 후방운동(retrusion)에 해당하는 빨간색의 rucksack element 결절요소가 함유되어 있는 파란색 왁스로 된 근심설측 교두.

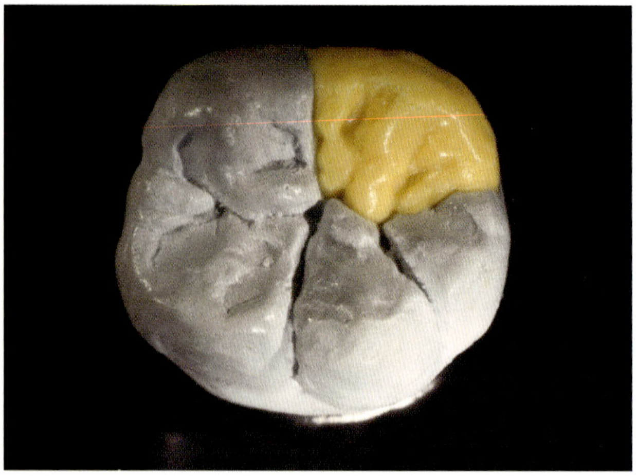

그림 1-59. 전측방운동(lateroprotrusion)에 해당하는 노란색 왁스로 된 원심-설측 교두.

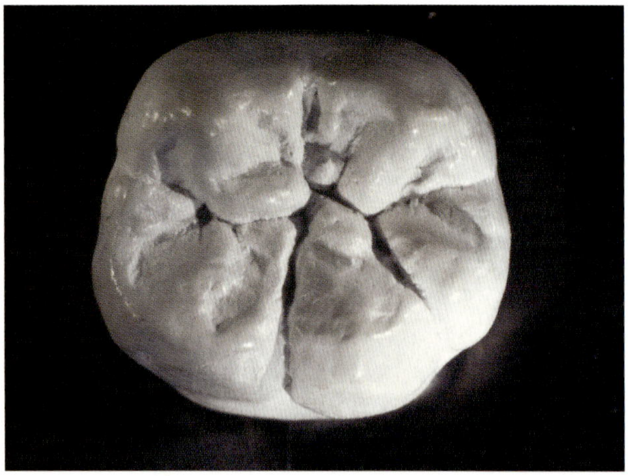

그림 1-60. 하악 모형과…

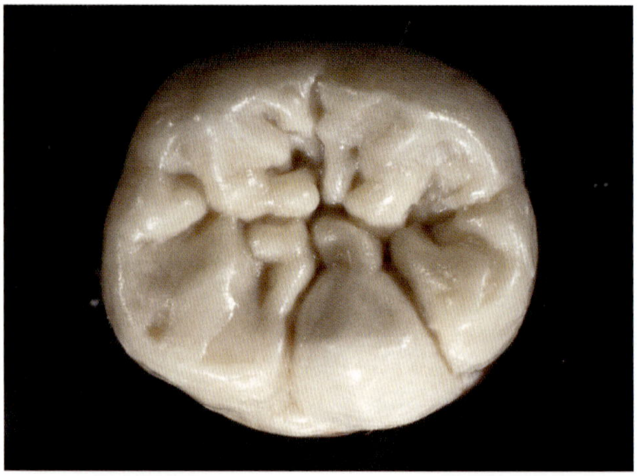

그림 1-61. …치아 색상의 왁스로 재현한 복제물.

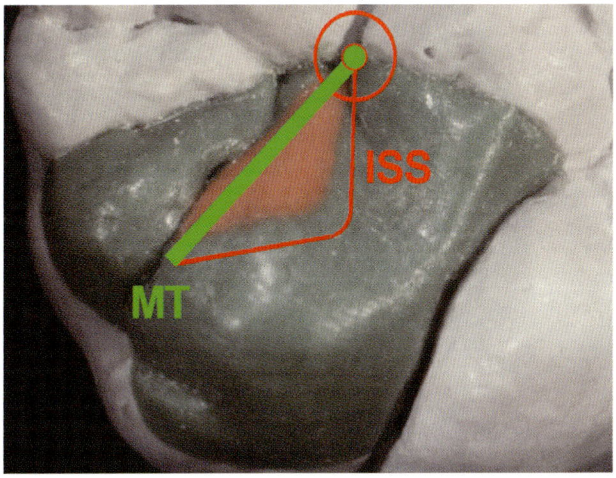


그림 1-62. 빨간색 부분으로 표시된 경계부의 ISS를 동반하고 있는 내측방운동(mediotrusion)으로부터 도출된 녹색 왁스로 되어 있는 I.구획. 이 부위에는 접촉이 일어나지 않아야 한다.

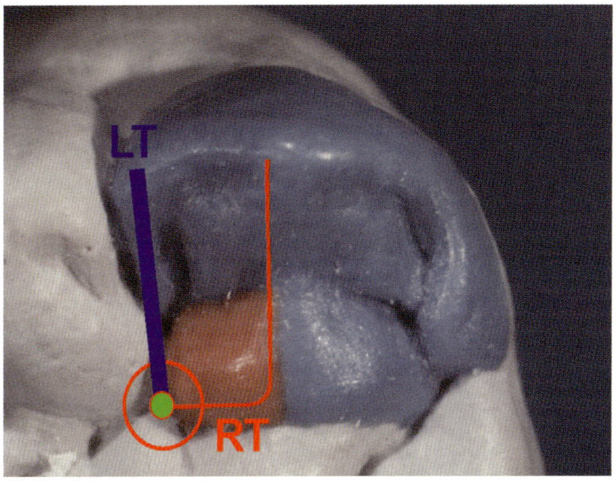


그림 1-63. 빨간색으로 표시된 rucksack element 결절요소가 함유되어 있는, 측방운동으로부터 도출된, 파란색 왁스로 되어있는 II.구획. 후측방운동(lateroretrusion)의 기능영역은 rucksack element 결절요소 뒤에 위치한 오목한 부분이다.

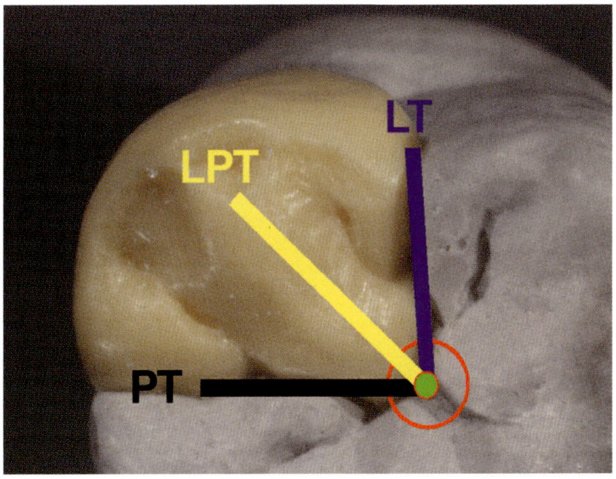


그림 1-64. 전측방운동(lateroprotrusion)으로부터 도출된, 노란색 왁스로 되어있는 III.구획. 측방운동과 후방운동은 부차적인 역할을 한다.

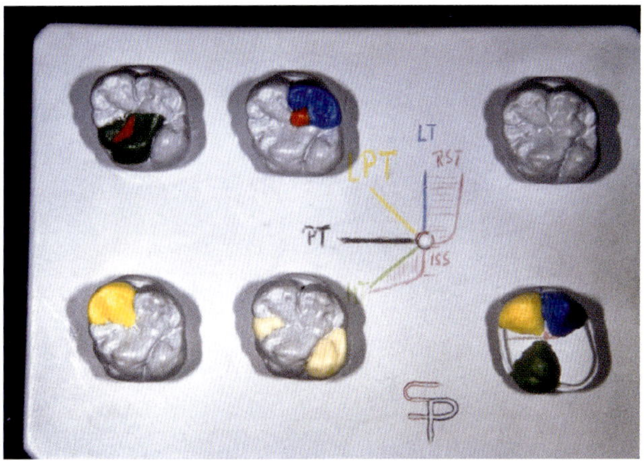


그림 1-65. 이 segmental plate 상에 최초의 색상을 갖춘 치아가 형성되어 있다. 교합나침반의 운동좌표가 출발점이었으며 각 구획에 반영되어 있다.

## 색상부호화

이어진 사고과정에서 교합나침반을 관찰하는 도중에 각 운동좌표의 색상을 유색 왁스를 사용해 각기 다른 구획에 옮긴다는 생각이 무르익게 되었다. 색상을 이용해서 작업하는 것은 이미 *Gysi*(그림 1-66, 1-67)와 *P.K. Thomas*가 사용했었기 때문에 새로운 것은 아니었다. 왁스색상도 연습재료로 이미 있었기 때문에 문제가 되지 않았다(그림 1-68). 단지 색상을 아무렇게 적용하는 것이 아니라 각 구획의 기능적인 역할에 맞게 적용해야 했다.

첫 번째 segmental plate에서는 평면 치아상에 아직 치아색상의 왁스를 사용해서 작업되어 있다. 얼마 지나지 않아서 이 평면 치아상에 구획이 형성되어서(그림 1-65 참조) 색상을 갖춘 치아가 생겨나게 되었다. 전반적인 작업패턴이 80년대의 사진에서 볼 수 있듯이(그림 1-70~1-72 참조) 일상적인 작업 속으로 유입되었다. 그림 1-73~1-76은 치과기공 마이스터인 *Manfred Busch*†가 베른에 위치한 자신의 치과기공소에서 촬영한 사진들이다. 이것이 완전한 색상치아의 최초 사진이다.

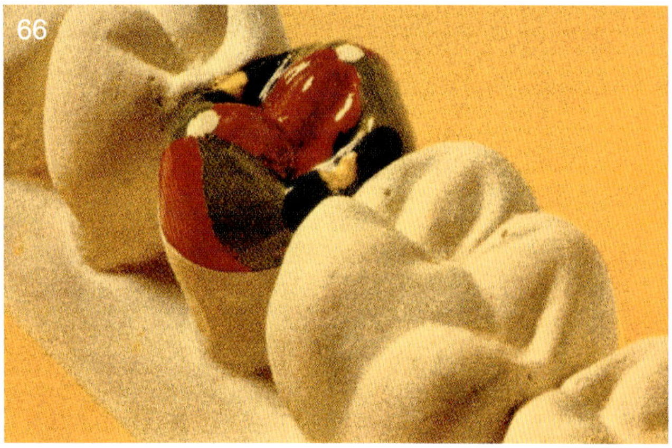


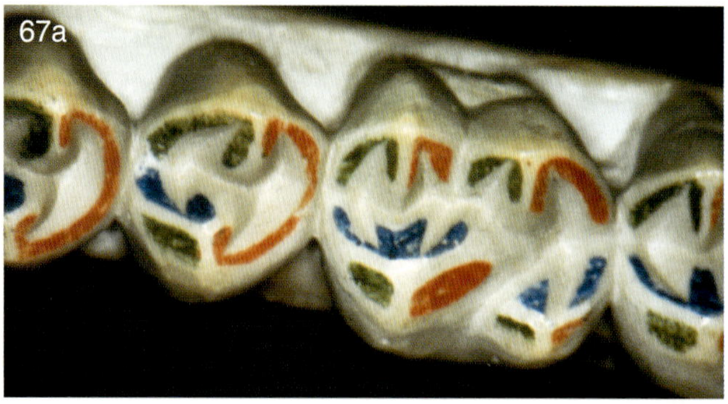


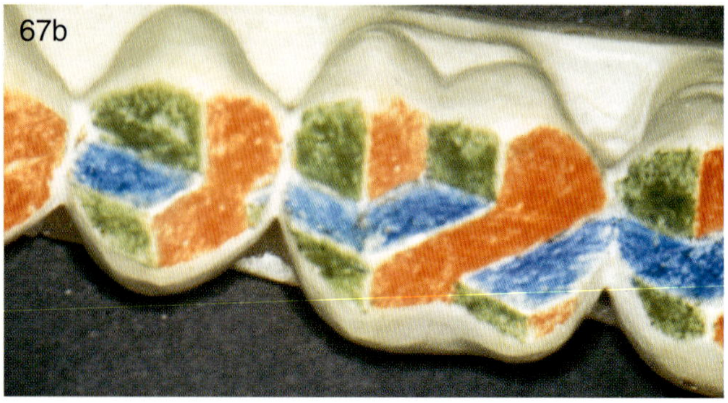


그림 1-66, 1-67. 색상부호화되어 있는 1912년의 Gysi-해부학적 형태의 치아와 저작면 및 그 기능적인 요구를 분석하기 위한 기타 색상표시. (그림 1-67a, b는 Hans H. Caesar 제공)

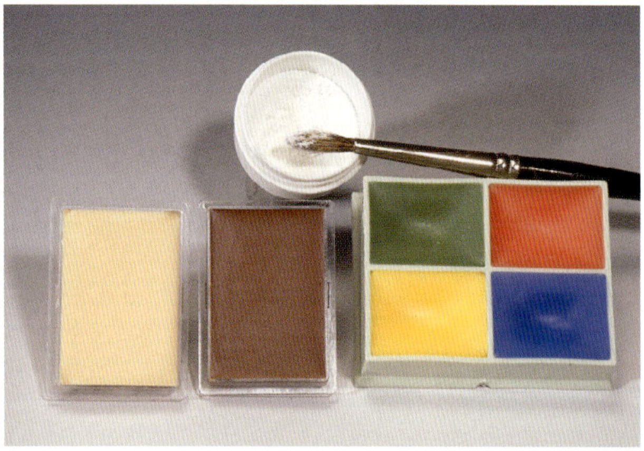

그림 1-68. 여러 가지 색상으로 착색되어 있는 왁스가 이미 시판되고 있었다(사진은 Hans H. Caesar 제공).

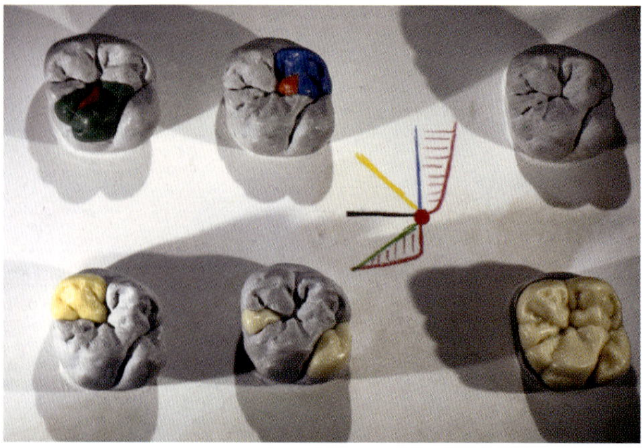

그림 1-69. M.H. Polz†에 의한 형태론으로부터 도출한 상악 대구치의 최초 segmental plate. 구획의 색상은 운동좌표로부터 도출했다.

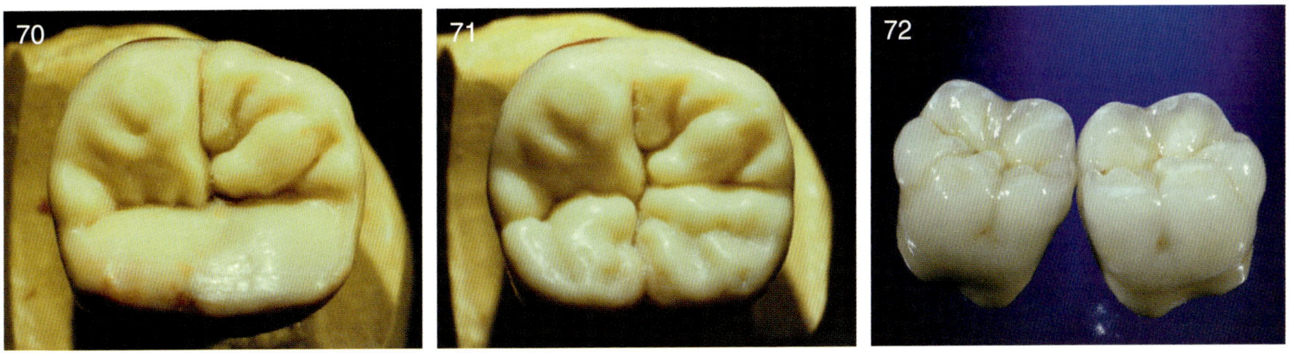


그림 1-70~1-72. 일상 작업에서 채득한 인상.

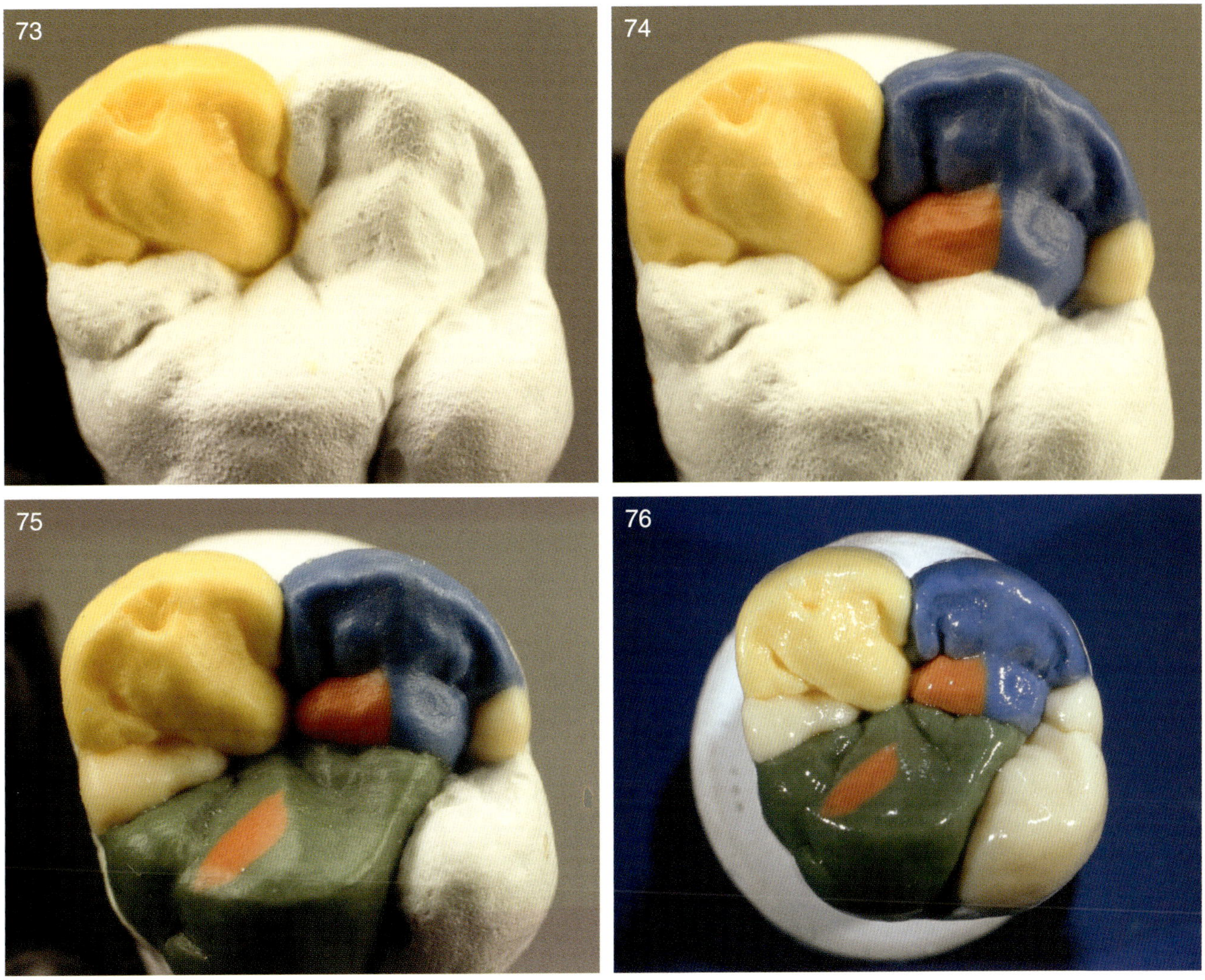


그림 1-73~1-76. 이 사진들은 치과기공 마이스터인 Manfred Busch†가 베른에 있는 자신의 기공실에서 강의를 하는 도중에 찍은 것이다. 이것이 NAT 개념에 의거한 최초의 완전한 색상치아의 사진이다.

## 교합접촉관계

사람은 모두가 각기 다르게 생겼다. 따라서 우리 지구상에 있는 모든 사람에게서 상악 치아와 하악 치아 사이의 관계도 다르다는 것을 알 수 있다. 수많은 과학자들이 과거에 치열 사이의 이상적인 관계에 대한 증거를 획득하기 위해 노력했었다. 제3회 벤스하임 모임(1989, 그림 1-77, 1-78)에서 초청연자인 *Dr. Wolfgang Maier* 교수가 "치관형태의 생물학적 기반"이라는 주제에 관해 강연했다. 그의 강연의 핵심은 정적 및 동적인 측면에서 우리의 치아가 가진 상호 보완적인 관계가 어떠한가라는 주제에 관한 것이었다. 그림 1-79에서 치아 마모면의 구성형태학적 및 기능형태학적 모습에 관한 정확한 설명을 볼 수 있다. 이 그림에는 인류가 수백만 년에 걸쳐 발달해온 바를 역추적할 수 있는 표준이 결정화되어 있다. 인간의 치아형태는 그림 1-80에 나와 있는 것처럼 다른 전문용어가 사용되기도 한다.

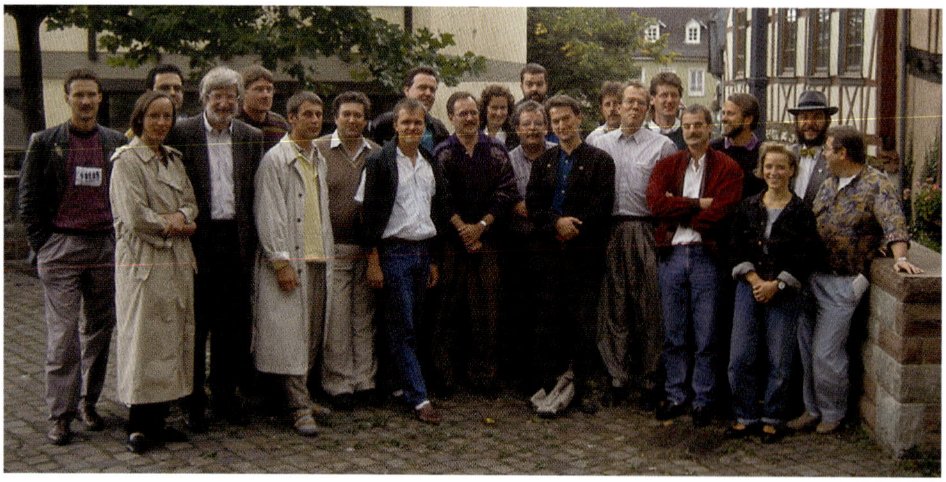
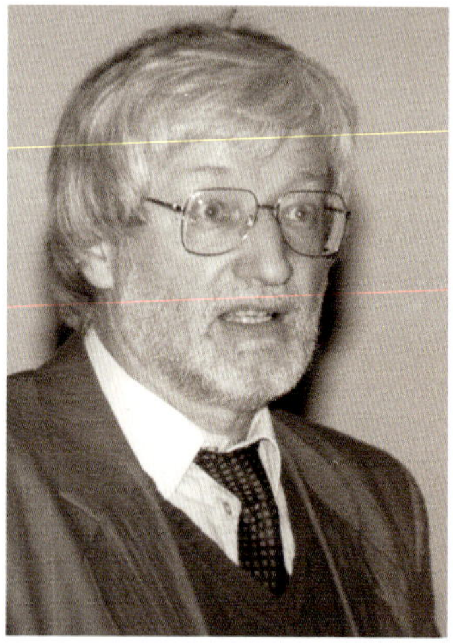

그림 1-77, 1-78. 벤스하임에서의 1989년 동료들 모임. Dr. Wolfgang Maier 교수가 오늘날 벤스하임 치의학 및 치과기공학 연구모임에 자주 초청연자로 되었다. 그의 연구와 발표가 우리의 치아 relief 관찰방법에 새로운 척도가 되었다.

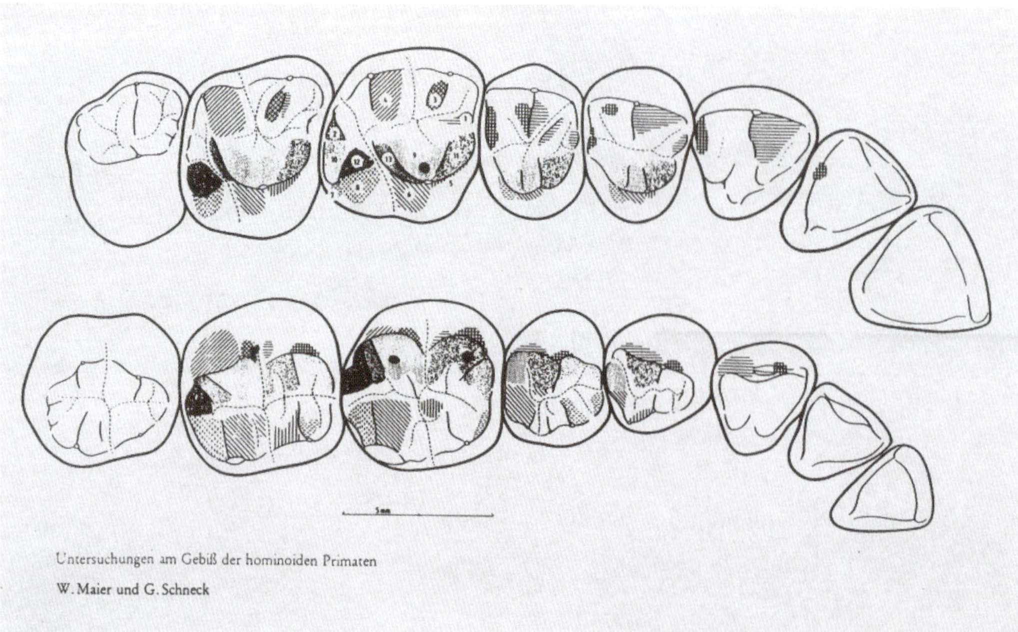


그림 1-79. 저작기관의 기능요소에 대한 분석 및 표시.

지난 수십 년간 가르쳐온 수많은 치의학 및 치과기공학 개념들에서는 항상 점 형태의 접촉에서 출발했었다. 얼른 생각해보면 이와 지극히 정반대일 것처럼 여겨진다. 하지만 개개의 면을 좀 더 면밀히 살펴보면 각 면마다 점 형태의 접촉에서 시작된다는 것을 분명히 알게 될 것이다. (추정컨대 이는 마찰과 저작과정의 상호작용으로 인해) 계속해서 마모가 진행됨과 더불어 최초의 점접촉이 면형태의 접촉으로 발달하게 된다.

NAT나 치과기공 마이스터인 *Heinz Polz*†에 따른 생체역학에의 접촉위치를 이 기능면과 비교해 보면 치아 마모면의 구역이 동일한 것이라는 것을 알 수 있을 것이다.

이러한 인식에 의거해서 저자는 기능면의 숫자명명법을 각 접촉점에 차용해서 사용하는 것이 논리적이라고 생각한다(그림 1-81~1-92).

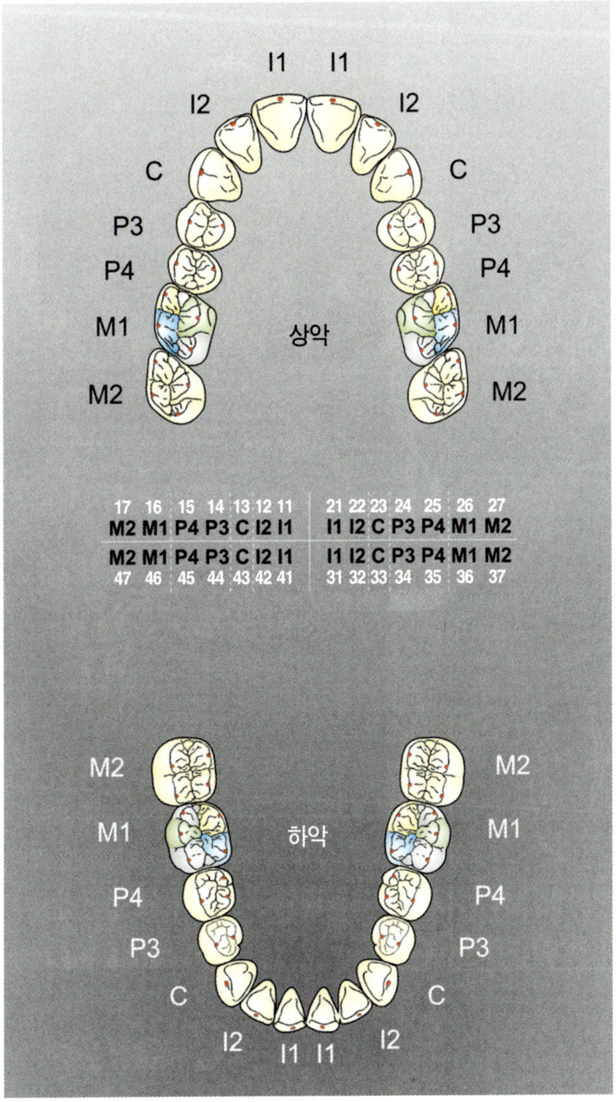


그림 1-80. 치의학 및 치과기공학적인 관점에서 본 인간의 치아 공식과 고생물학자의 시각에서 본 명명법.

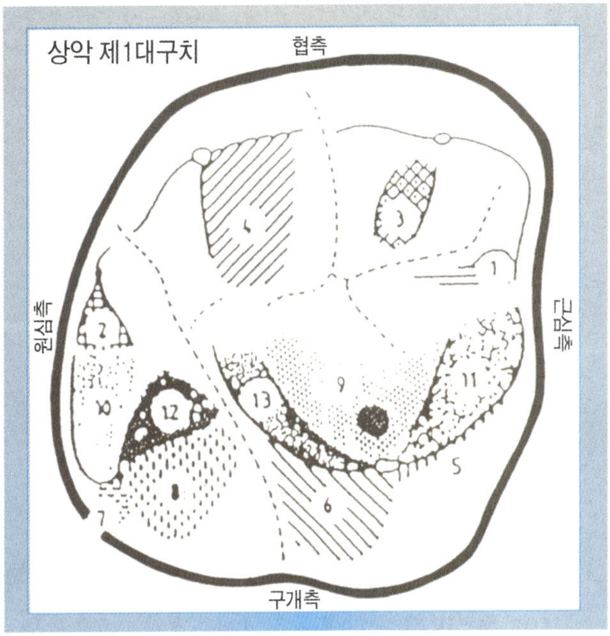


그림 1-81. 기능면과 숫자명명법이 기록되어 있는 최초의 상악 제1대구치.

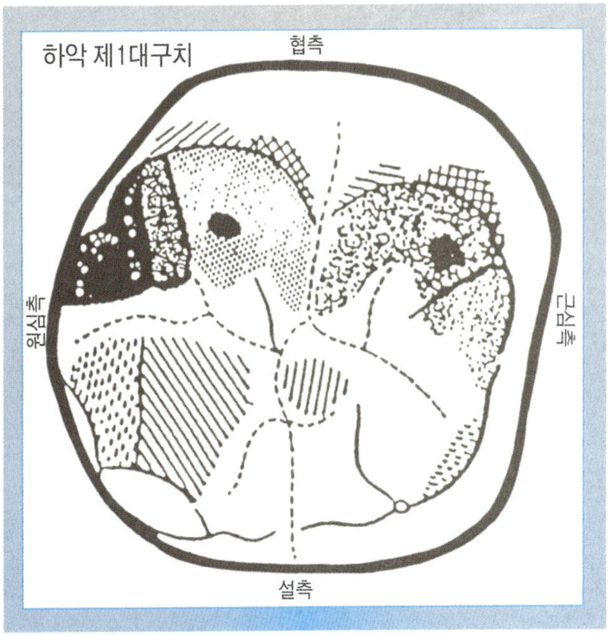


그림 1-82. 상악 대구치와 상호보완적인 기능면을 가지고 있는 하악 제1대구치.

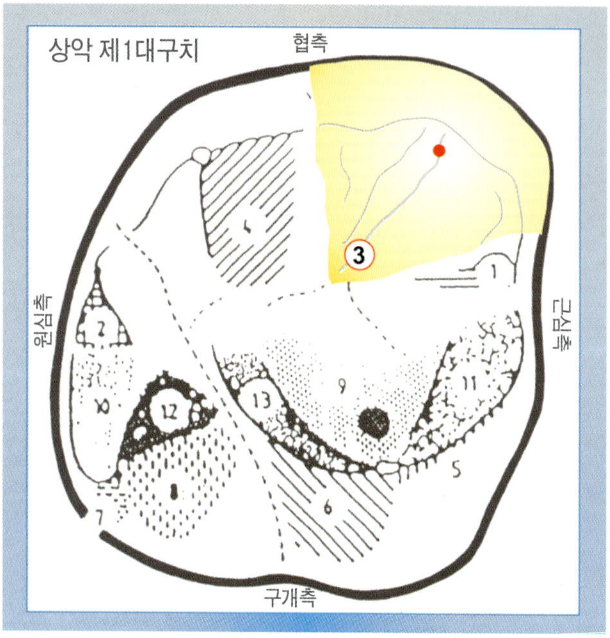


그림 1-83. NAT에서는 상악의 III.구획이 구개측 삼각융기 상에 stop No.3를 가지고 있으며…

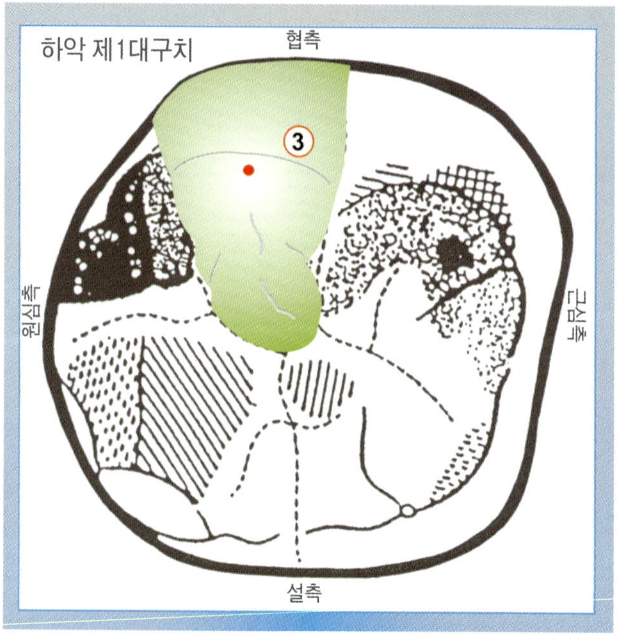


그림 1-84. …이는 하악의 원심협측(distobuccal) 사면 상의 I.구획과 상호보완적인 관계에 있다.

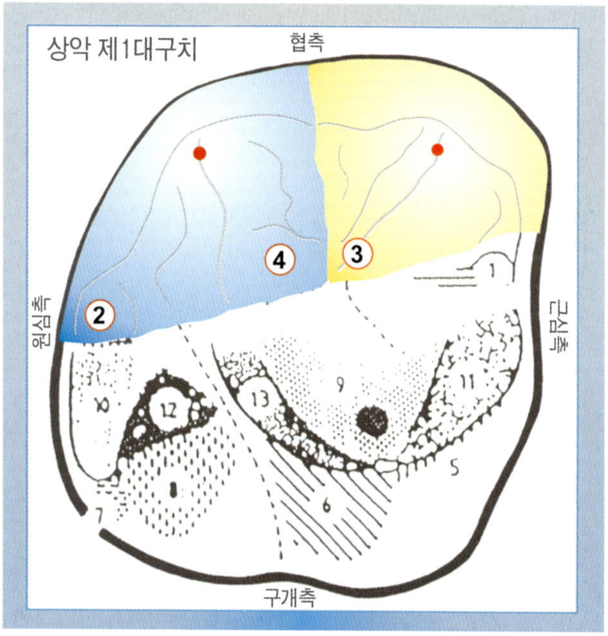


그림 1-85. 상악 II.구획에는 stop No.2와 No.4가 있으며…

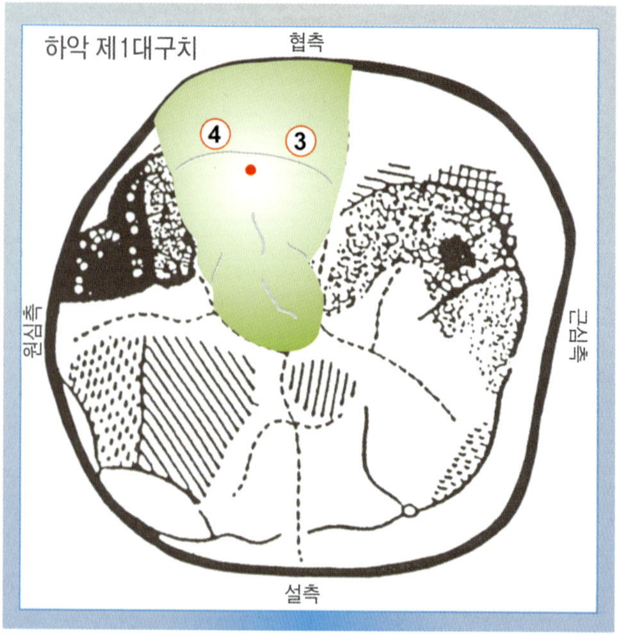


그림 1-86. …이들은 하악의 원심협측(distobuccal)의 I.구획과 하악의 제2대구치와 상호보완적인 관계에 있다.

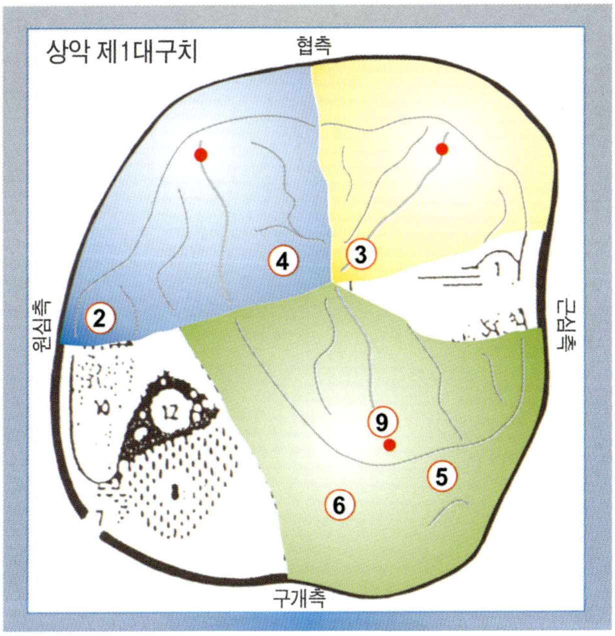


그림 1-87. Stop No.9, No.5, No.6가 포함되어 있는 상악의 I. 구획 및…

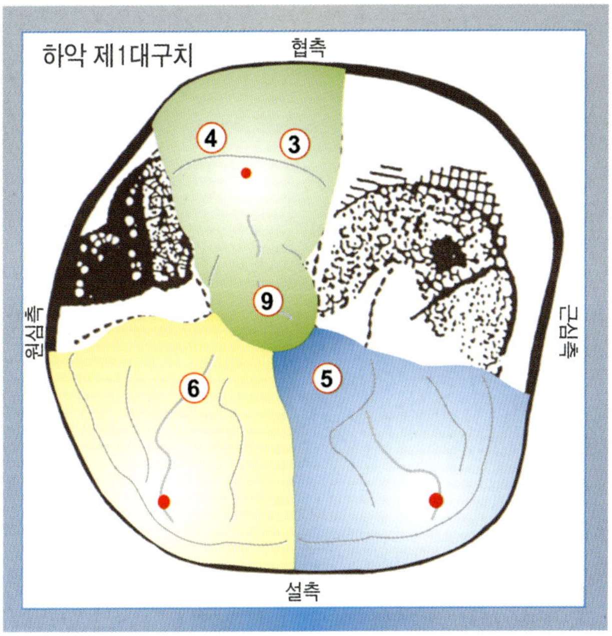


그림 1-88. …하악 제1대구치의 I., II., III. 구획에 위치한 교합점.

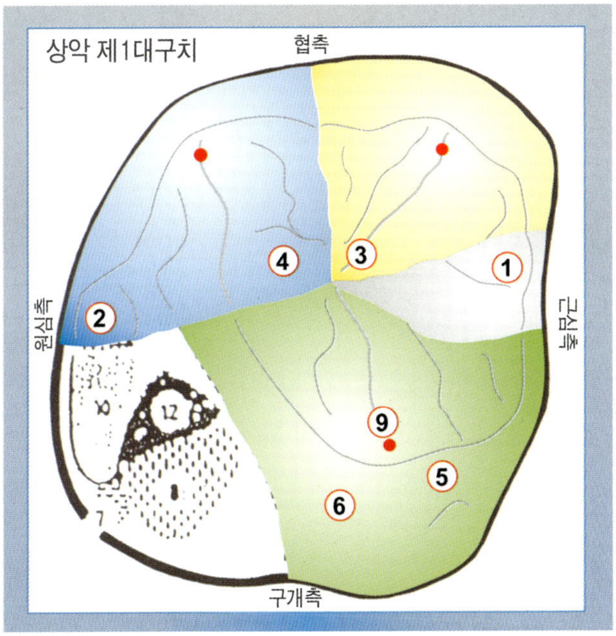


그림 1-89. 상악의 Stop No.1은 IV. 구획과…

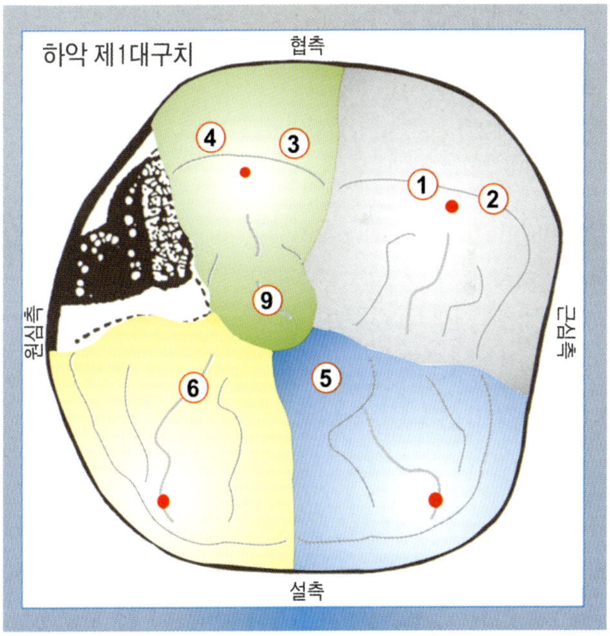


그림 1-90. …하악의 IV. 구획의 원심측 변연융선 상에 위치하고 있다. Stop No.2는 상악 소구치 상에 있다.

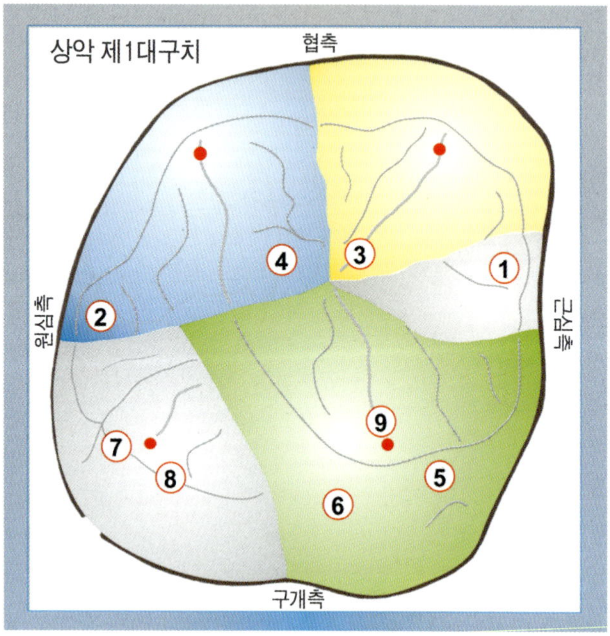


그림 1-91. 상악의 Stop No.8과 No.7은 V. 구획의 근심측 및 원심측 변연융선 상 및…

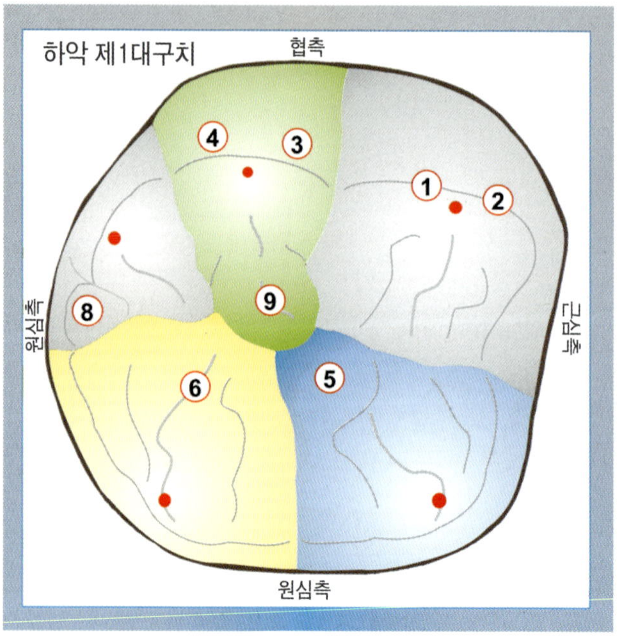


그림 1-92. …하악 V. 구획의 원심 인접측 변연융선 상에 위치하며, stop No.7은 제2대구치 상에 위치하고 있다.

## NAT에서의 교합접촉점

마모되지 않은 자연 그대로의 치아에 관한 형태론(구성형태론)이 우리의 연구 또는 우리 인식의 종착점이 아니라 거기서부터 연구가 시작된다는 사실을 우리는 동시에 분명하게 인식하게 되었다.

교합면을 wax-up하고 도재축성하는 기술에 적용되는 구성형태학에서는 중심위에서 안정적인 지지를 확보하기 위해서 stop이 9개 필요하다.

치아가 맹출하는 과정에서, 예를 들어 제1대구치의 쌍이 위치를 잡는 과정에서 이 두 치아 사이에 접촉이 시작되지만 치열이 계속 완성되거나 적합되는 과정에서 첫 번째 접촉관계에서는 이미 마모도 일어나기 시작되기 때문에 일상 임상에서 이 9개의 접촉점이 모두 동시에 발견되지는 않는다. 즉, 이 단계에서 이미 첫 번째 면이 형성되는 것이다. 이렇게 여러 해에 걸쳐서 기능 패턴(pattern)이 형성된다(그림 1-93, 1-94).

다른 치아물림의 경우에는 이에 맞게 변화된 형태가 생겨난다. 최초의 접촉이 발생하는 순서와 이러한 접촉이 일어나는 일정한 리듬 및 이로부터 발생하는 기능면에 관한 문제에 관해서는 이미 프랑크푸르트의 젠켄베르크(Senckenberg) 박물관의 *Dr. Ottmar Kullmer*와 자주 토론했었지만 아직 아무런 결론을 얻지 못했다.

물론 치의학과 치과기공학에서 우리에게 치아보철물을 제작하는 데 수년 간의 시간이 주어지는 것이 아니므로 이를 최대한 빠른 시간 내에 완성해야 한다.

우리의 목표는 새로운 stop을 통해 중심위에서 충분한 안정성을 확보하는 것이며 이로 인해 저작면을 장애가 발생하지 않게 형성해야 한다. 이 목표에 도달하기 위해서 교합나 침반이 다시금 소중한 도움이 된다(그림 1-95).

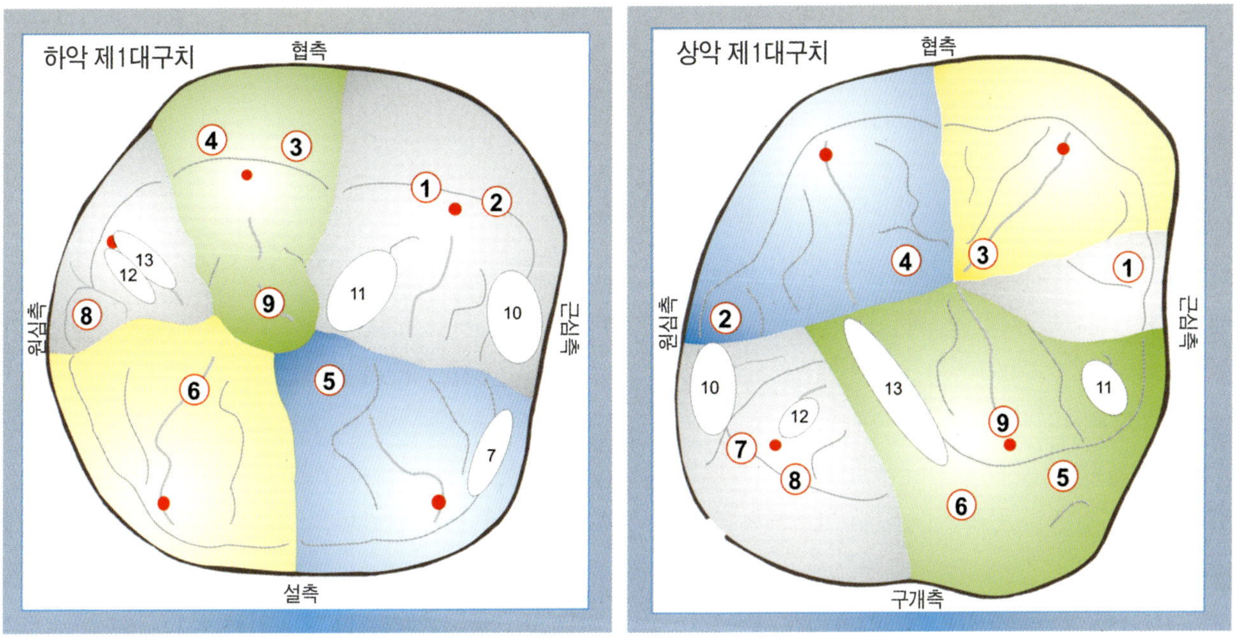


그림 1-93~1-94. NAT에서는 상호적 stop No.1~9가 중앙에서 충분한 지지를 확보하기 위한 출발점이다. No.1~8의 위치는 주로 동적인 단계(작업측)에서 사용된다. No.9의 위치와 나중에 동역학에서 추가되는 면인 No.10~13은 균형측의 요건에 해당된다.

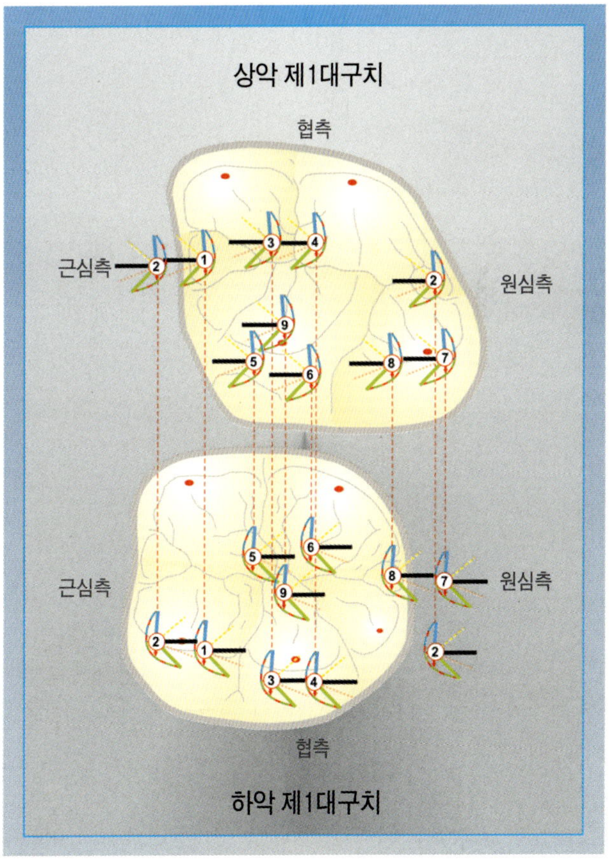


그림 1-95. 이 도해에는 제1대구치 쌍의 상호적인 접촉관계가 빠짐없이 나와 있다. 개별 접촉점 측면에서 보더라도 교합나침반은 대합치와의 관계에서 장애가 일어나지 않게 작업하는 데 매우 중요한 보조수단이 된다.

## 영속적이고 변하지 않는 것은 없다

인류가 발달해온 역사 가운데 다양한 시대에서 땅위에서, 하늘에서, 바다에서 방향을 찾기 위한 보조도구를 개발한 사람들은 항상 있었다. 인생의 수많은 상황에서 우리는 오늘날까지도 항상 정보와 표시에 의존하고 있다. 예를 들어 그림 1-96에서는 어디서 식사할 수 있는지 나와 있는 간판을 볼 수 있다. 요즈음 자동차의 내비게이션에서는 상냥한 여성의 목소리가 낯선 지역에서 우리에게 길을 안내해준다.

16세기에 *항해가 하인리히*(Heinrich)도 아마 어려움을 겪었을 것이며, 이것이 최초의 나침반을 개발하게 되는 계기가 되었을 것이다(그림 1-97). 이 보조도구는 육지에서 그리고 바다에서 방향을 찾을 수 있게 도와주며, 포르투갈의 남쪽 끝에 위치하고 있다. 이와 마찬가지로 치의학과 치과기공학에도 보조도구가 있는데, 이에 관해서는 지난 장에서 이미 언급한 바 있다.

## 교합에 맞게 변형시킨 나침반

*Dr. Ulrich Lotzmann* 교수(그림 1-98)와 같은 다른 동료나 최초로 환자 개인에 맞춘 나침반을 기록한 *Dr. Bernd Kordaβ* 교수(그림 1-99)같은 혁신적인 사람들의 제안과 저자의 파트너인 *Dr. Olaf Winzen*의 광전자식(opto-electronic) 기록에 의거해서 저자는 지금까지 그렸던 나침반을

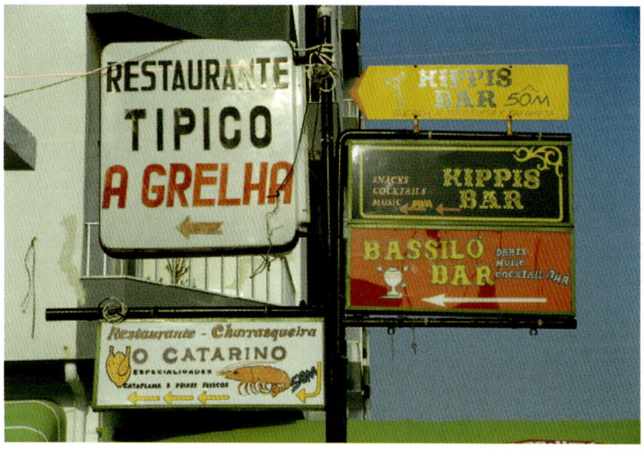


그림 1-96. 많은 정보를 제공하는 간판들.

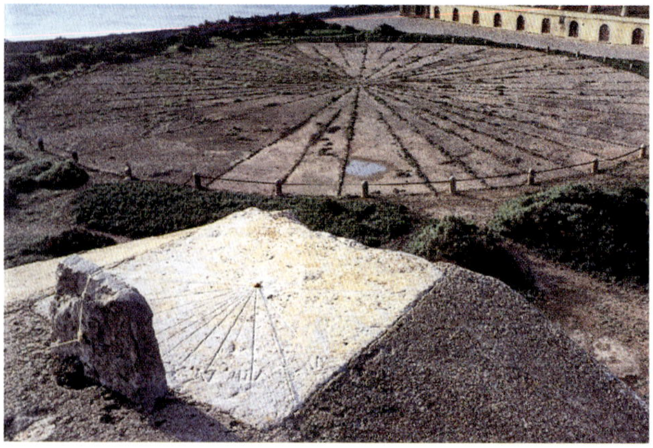

그림 1-97. 항해가 하인리히(Heinrich)의 최초의 나침판.

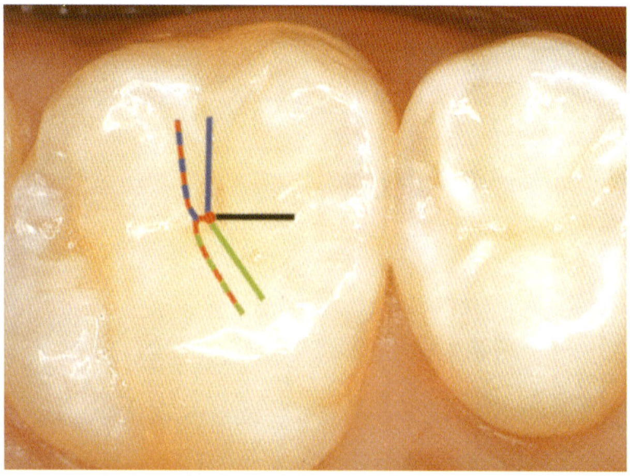

그림 1-98. Dr. Ulrich Lotzmann 교수(마르부르크 대학)의 나침반 기록.

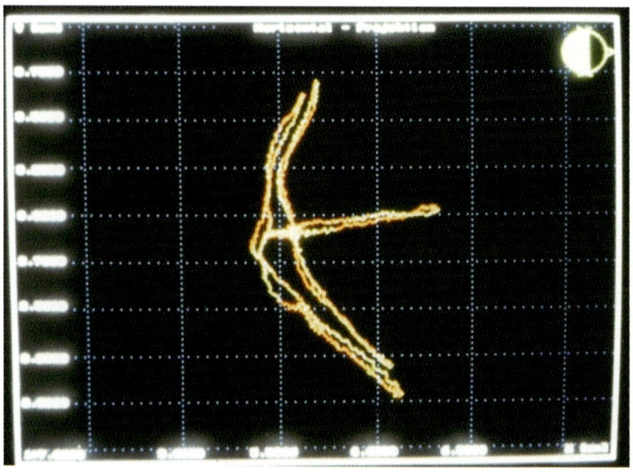

그림 1-99. Dr. B. Kordaβ 교수(그라이프스발트 대학)의 환자 개인 나침반 기록.

다시 살펴보고 수정해야겠다는 생각이 들었다. 아래에 몇몇 그림을 통해 이 점에 관해 설명하고자 한다.

그림 1-100에는 No.26 치아(상악 제1대구치)의 수평면 상에서의 운동 형태가 기록되어 있다. 중심와로부터 나오거나 중심와로 향하는 모든 운동(excursive 운동 및 incursive 운동)의 출발점은 녹색 점으로 표시되어 있다. 이 점은 No.36 치아(하악 제1대구치)의 근심협측 교두의 교두정에 해당한다. 이 교두정은 상징적으로 보아서 상악 대구치의 와에 연필이 있어서 해당 운동을 표시하고 있는 것이다(그림 1-101). 동시에 절구와 절구통 원리도 표시되어 있다.

그림 1-102에는 교합나침반의 표준기록과 더불어 개인의 기록이 함께 나와 있다. 즉, 주기능 방향인 **측방운동**(laterotrusion, 파란색)과 **내측방운동**(mediotrusion, 녹색), 그리고 중간기능 방향인 **전방운동**(protrusion, 검은색)이 그것이다. 하지만 이제 기록상에서 근심(mesial)과 측방(lateral), 내측방(medial) 방향의 운동만 가능한 것이 아니라, 원심(distal) 방향으로의 운동가능성도 존재한다는 사실을 알 수 있다. 이 환자의 경우에는 순수한 후방운동(retrusion)도 실행할 수 있었다(그림 1-103). 그 뿐만 아니라 이 후방위로부터 측방이나 내측방으로도 excursive 및 incursive하게 움직일 수도 있었다.

여기에는 후방측방 기능부위와 후방수평(내측방) 기능부

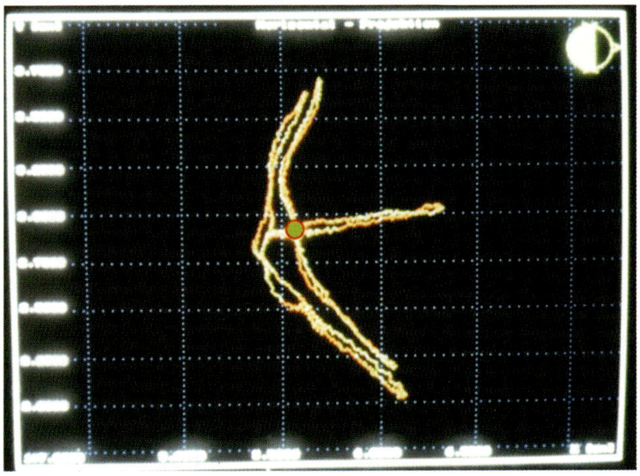

그림 1-100. 모든 운동의 시발점인 중심위의 표시.

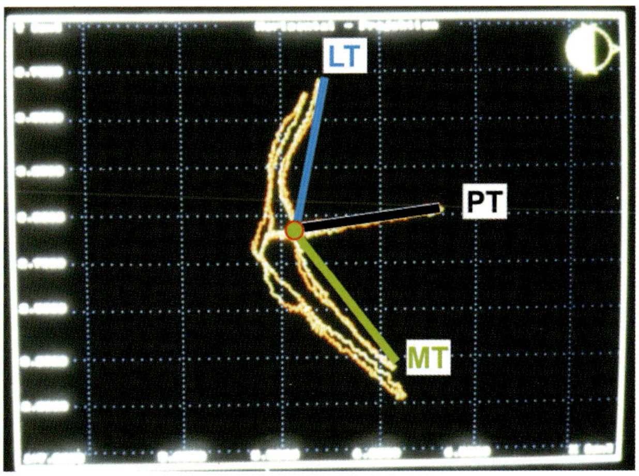


그림 1-102. 환자 개인의 기록을 교합나침반의 표준도식과 겹쳐본 모습. 파란색 측방운동(laterotrusion), 녹색 내측방운동(mediotrusion), 검정색 전빙운동(protrusion).

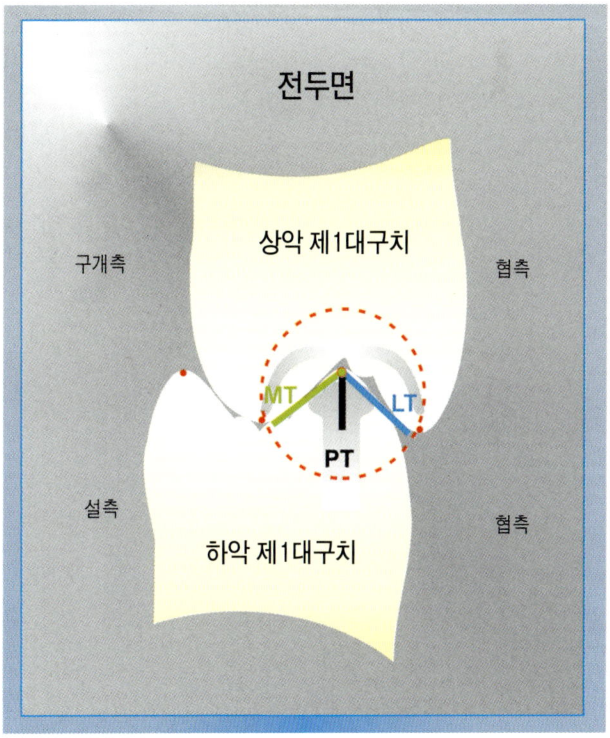


그림 1-101. 이들 운동을 전두면에서 바라본 모습.

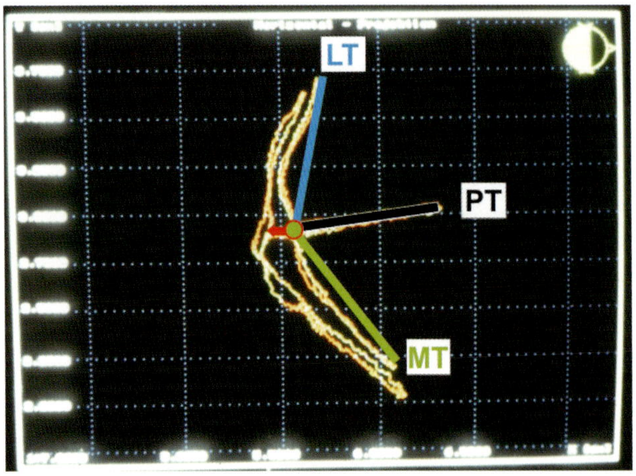


그림 1-103. 후방운동(retrusion)의 표시(붉은색 화살표).

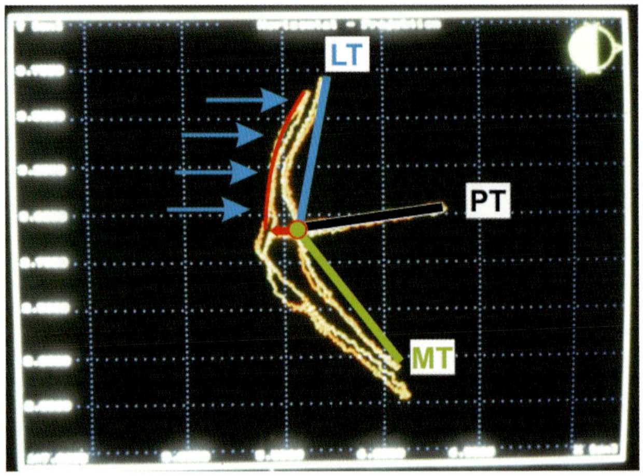


그림 1-104. 후방위에서 측방운동이 가능하며…

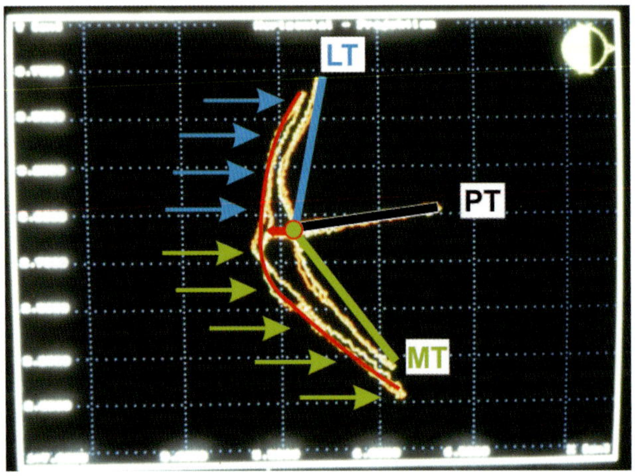


그림 1-105. …균형측 상에서 내측(medial) 방향으로 횡단운동하는 것도 마찬가지로 가능하다.

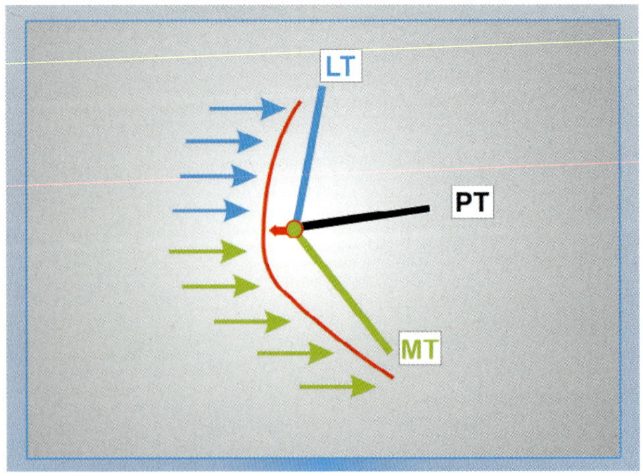


그림 1-106. 그림 1-105의 모든 좌표를 추적해서 그린 그림.

위가 분명하게 기록되어 있다(그림 1-104~1-106). 일상적인 임상에서 쓰이는 수많은 광전자 방식의 기록을 통해 이것이 예외의 경우가 아니라 모든 환자들이 이 기능공간을 매우 다양한 형태와 범위로 가지고 있으며 또한 이용하고 있다는 사실을 확인할 수 있었다. 이제 실무작업 측면을 생각해본다면 아무리 늦어도 이 시점에서 커다란 문제에 봉착하게 된다. 우리가 가진 시뮬레이터, 다시 말해 교합기 가운데 어느 것이 이를 그대로 재현할 수 있는가? 저자는 이 점의 관련사항이 산업에서는 매우 커다란 난제라고 생각한다. 비록 상황이 그렇다 하더라도 우리는 포기하는 것이 아니라 우리의 구성형태론적 저작면상의 몇몇 위험한 기능부위를 보완, 수정하기 위해서 NAT에서도 기초지식으로 가르치고 있는 치과기공 마이스터인 *Heinz Polz*†를 따른 생체역학적 교합개념과 같은 수복방법을 이용해야 한다. 이때 교합나침반은 우리에게 매우 중요한 파트너가 된다. 교합나침반 속에 요약되어 있는, 수평면상에서의 운동좌표 기록(그림 1-106~1-114)은 인간의 치아와 이들의 기능적인 관계를 다루고 있는 모든 전문분야에서 없어서는 안 될 보조도구이다.

기능분석, 기능진단, 기능치료(splint 치료), 임플란트, 교합면의 기능패턴 분석을 실시할 때를 위시해서 국소적 부분을 수복할 때나 특히 (총의치의 경우처럼) 광범위한 작업을 할 때 있어서 전반적인 운동과정에 대한 지식 없이, 특히 기능적인 관계를 "준수하지 않고는" 당연히 장기적인 성공을 가져오는 올바른 치료결과를 얻는 것이 불가능하다.

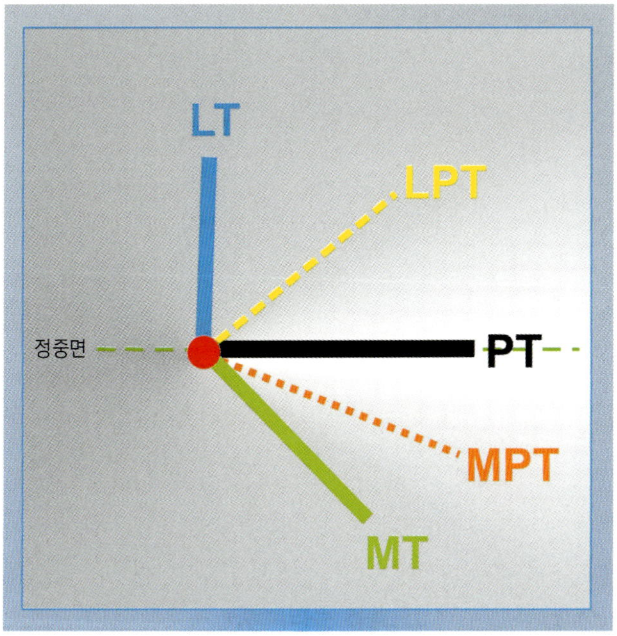


그림 1-107. 주기능경로와 중간분야를 기록한 그림.

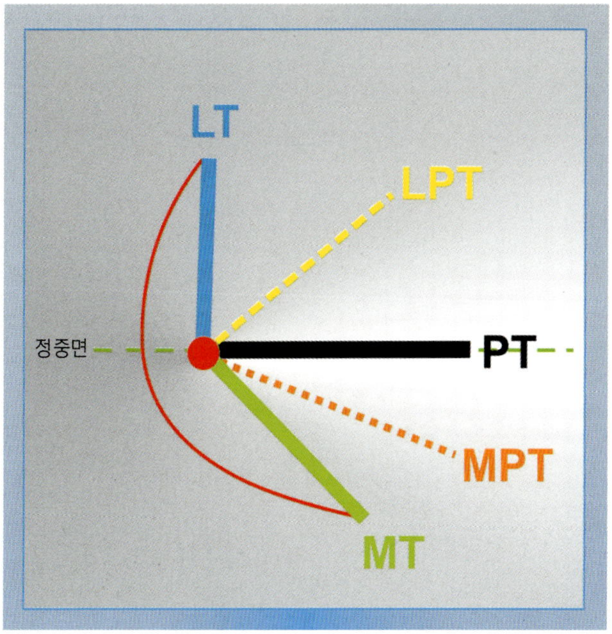


그림 1-108. 후방(retral)과 수평(transversal) 기능공간을 보완한 그림.

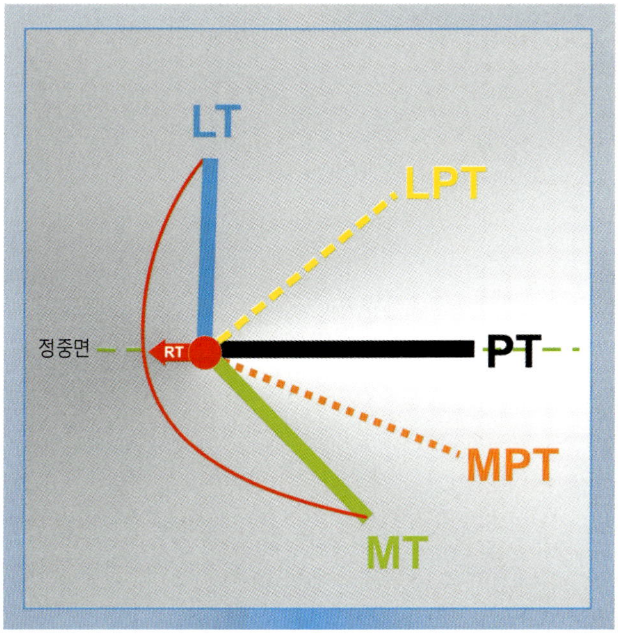


그림 1-109. 이 기능 공간 내에서 잘 알려진 기능방향은 후방운동(retrusion)이다.

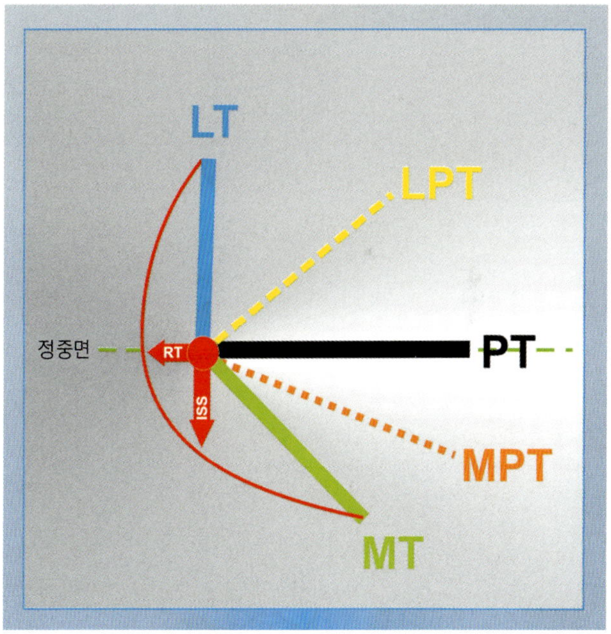


그림 1-110. 두 번째로 잘 알려진 것은 조기측방전위(immediate side shift)이다.

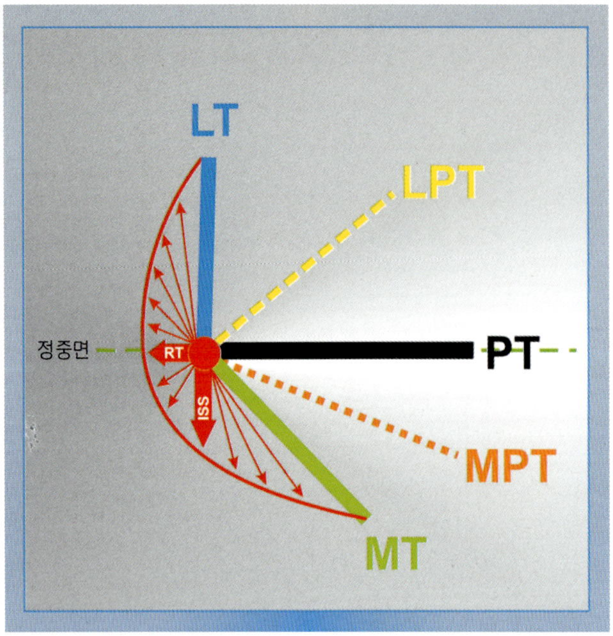


그림 1-111. 가느다란 빨간색 화살표는 더 많은 정의가 가능하다는 것을 표시하고 있다.

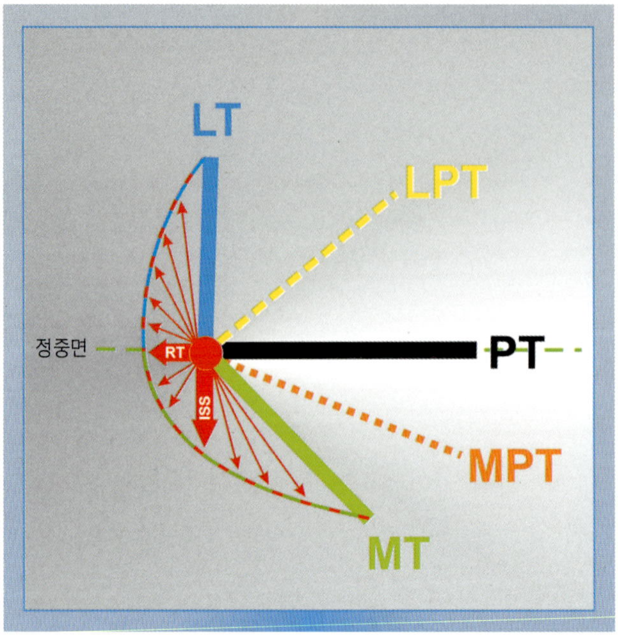


그림 1-112. 측방 또는 내측방 경계부위는 빨강-파랑 및 빨강-녹색으로 표시되어 있다.

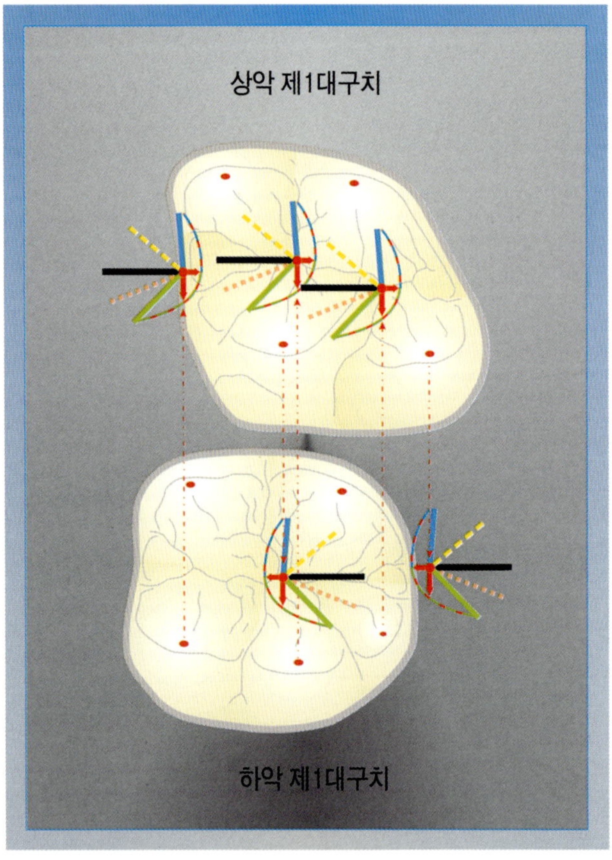


그림 1-113. 이 그림은 제1대구치 쌍의 교두-와 관계를 보여주고 있다. 구성 형태상에서 오류가 일어나는 것을 피하기 위해서는 대합치 상의 교두가 서로 움직이는 방향에 대한 지식을 가지는 것이 가장 중요한 전제조건이다. 성공하기 위해서는 물론 face-bow와 올바른 중심위기록과 같은 필요한 치의학적 준비조치도 매우 중요하다. 준비조치가 당연히 필요하다는 이러한 지적은 어쩌면 우리들에게 시대에 뒤졌다거나 더 이상 적절하지 않게 보일 수도 있을 것이다. 하지만 임상에서 현실은 상당 부분 아직까지 다른 모습을 보이고 있기 때문에 이러한 생각은 착각이다.

# 치아의 교합나침판

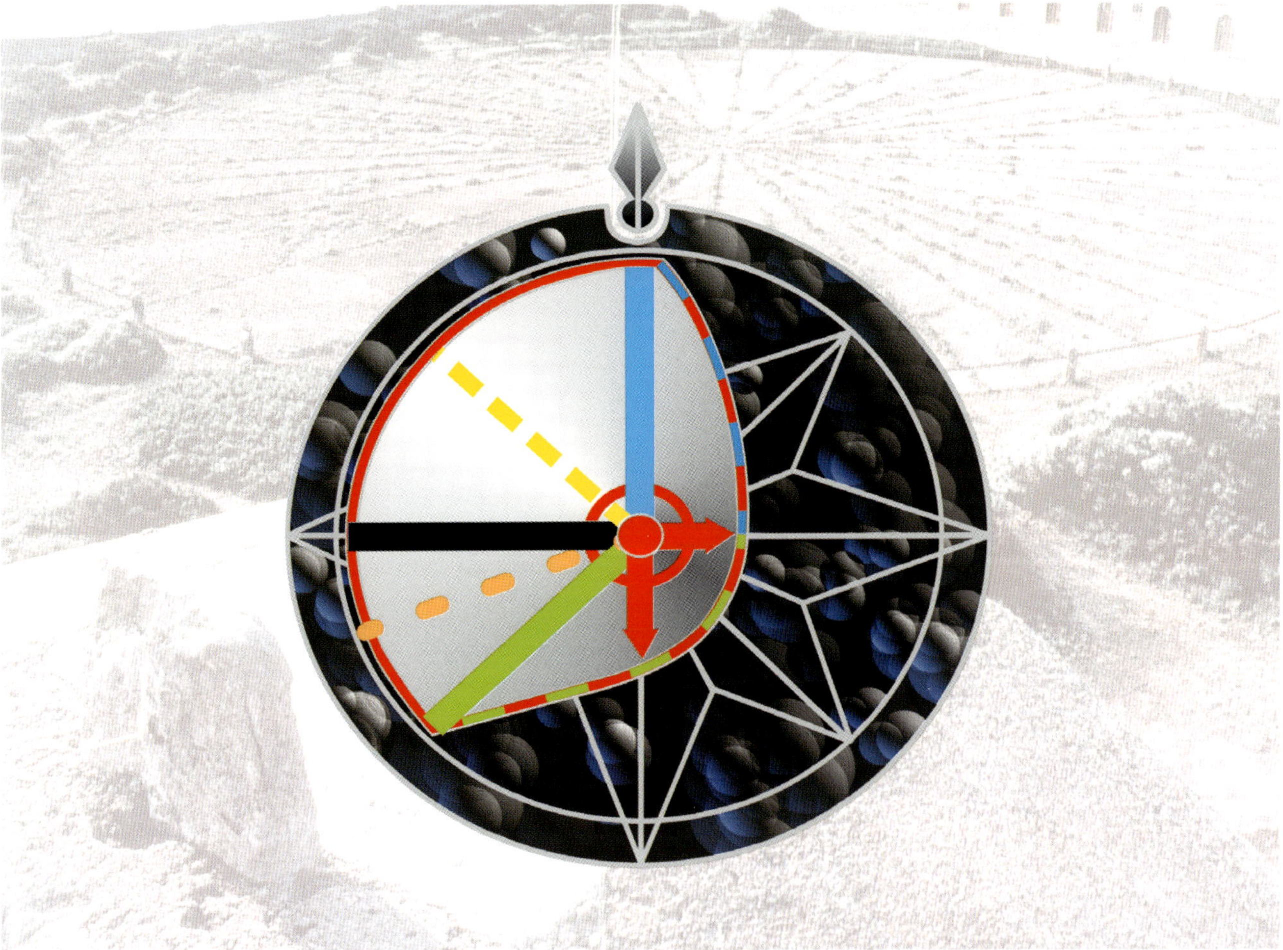

| | |
|---|---|
| 중심와, 교합접촉점 | ( STOP ) |
| 교두정점, conus 정점 | ( HS / KS ) |
| 측방운동(laterotrusion) | ( LT ) |
| 내측방운동(mediotrusion) | ( MT ) |
| 전방운동(protusion) | ( PT ) |
| 전-측방운동(latero-protrusion) | ( LPT ) |
| 내측-전방운동(medio-protusion) | ( MPT ) |
| 후방운동(retrusion) | ( RT ) |
| 조기측방전위(immediate-side-shift) | ( ISS ) |

그림 1-114. 교합나침반 속에 요약해 넣은 수평면 상에서의 운동좌표의 기록.

# 제2장
# 모형의 분석과 준비

치아의 구획화나 교합나침반, 상호보완적 접촉관계 등과 같은 치아의 수복과정 및 wax-up 기법에 나오는 몇몇 요소에 관해서 1장에서 이미 중요한 점은 언급했다. 일상 임상에서 우리는 모두 각 환자 증례 하나하나가 새로운 도전이라는 점을 경험하고 있다. 인간은 누구나 유일무이한 존재이고 따라서 어떤 환자 증례든지 동일할 수는 없으며 기껏해야 비슷할 수밖에 없다.

## 환자상태

치아상태, 상악과 하악 치열 간의 교합관계 등과 같은 수많은 다양한 조건(그림 2-1)과 손상양상, 개개인의 기능과정 등으로 인해 항상 새로운 작업상황이 발생하며 치의학과 치과기공학으로부터 항상 이에 준하는 해결책을 기대하게 된다.

이 과정에서 각각의 결함을 치료해서 더 이상 손상이 일어나지 않게 한다고 충분한 것은 아니며(그림 2-2~2-3), 각각의 교합면을 수복해서 교합면이 자연으로부터 받은 본연의 과제를 다시 실행할 수 있게 해주는 것(그림 2-4~2-5)이 내가 가진 직업상의 과제라고 생각한다.

## 모형형태와 치아삭제 형태

Wax-up 기법에서도 이상적인 상황이 주어진 경우는 극히 드물다. 다양한 상황과 치아삭제방법에 적용할 수 있는 몇 가지 해결방법을 다음 장을 통해 제시하고 문서화하고자 한다(그림 2-6~2-13).

- 상악 치아(No.26 치아)의 삭제
- 하악 치아(No.36 치아)의 삭제
- 상악 치아(No.26 치아)와 하악 치아(No.36 치아)의 삭제
- 상악 구치부 치아 삭제
- 하악 구치부 치아 삭제
- 상하악 치아 전체의 삭제

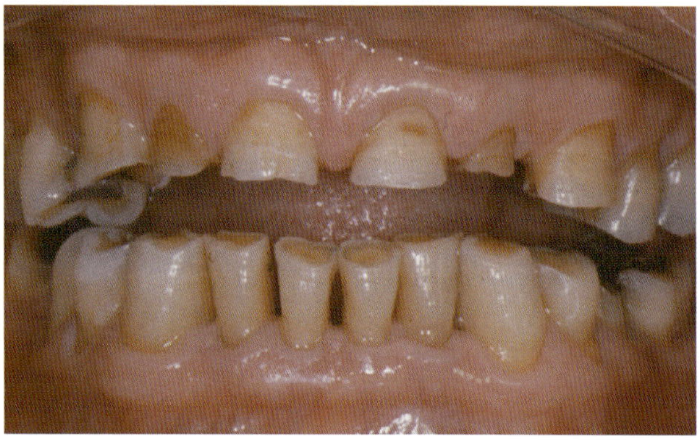

그림 2-1. 이런 상황에서는 wax-up만이 무엇을 어떻게 어느 정도로 수복해야 할지에 관한 최선의 정보를 제공한다.

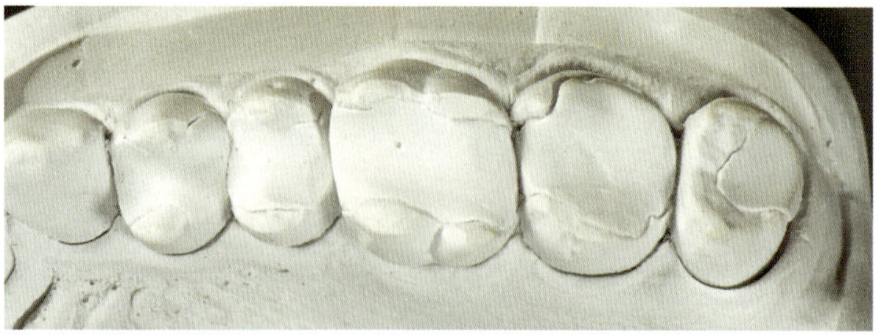

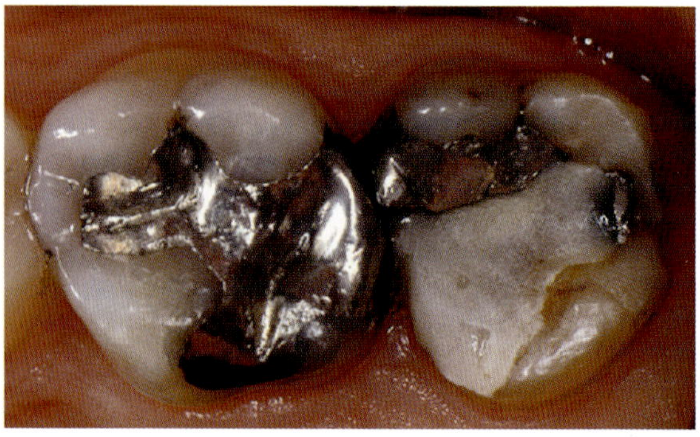

그림 2-2, 2-3. 오늘날 우리가 지닌 지식수준뿐만 아니라 기공능력에 비쳐보더라도 낯부끄러운 사례 두 가지.

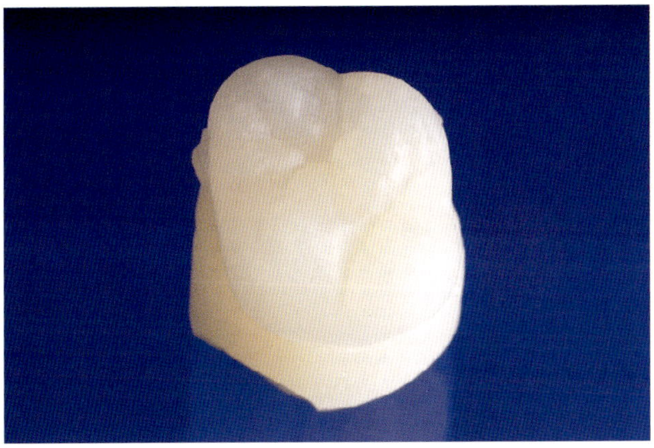

그림 2-4. 매몰 제거작업과 분리작업이 완료된 부분도재관이 press cone 위에 놓여있다.

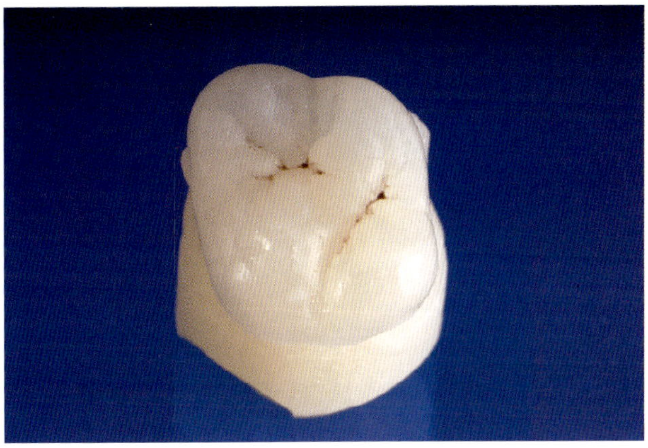

그림 2-5. 일차 스테인 소성을 마친 후…

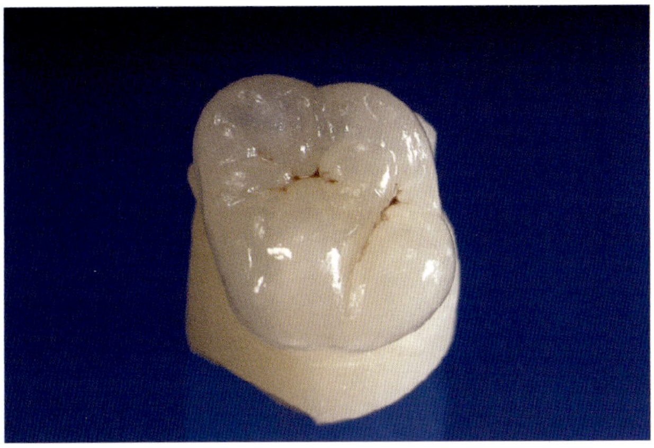

그림 2-6. …이어서 글래이징 소성을 하고 광내기를 마친 모습.

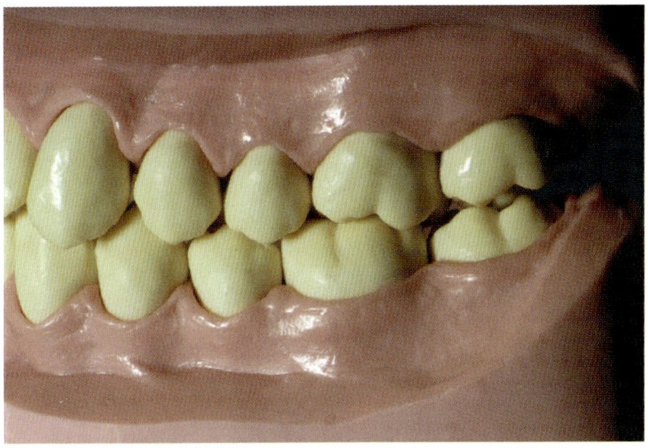

그림 2-7. 치열이 완전하지 않은 18세 환자의 모습.

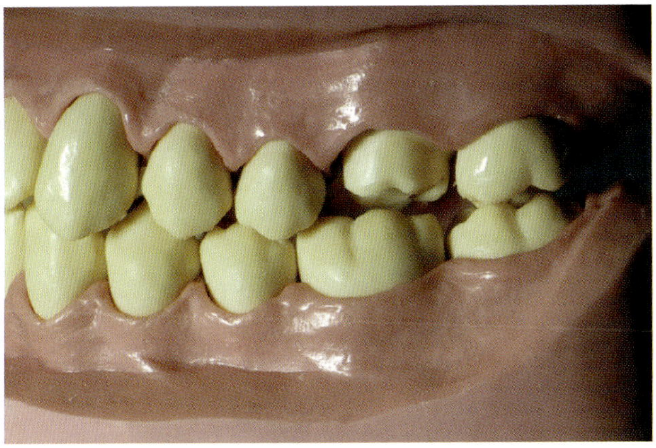

그림 2-8. 상악 좌측 제1대구치를 삭제한 모습.

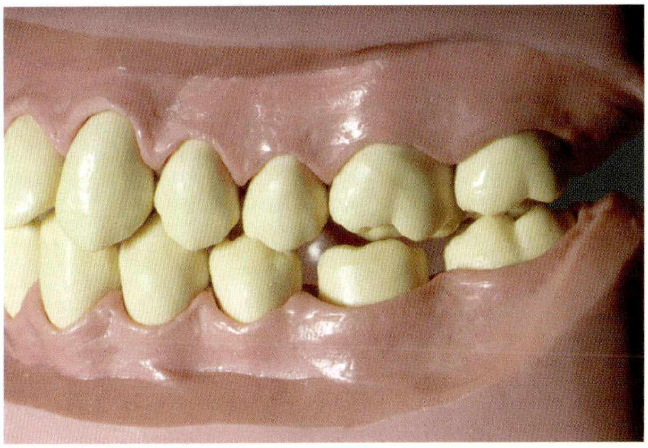

그림 2-9. 하악 좌측 제1대구치를 삭제한 모습.

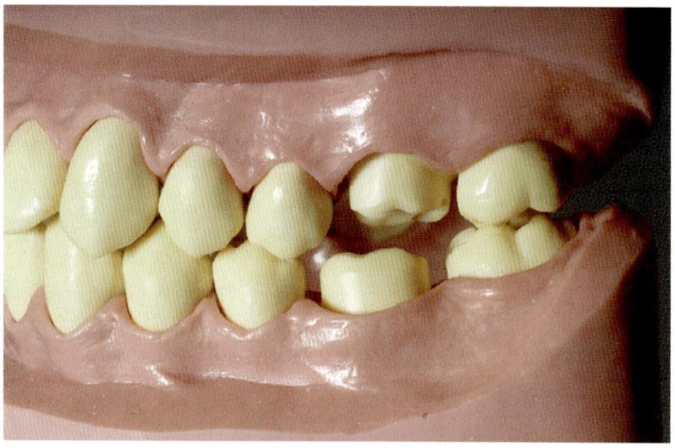

그림 2-10. 대합하는 좌측 제1대구치를 삭제한 모습.

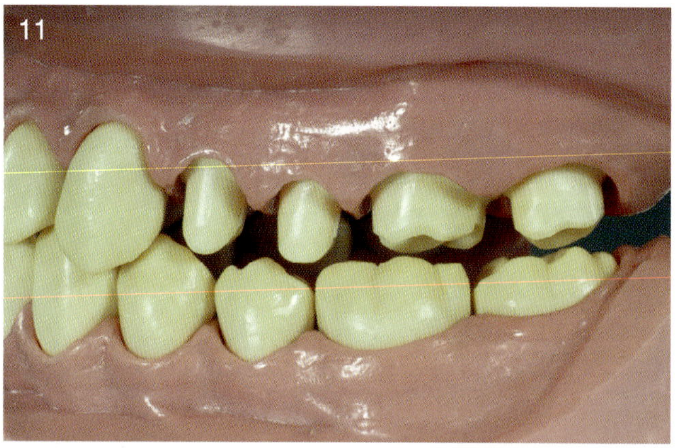


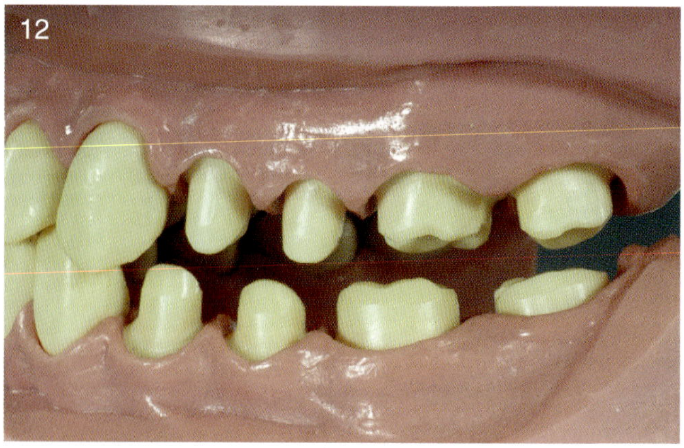


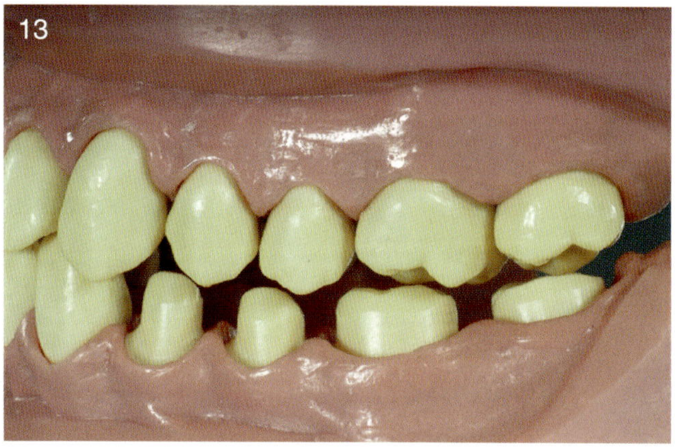


그림 2-11~2-13. 상악 또는 하악, 대합하는 상하악에서 구치부 치아를 삭제한 모습.

## 대합치에 맞춰서 대구치 모형 제작하기

이 상황에서는 대합치에 맞춰서 치아를 수복 또는 wax-up해야 한다(그림 2-14~2-21).

첫눈에 보아서는 이것이 치아를 수복하는 극히 간단한 형태인 것처럼 보인다.

대합치에는 치아위치, 형태적인 상황, 불량한 충전, 기타 손상 등이 포함되어 있기 때문에 꼭 그런 것은 아니다.

정역학과 동역학 측면에서 상악과 하악의 치아 사이에 올바른 상호보완적인 관계를 이룩하기 위해서는 교합을 형성하는 과정이 그리 자유로울 수는 없다. 건강한 대합치가 존재하는 경우(그림 2-15)에는 우리에게 기능적으로 올바른 저작면을 갖춘 수복을 하는 이상적인 길잡이가 될 수 있다.

이를 위해서는 치과의사뿐만 아니라 특히 치과기공사도 우리의 치아형태와 그 기능적인 관계에 대해 최상의 지식을 가지고 있어야 한다. 우리는 교합면에 존재하는 변형(예, 사용패턴)을 "판독"할 수 있기 위해서 우리 치아의 기본요소와 구성요소를 정확히 알고 인식할 수 있어야 한다.

그래야만 장애가 없으며 나중에도 제대로 기능하는, 장기적으로 성공적인 보철물을 제작할 수 있게 된다.

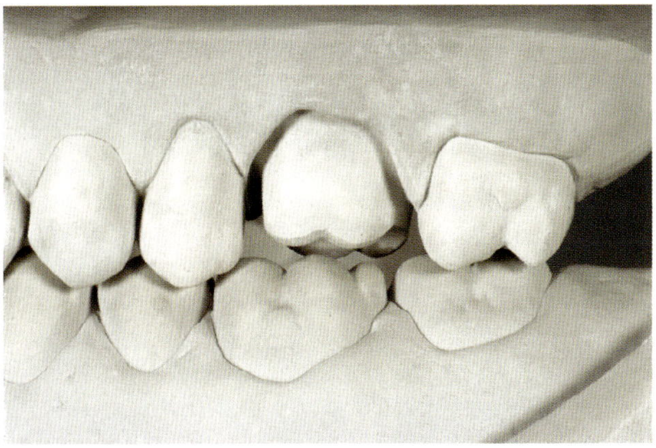

그림 2-14. NAT의 최초 본보기.

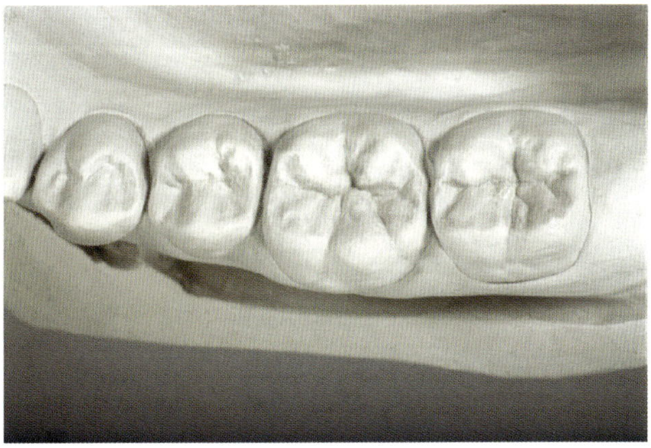

그림 2-15. 대합치(No.36 치아)는 수복해야 하는 치아의 이상적인 기준을 제공한다.

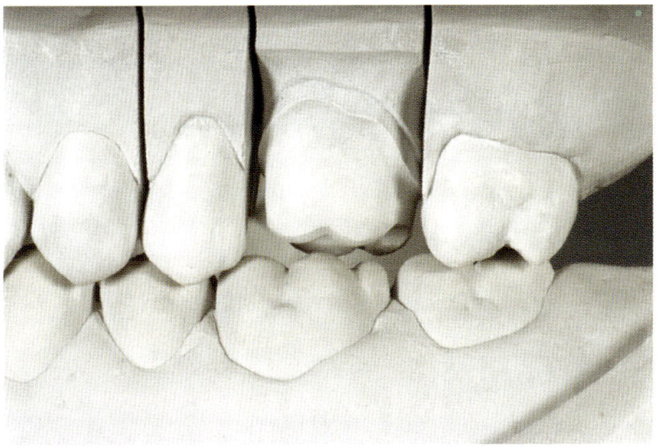

그림 2-16. 치아를 개별 다이로 제작하고 No.26 치아의 마무리선을 다듬었다.

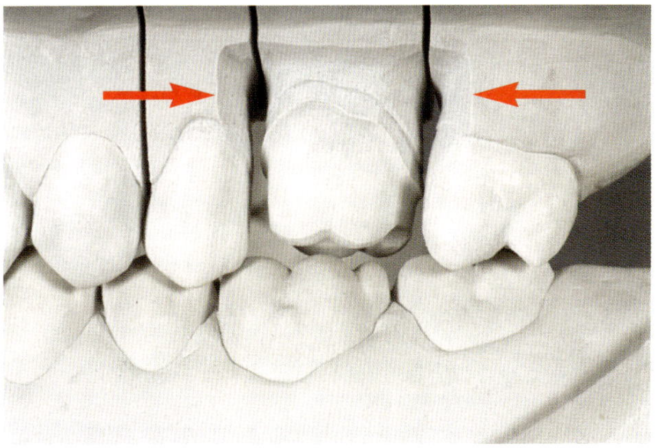

그림 2-17. 근심측 및 원심측으로 인접치아와의 사이를 약간 넓혀줌으로써 papilla가 단절되는 것을 방지한다.

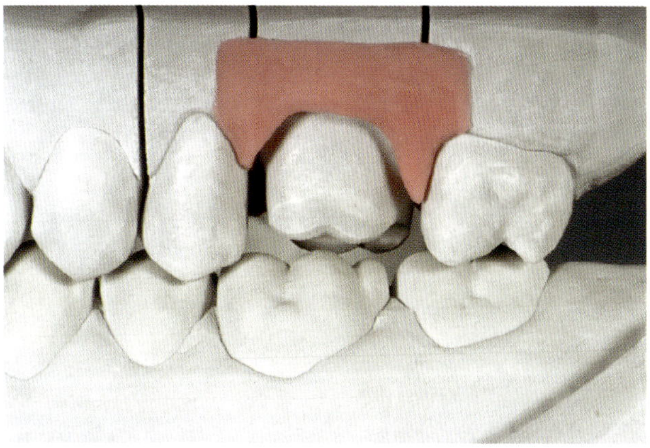

그림 2-18. 치은마스크가 papilla를 가진 치은을 재현하고 있다.

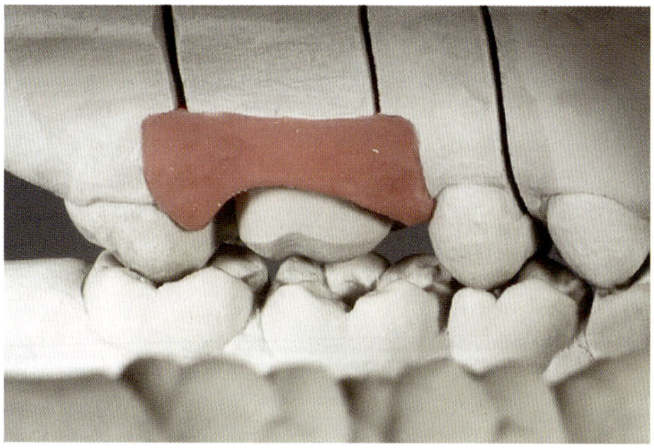

그림 2-19. "안쪽"에서 본 치은마스크와…

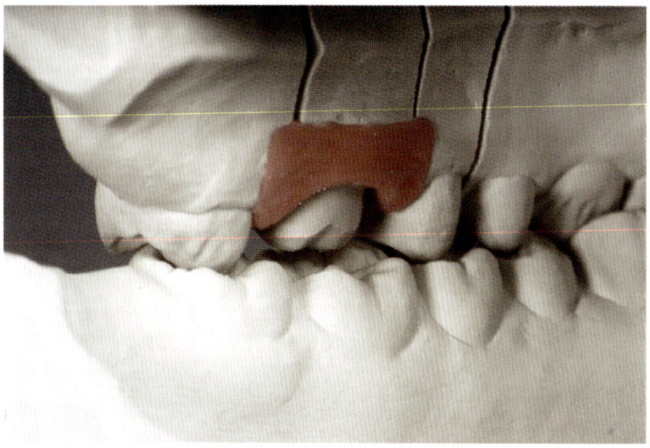

그림 2-20. …양호한 공간관계.

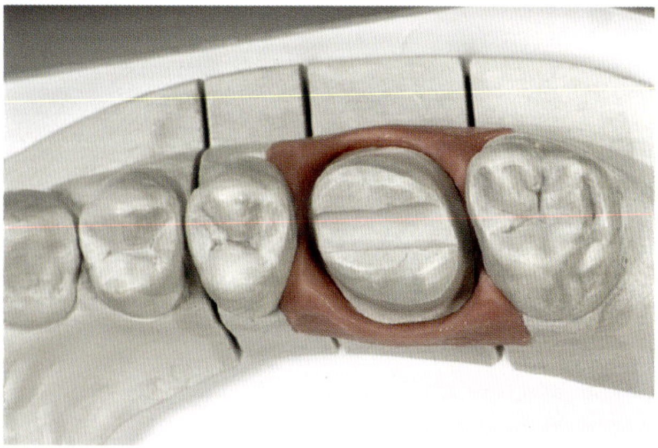

그림 2-21. 치은을 재현한 초기상황을 교합면에서 바라본 모습.

첫 번째 자료에 나와 있는 상악과 하악의 치관은 석고로 제작되어 있으며 모형시스템 상에 올려져 있다.

상악 치관을 치아구획으로 분리한다. 이어서 삭제한 지대치는 임상에서와 마찬가지로 처리한다.

이어지는 이 처리는 모든 치과기공소마다 달리 하기 때문에 표준을 정할 수 없다. 각 치과기공소는 치과의사와 공동으로 자신만의 작업시스템을 개발해서 갖추고 있다.

저자의 모든 작업과정에 표준을 개발하고자 저자도 마찬가지로 노력하고 있다. 그래야만 모형 준비과정에도 확고한 리듬이 갖추어진다:

- 치관을 저자가 선택한 모형시스템 상에서 제작한다.
- 치은마스크를 제작한다.
- 치관을 개별 다이로 제작한다.
- 삭제한 지대치에서 마무리선을 다듬는다.
  (치과의사가 확대경이나 현미경을 사용해서 삭제한 경우에는 현미경 아래에서 작업하는 것이 좋다.)
- 다이 스페이서를 바른다(교합면은 2회)(그림 2-22).
- 지대치를 왁스로부터 분리처리한다(넉넉하게)(그림 2-23~2-24).

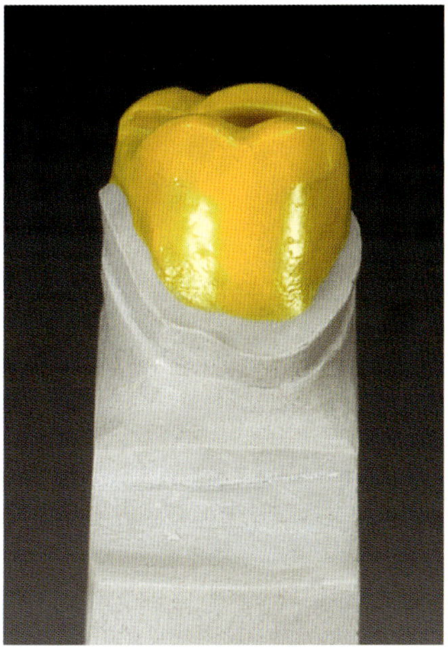

그림 2-22. 치아삭제가 끝난 지대치에 다이스페이서를 바른 다음…

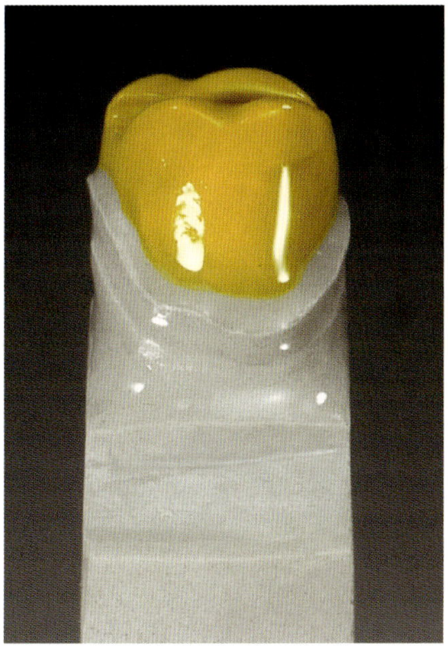

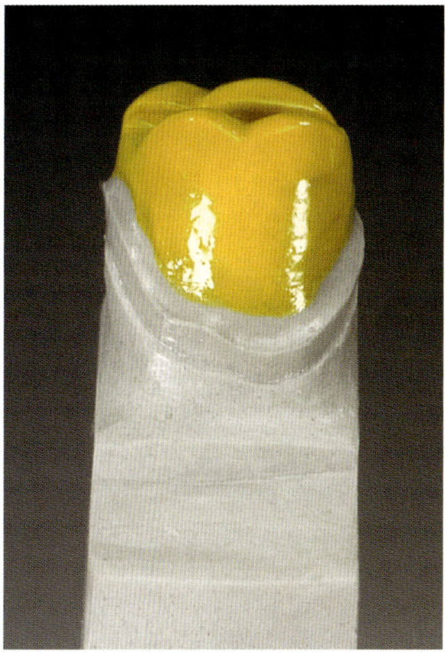

그림 2-23, 2-24. …지대치에 분리제를 충분히 바른다. 이렇게 하면 지대치에 분리제가 잘 스며들 수 있다.

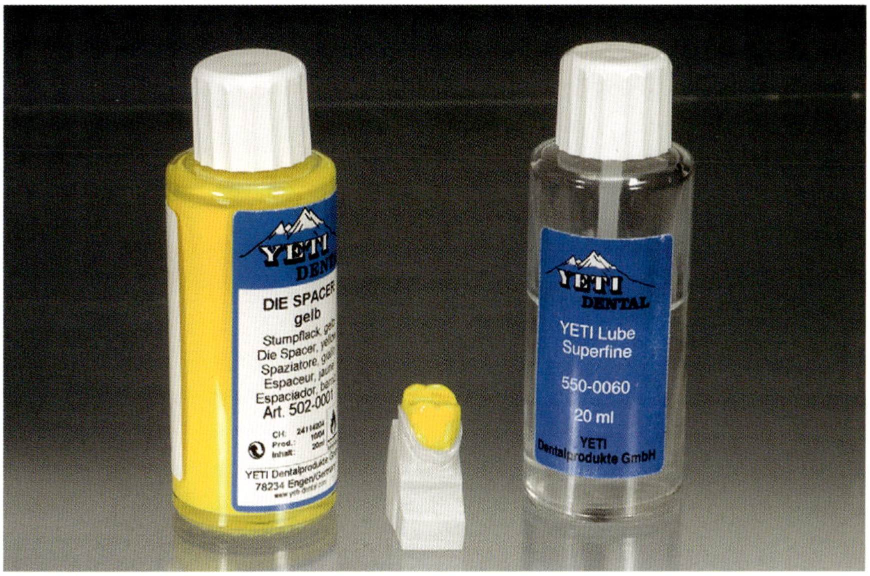


그림 2-25. 중요한 사실은 한 가지 시스템만을 사용해야 한다는 점이다. 그래야 개별 제품들 사이에 호환이 되지 않는 일이 일어나는 것을 방지할 수 있다.

지대치의 표면이 밀봉되지 않은 상태이기 때문에 분리제가 건조될 때까지 지대치 속으로 스며들 수 있다. 이렇게 하면 지대치와 적층하는 왁스 사이의 접촉면이 매끈하고 깨끗해진다. **이렇게 하면 주조하거나 가압성형을 마친 후 "적합" 과정이 훨씬 짧아진다.**

상하악 치열과 악관절 사이에 기능과정이 동기적으로 일어나야만 장애가 발생하지 않는 교합면을 만들 수 있다. 이러한 관계를 분석하고 작업자료로 준비하는 일은 매우 중요한 작업단계이다.

주모형의 준비가 완료되면 다음 작업단계가 이어진다. 우리의 작업모형을 환자와 유사한 상황으로 만들기 위해서는 예를 들어 석고(그림 2-26), 모형시스템(그림 2-27, 2-28), check bite 재료 및 장치(예, face-bow, 교합기, 팬터그래프 기록장치 등)와 같은 적절한 보조용품이 필요하다.

## 교합기

치과기공학적 및 치의학적인 작업이 성공하는 데 커다란 부분을 뛰어난 효율의 교합기가 기여한다. 교합기는 환자의 악관절이 제공하는 매우 독특하게 본보기를 최대한 정밀하고 매우 가변적으로 시뮬레이션할 수 있어야 한다.

모형과 교합기 사이의 연결은 face-bow와 해당 check bite를 이용해서 실시한다(그림 2-29~2-32).

이 주제에 관해서는 저자가 *Dr. Olaf Winzen*과 함께팀워크(teamwork) 출판사와 공동작업을 통해 이미 여러 편의 저서를 발표한 바 있다("Data Transfer의 기본원리와 활

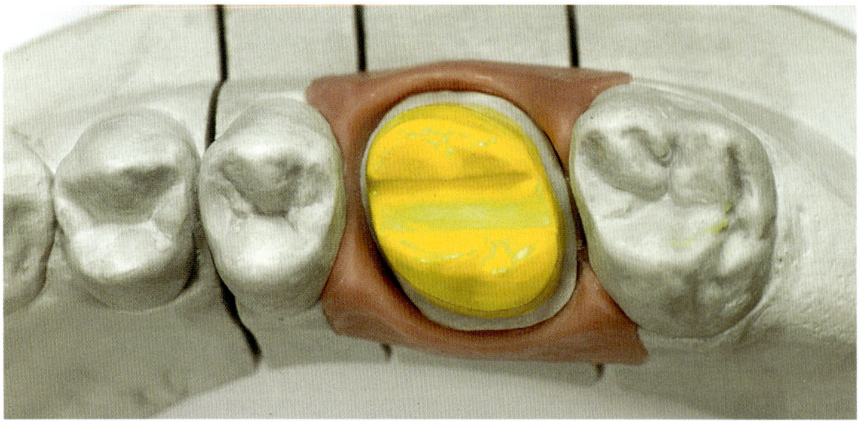

그림 2-26. 주모형의 준비.

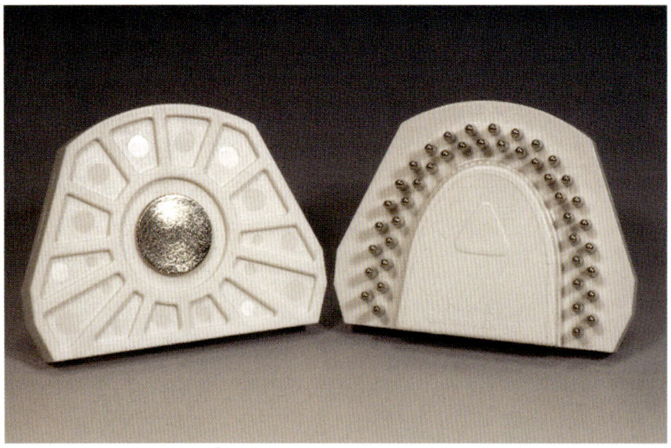

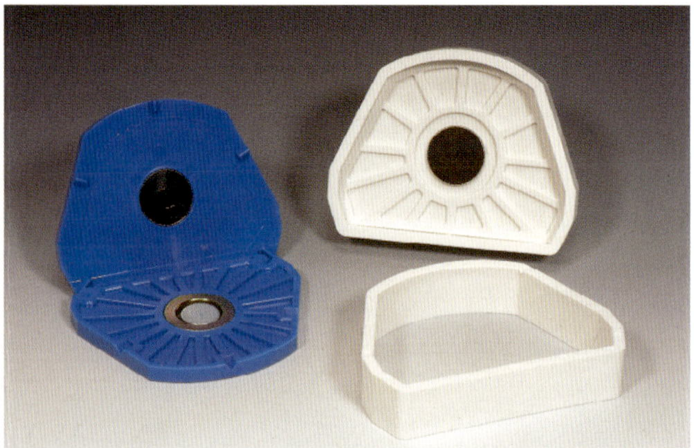

그림 2-27, 2-28. 개별다이를 제작하기 위해 사용된 모형 시스템.

용", Schulz/Winzen, 2004년. 대한나래출판사).

일차 시연에서 상악 대구치(No.26 치아)를 분석하고 이어서 wax-up 하는 작업은 환자자료를 가정해서 실시했다.

Wax-up이 완료되면 양측 과두케이스의 설정을 바꿈으로써 교합면에 어떤 결과가 초래되었는지 볼 수 있다.

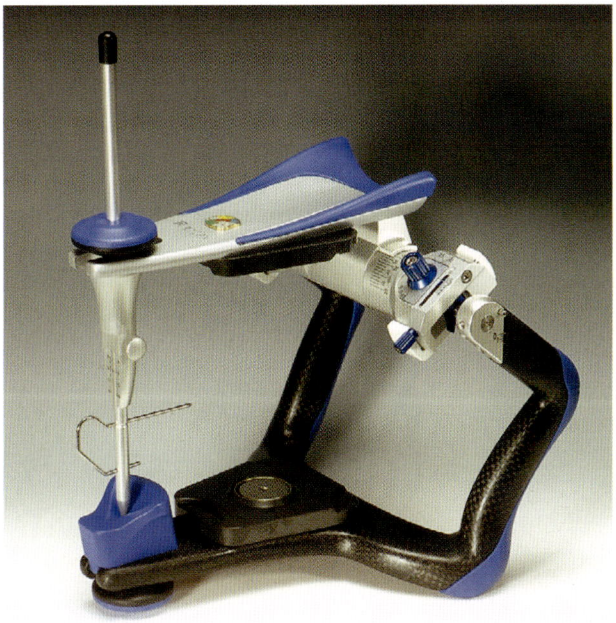

그림 2-29. Artex Carbon 시리즈의 Artex CR 교합기는 디자인만 특이한 것이 아니다. 소재의 선택과 핸들링, 조절가능성의 다양성 등을 통해서 치과기공실의 일상에 훌륭한 조건을 마련해준다.

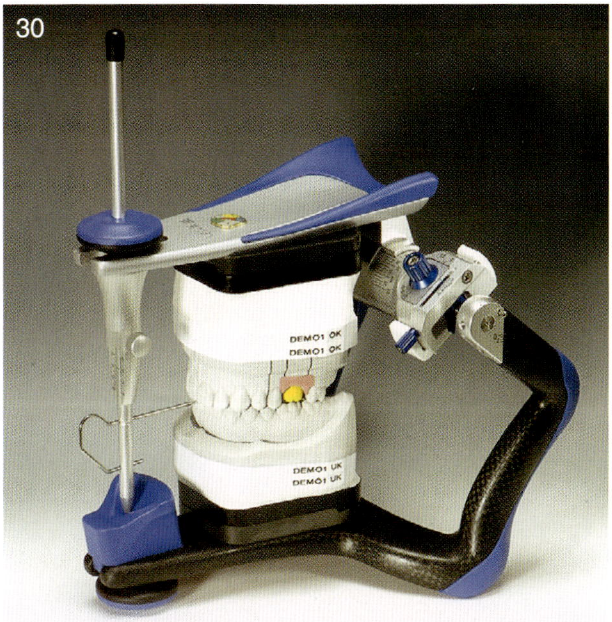


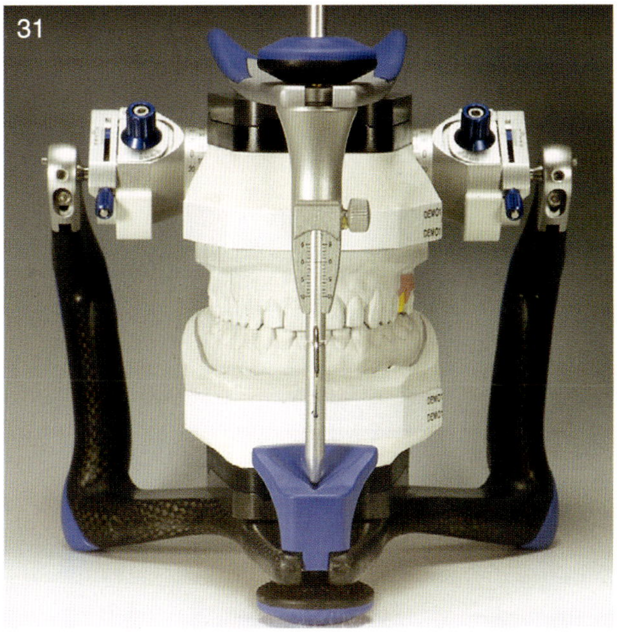


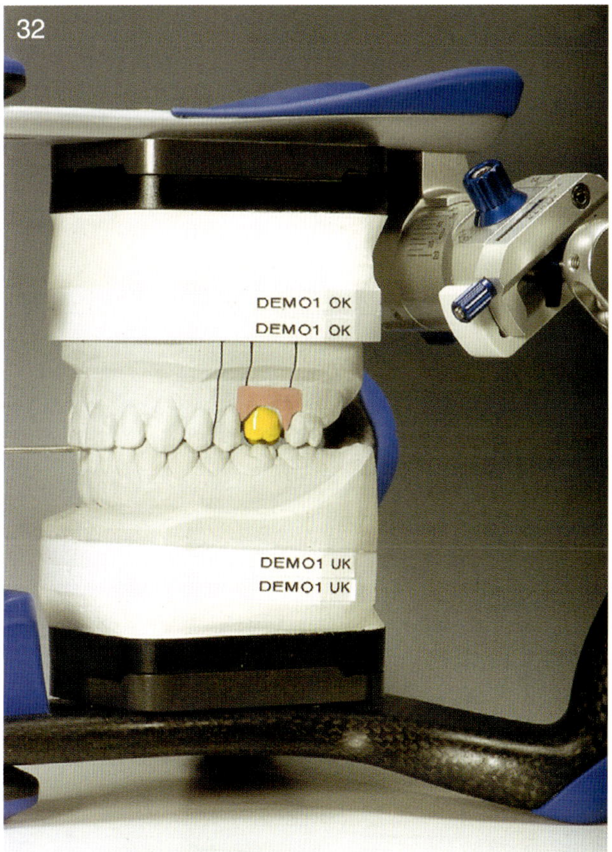


그림 2-30~2-32. 서로 다른 각도에서 바라본 이 사진을 통해 "환자와 유사하게" 교합기에 장착되어 있는 일차 시연작품을 볼 수 있다.

## 조절가능성

### 1. 지지핀

중심위기록을 이용해 하악 모형을 장착할 때는 check bite의 높이 또는 두께도 고려해야 하며, 지지핀을 2~3 눈금 높여주어서 지지핀이 교두감합 위치(중심위에 해당)에서 0에 근접하도록 해야 한다(그림 2-33).

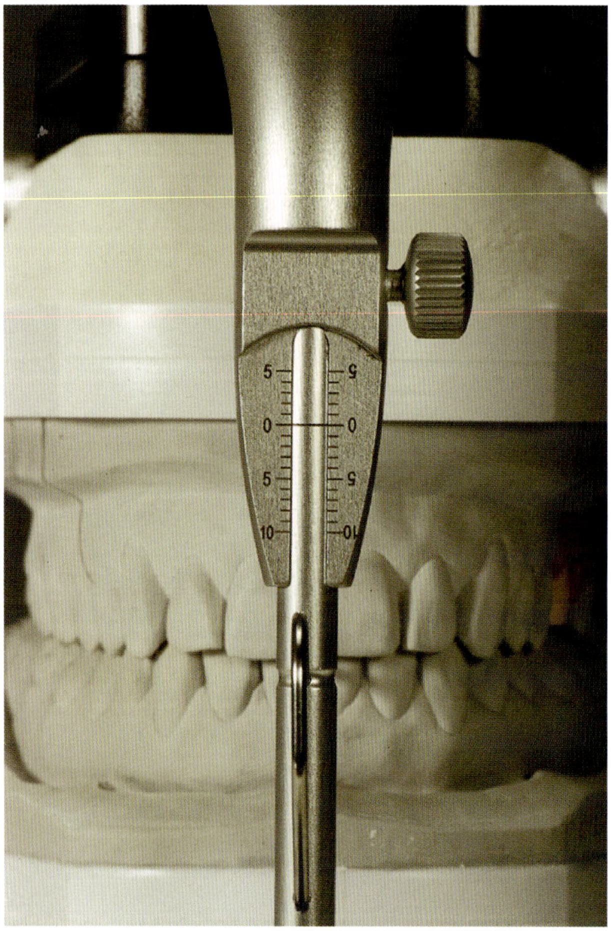


그림 2-33. 교두감합위치(중심위)에서 지지핀이 0에 근접하도록 check bite의 두께도 고려해야 한다.

상하악 치열과 양측 악관절과의 올바른 관계 사이에 일어나는 모든 운동의 출발점은 face-bow와 중심위기록을 통해 확정되어 있다. 이 상황에서 모형을 장착한 후에는 교합기를 개폐만 할 수 있다. 하지만 다양한 운동방향과 운동경사에 관한 자료는 아직 가지고 있지 않다.

### 2. 중심위 잠금장치

잠긴 상태에서는 교합기를 열고 닫을 수만 있다. 이를 통해서 우리의 수복물이 수직 방향으로 균일하게 지지되도록 만들어줄 수 있다. 중심위 잠금장치를 해제한 상태에서는 동적인 과정을 제어하고 형성할 수 있다(그림 2-34, 2-35). 이 환자개인의 하악운동 과정에 관한 중요한 정보는 보충기록(전방운동 기록 및 외측방운동 기록)으로부터 판독하고 자료를 수집할 수 있다.

광전자식 기능기록의 경우에는 데이터표가 기술자료와 함께 인쇄된다. 기록된 자료를 이용해서 교합기를 프로그래밍할 수 있다.

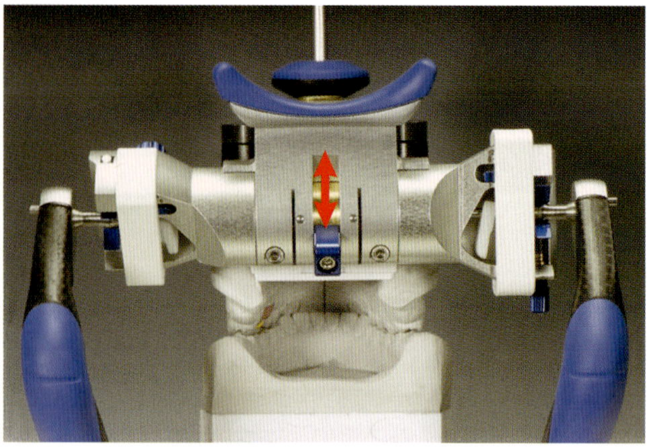

그림 2-34. 중심위를 해제하고 잠그는 장치(붉은색 화살표).

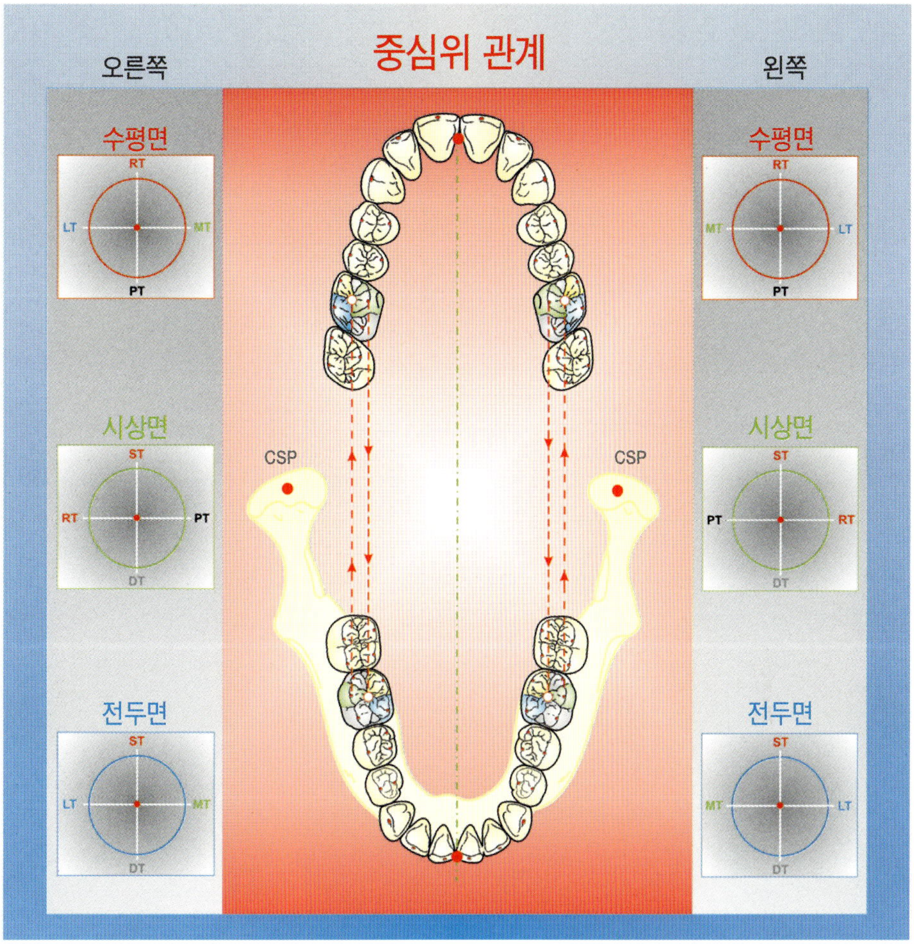


그림 2-35. 상하악 치열이 서로 중심위에 있으며 양측 교두가 운동의 시작점으로 가정되는 위치에 있는 상황을 세 가지 면에서 좌측과 우측으로부터 바라볼 수 있다.

## 3. 전방운동 궤도

전방운동의 출발점(CSP)은 중심위기록을 통해 확정한다. 이 기능경로의 종착점은 전방운동기록을 통해 얻게 된다. 출발점과 종착점 사이의 경사각(SCI)은 교합기의 과두케이스에서 조절한다(그림 2-36~2-38). 이 두 점 사이의 경로는 일반적으로 입증이 불가능하다. 이 교합기의 경우에는 제조사가 이 경로를 반경 19mm의 원호로 규정하고 있다. 또 다른 조절가능성은 그림 2-39에 나와 있다. 4위치에서는 순수하게 distraction하거나 전방운동으로 조정한 상태로(2 & 3) 전방으로 distraction을 실시할 수 있으며, 이를 통해 단순한 splint 치료를 하는 경우에 악관절에 부하를 줄일 수 있다. 그림 2-40, 2-41에는 전방운동의 운동궤도와 운동방향이 3차원으로 표시되어 있으며, 그림 2-42에는 형성하고자 하는 치아인 No.26 치아의 전방운동이 표시되어 있다.

## 4. 내측방운동 궤도

좌측면에서의 내측방운동 진행경로를 우측 측방 check bite를 통해 기록한다.

시작지점(CSP)으로부터 종료지점(CEP)에 이르기까지 운동거리, 시상측 경사각, 내측방향 내측면 방향으로의 횡단측 이동이 기록된다.

우측에는 작업측이 위치하고 있다. 측방운동은 중앙단면으로부터 멀어지는 바깥방향으로의 운동이다. 이 경우 가볍게 아래 방향과 앞 방향으로 함께 일어난다(그림 2-43, 2-44). 균형측에는 전방운동선과 내측방운동 궤도 사이에 Bennett 각이 생긴다(그림 2-45). 내측방운동에 추가로 조정할 수 있는 가능성이 그림 2-46의 7위치에 표시되어 있다. 내측으로 직접 이동(ISS, 그림 2-47)시키기 위해서 1.5mm까지의 부위가 개방되어 있다.

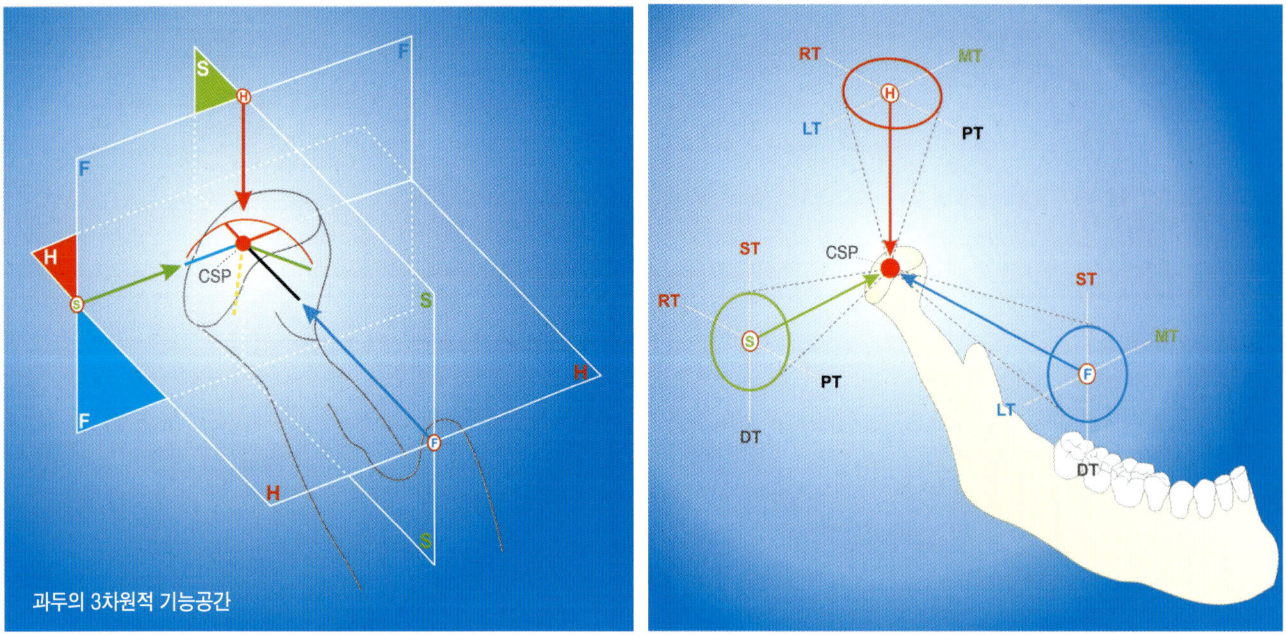


그림 2-36. 우측 과두 상에 일어나는 모든 운동의 시작점으로 추정한 지점(CSP)을 수평면, 시상면, 전두면으로 바라본 모습. 수평면에는 교합나침반이 표시되어 있다.

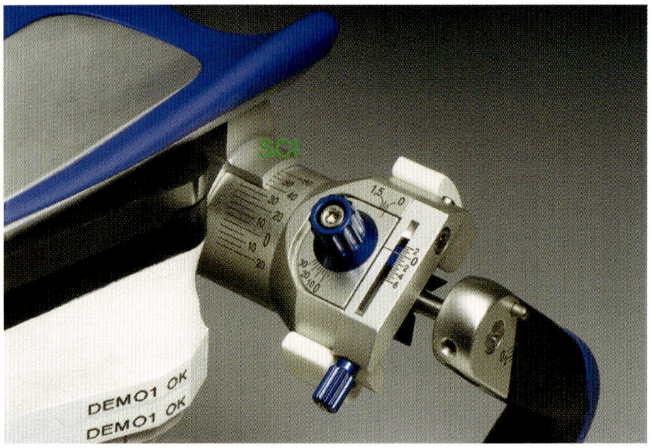


그림 2-37. Artex CR 교합기에서 좌측 "악관절"을 조절할 수 있는 종류.

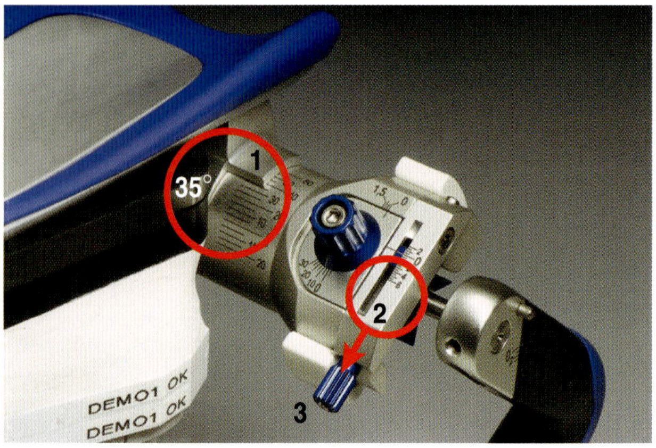


그림 2-38. 시상측 과두궤도경사각의 조절, 빨간 원으로 표시되어 있다(1=35°). 2와 3은 6mm까지 무단계로 전방운동을 조절할 수 있는 부위를 표시하고 있다.

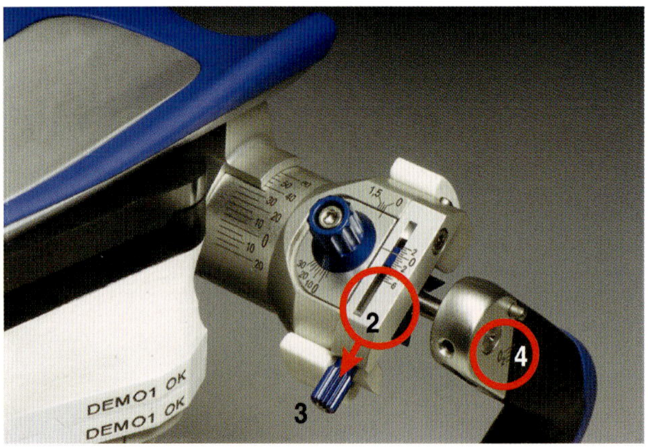


그림 2-39. Distraction 및 전방운동과 distraction이 동시에 발생하는 것을 조정할 수 있다(2 & 3).

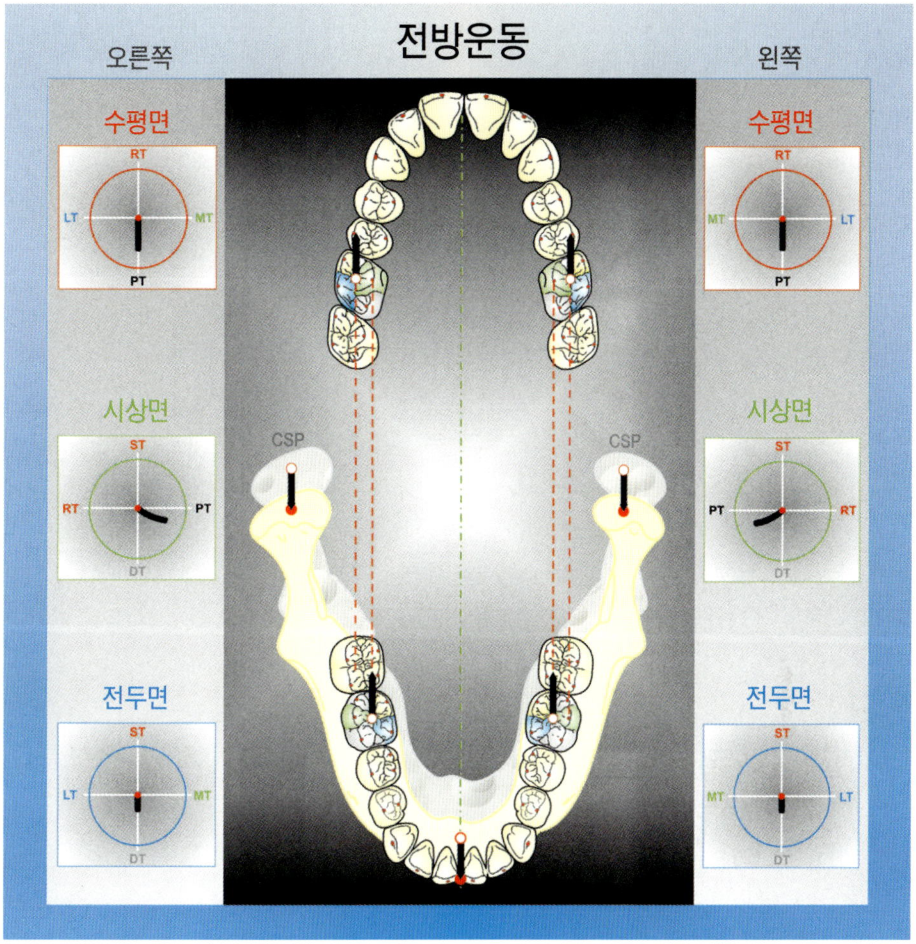


그림 2-40. 상하악 치열 사이에 일어나는 전방운동의 운동궤도와 과두 상에 추정한 시작지점을 양측과 세 면 상에 나타낸 모습.

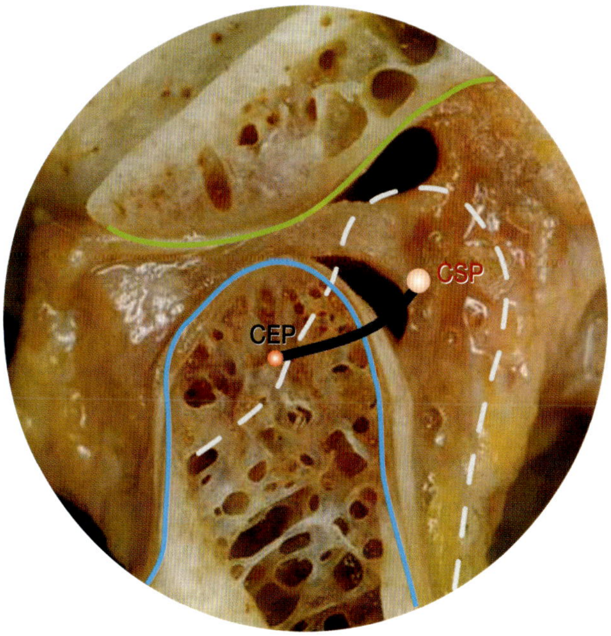


그림 2-41. 과두의 전방운동궤도는 아래쪽 전방으로 진행한다. 관절원판은 정적인 부분(두개저)과 동적인 부분(하악) 사이에 보호되어 위치하고 있다(악관절사진 수집, Lotzmann 교수).

CSP : 전방운동의 출발점 　　　CEP : 전방운동의 종착점

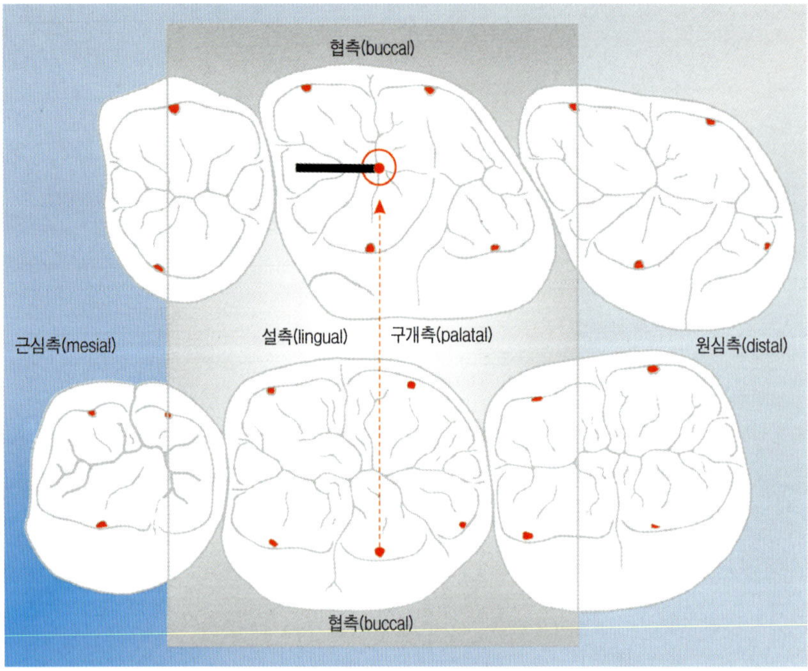


그림 2-42. No.36 치아의 원심협측 교두가 모형 제작하고자 하는 No.26 치아의 와(fossa)로부터 움직이는 전방운동 경로.

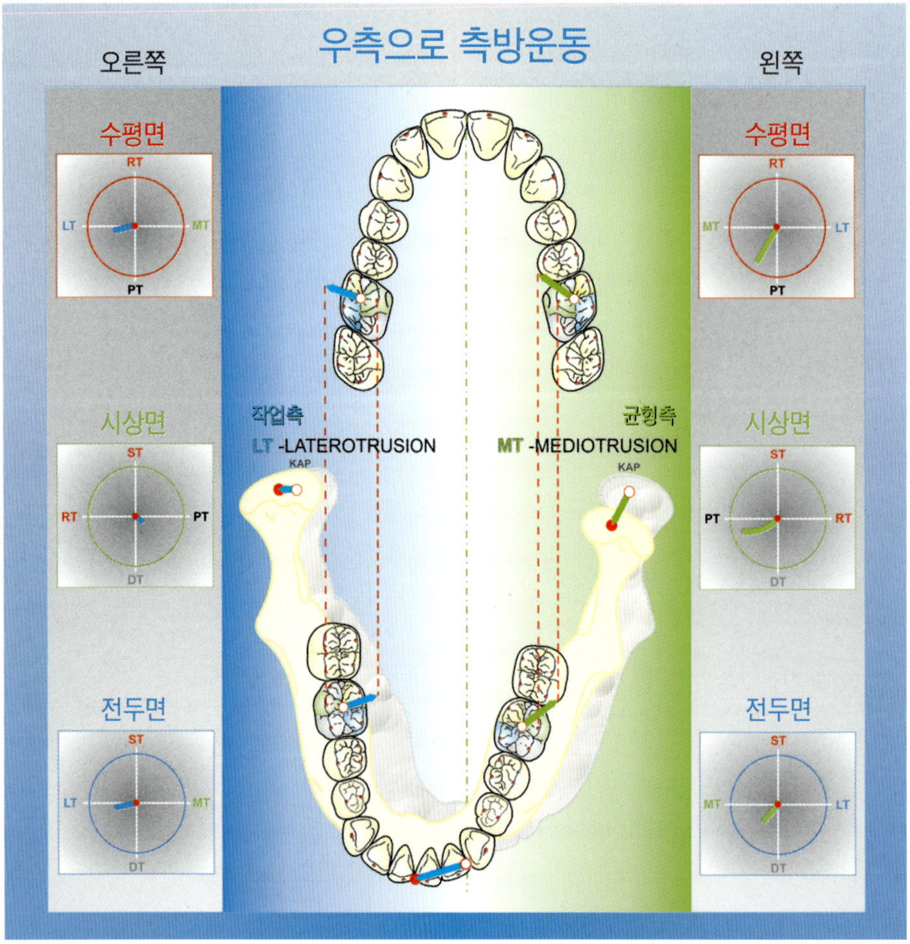


그림 2-43. 우측으로 측방운동의 경우 작업측과 균형측으로 나뉜다. 양측 모두에서 3면에 걸쳐 어떠한 기능이 어디서 어떻게 동시에 일어나는지 기록되어 있다.

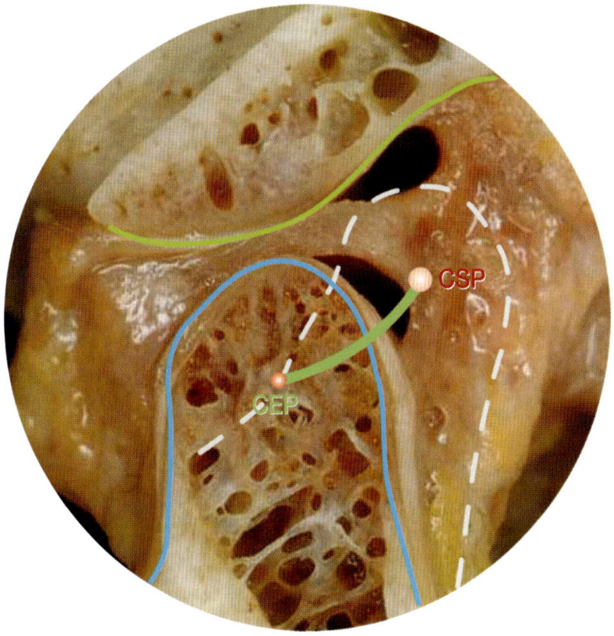


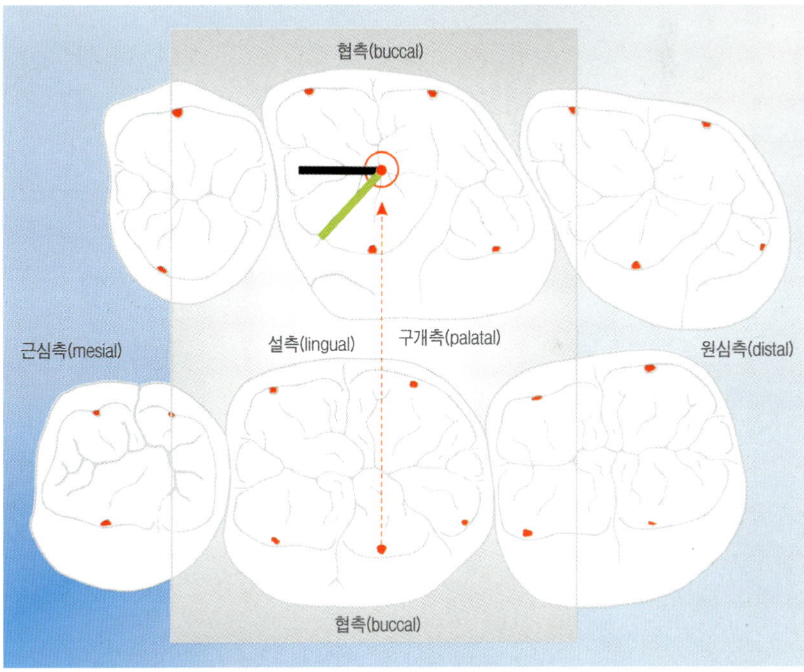


그림 2-44, 2-45. No.36 치아의 원심협측 교두가 모형 제작하고자 하는 No.26 치아의 와(fossa)로부터 나와 원심협측으로 움직이는 하악의 내측방운동궤도와 내측방운동경로(악관절 사진, Lotzmann 교수).

CSP : 전방운동의 출발점 CEP : 전방운동의 종착점

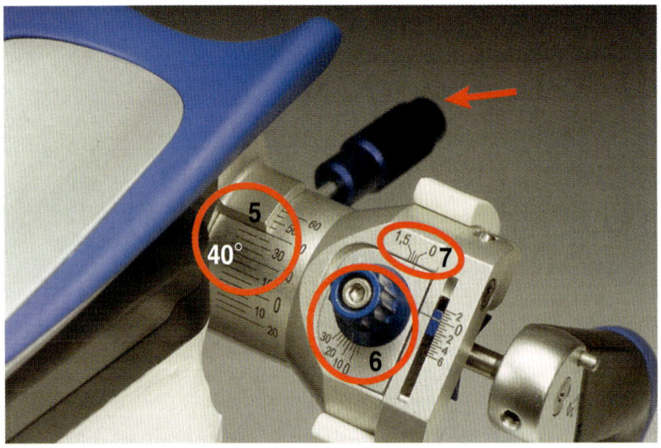


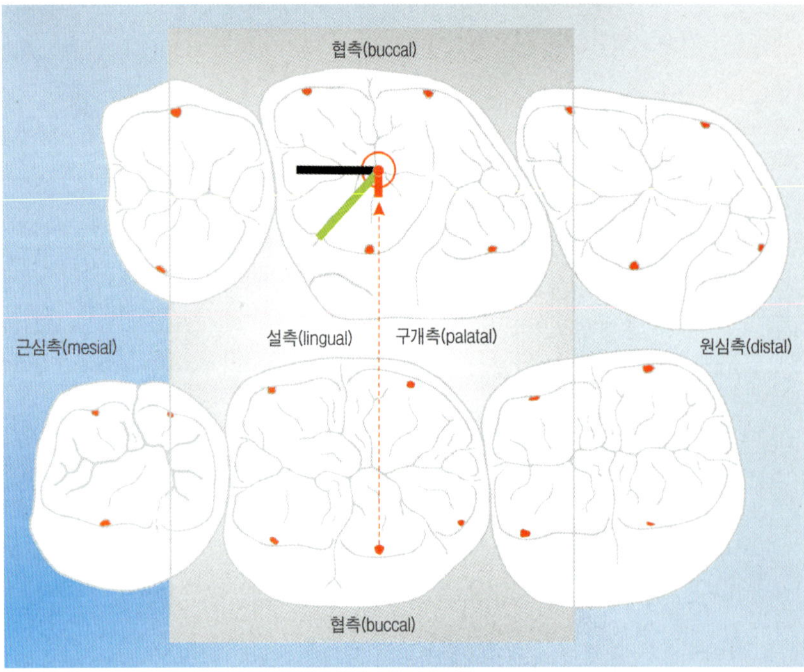


그림 2-46, 2-47. 내측방운동궤도의 SCI는 전방운동의 경우보다 경사가 더 약간 더 심하며, 따라서 교합기에서(5=40°) 작은 나사돌리개(빨간색 화살표)를 사용해서 조절해야 한다. 6 위치에는 Bennett 각을 조절하는 조절나사와 눈금을 나와 있다. 같은 나사를 이용해서 직접적으로 횡단 이동시키기 위해서(ISS) 해당되는 여유 공간을 mm 단위로 조절할 수 있다(7).

## 각(angle)

교합나침반이 수평면에 회색으로 과두의 운동시점 상에 그려져 있으며(그림 2-48), 전방운동과 내측방운동만 색상으로 표시되어 있다. 이 두 기능방향 사이의 각이 Bennett 각이다.

여기서 시상측면 상에 표시되어 있는 전방운동과 내측방운동(그림 2-49)은 다른 경사각을 보이고 있다. 이 두 기능방향 사이의 차이를 피셔각(Fischer angle)이라고 부른다. 일반적으로 전방운동궤도는 비교적 평평하기 때문에 일부 사람들로 하여금 전방운동 check bite만으로 작업하는 우를 범하게 만든다. 반대의 경우에, 내측방운동궤도도 마찬가지로 비교적 평평할 경우에는 전방운동 check bite를 따라서 교두각을 형성하는 것은 불충분할 것이며 장애가 발생하게 되어서 구강 내에서 불가피하게 교합면을 수정하게 될 것이다.

정말로 기능과 연관해서 작업하기 위해서는 내측방운동궤도와 더불어 작업측과 균형측에서의 기록이 포함되어 있는 측방 check bite가 필수적이다. 다양한 개인별 운동방향과 모든 운동공간, 경사각 등에 대한 지식이 있어야 하며, 마지막으로 이들을 균형측에 실제로 이용해야만 장애가 없는 구조물을 교합면에 형성할 수 있다.

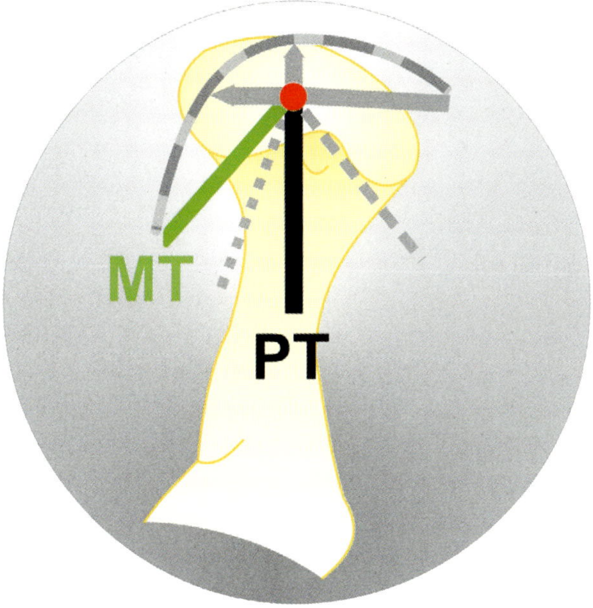


그림 2-48. 수평면에 교합나침반의 일부를 색상으로 표시되어 있다. 전방운동(검은색)과 내측방운동(녹색) 사이에 Bennett 각이 생긴다.

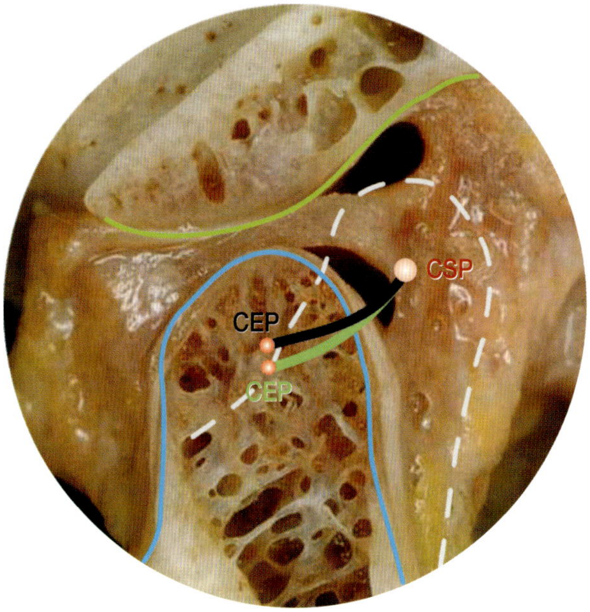


그림 2-49. 전방운동과 내측방운동의 경사각이 서로 다르다는 사실을 시상면 상에서 볼 수 있다. 이 두 기능방향 사이에는 이런 측면에서 피셔각(Fischer angle)이 형성된다(악관절 사진, Lotzmann 교수).

CSP : 전방운동의 출발점 CEP : 전방운동의 종착점

## 측방운동(laterotrusion)

그림 2-50에는 좌측으로의 측방운동이 나와 있다. 좌측이 이제 작업측이며 측방운동이 다른 어떤 기능방향과 연관될 수 있는지가 세 면에 표시되어 있다(그림 2-51~2-53).

기능방향들을 이 세 면에 요약하면 다음과 같다:

LT + RT

ST + RT

ST + LT

LT
RT
ST

**수평면:**

측방운동(laterotrusion)과 후방운동(retrotrusion)

**시상면:**

상방운동(surtrusion)과 후방운동(retrusion)

**전두면:**

상방운동(surtrusion)과 측방운동(laterotrusion)

옆에 있는 약어의 조합에서 몇몇 약어는 이중으로 있다는 사실을 알 수 있다. 이중으로 있는 약어 가운데 하나를 삭제하면 측방운동(laterotrusion), 후방운동(retrusion), 상방운동(surtrusion)이 남는다.

따라서 그림 2-50에는 작업측에 측방운동(laterotrusion)이 후상방운동(retrusive surtrusion)과 함께 일어나는 과정이 나와 있다.

치과기공 마이스터인 *Heinz Polz*†는 자신의 가르침에서 특히 이 기능조합을 지적하고 교합면의 어느 부분이 이에 해당하는지를 보여준 사람이었다. 이것은 작업측에 있어서 매우 중요한 인식이었지만 오랫동안 실제 임상에서는 별로 중요시하지 않았었다. 즉, 작업교두에는 회전점만이 존재하는 것이 아니라 교합면에도 고려해야 하는 완전한 기능공간도 존재하는 것이다. 최신 기능기록장치를 통해 오늘날에는 이러한 조합이 실제 존재하고 있으며 이 조합이 어떤 의미를 지니고 있는지 알고 있다.

따라서 우리의 일상작업에서 이러한 복잡한 요구조건에 최대한 부합하는 교합기를 사용하는 것이 필수적이다. 그림 2-54~2-65에 몇 가지 조절가능성이 나와 있다. 이것이 분명 궁극적인 개발은 아니겠지만 이미 많은 변이가 가능하며 적

절한 지식을 동반할 경우 상당히 진전하게 된다.

Registerprotocol(그림 2-66)에서 나온 데이터를 이용해서 교합기를 프로그래밍할 수 있다. 이제 wax-up을 시작할 수 있다.

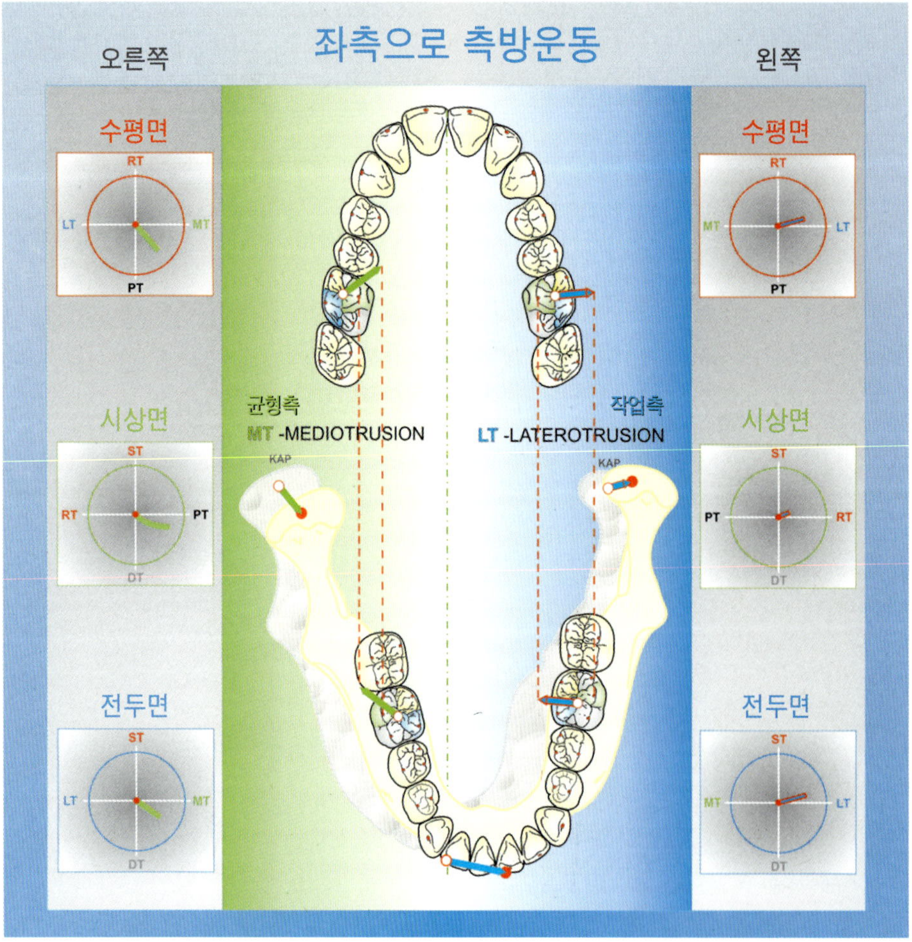


그림 2-50. 좌측으로 측방운동의 경우에 좌측이 작업측이며 우측이 균형측이다.

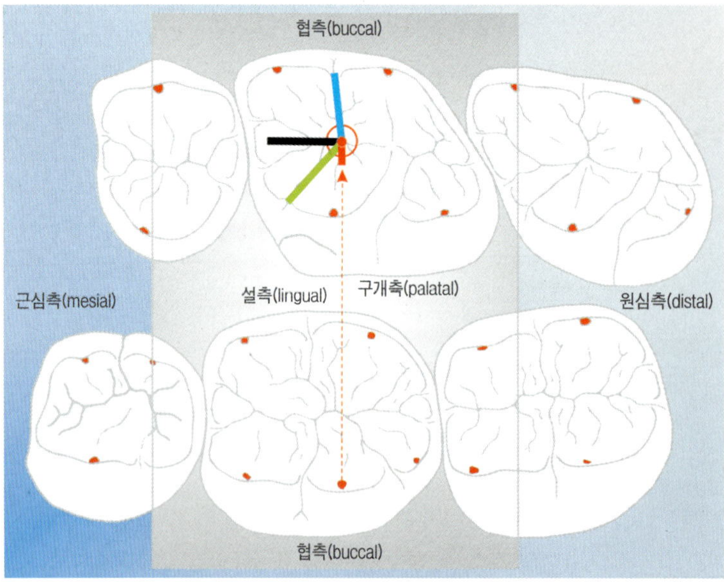


그림 2-51. 운동좌표에 측방운동(laterotrusion)이 보완되어 있는 모습.

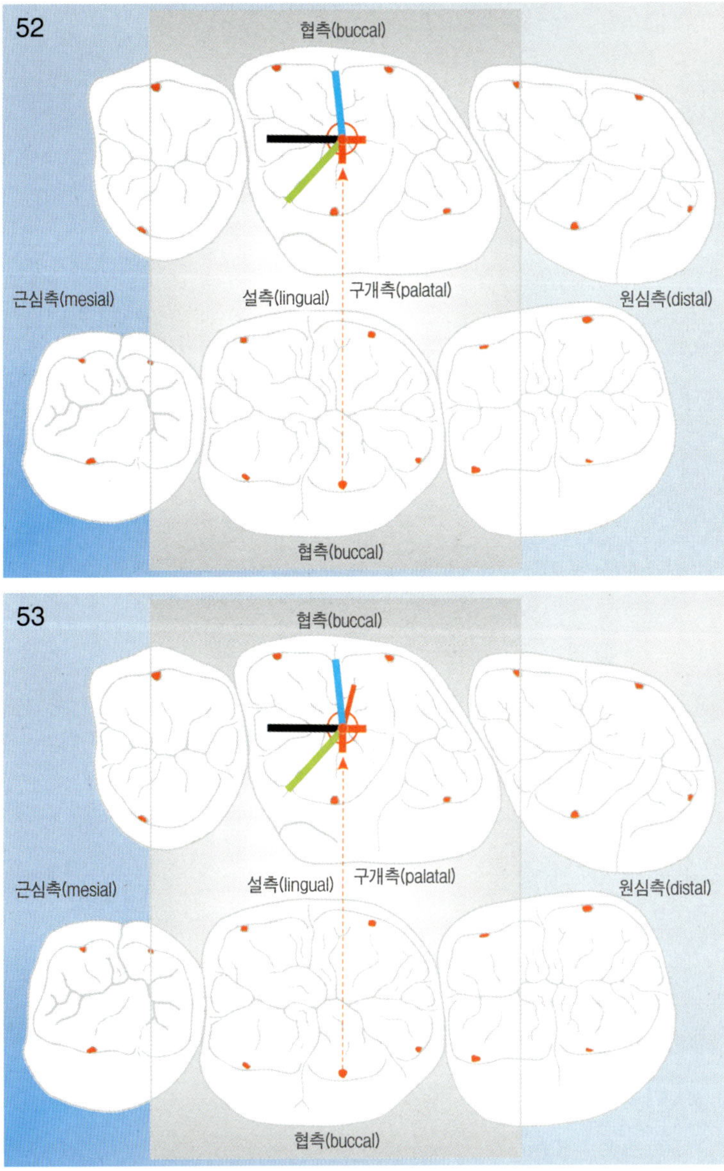


그림 2-52, 2-53. 작업측에서의 순수한 후방운동 기록과 그림 2-53의 측-후방운동(latero-retrusion) 기록.

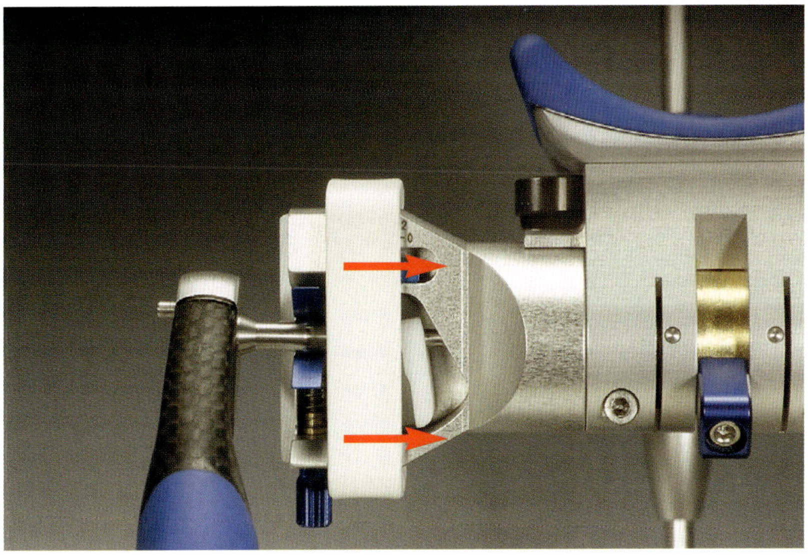

그림 2-54. "Arcon-Clip"은 교합기의 아랫부분이 의도치 않게 분리되는 것을 방지해준다. 측면으로 밀어서 제거하고 나면…

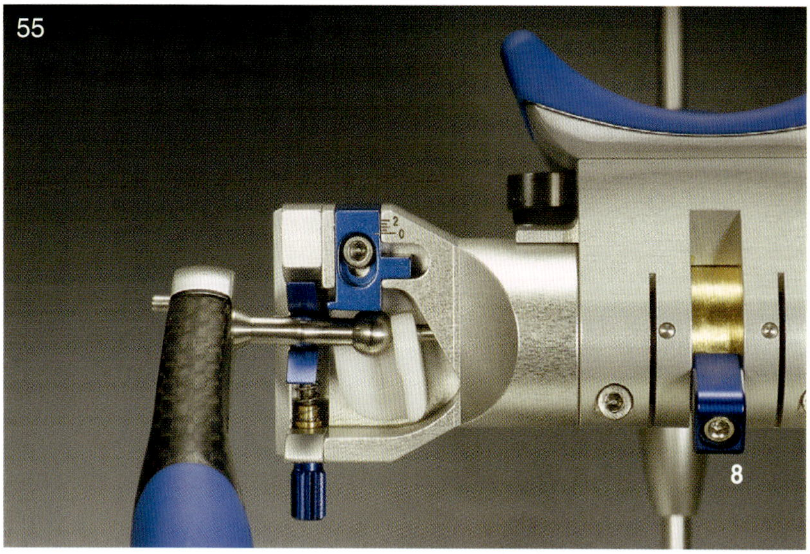


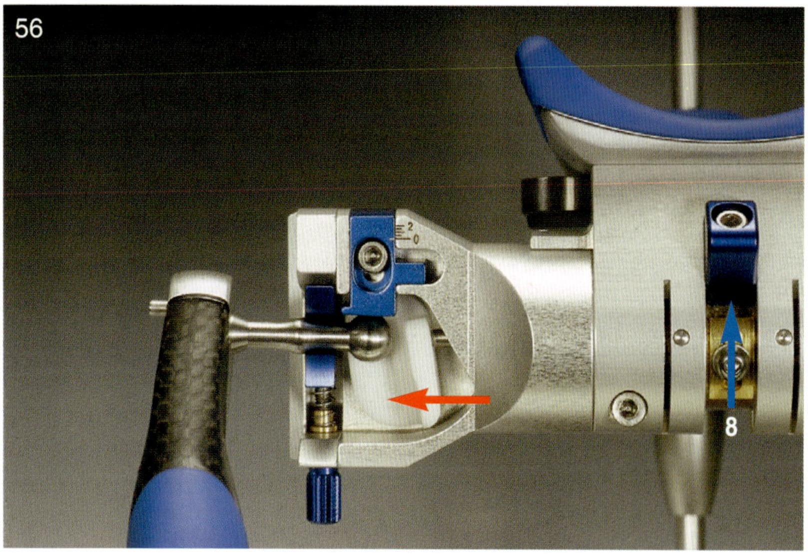


그림 2-55, 2-56. …교두의 중심위와 후방운동을 조절할 수 있는 것이 보인다. 중심위 잠금장치(8번)를 풀면 좌측으로의 측방운동이 가능하다.

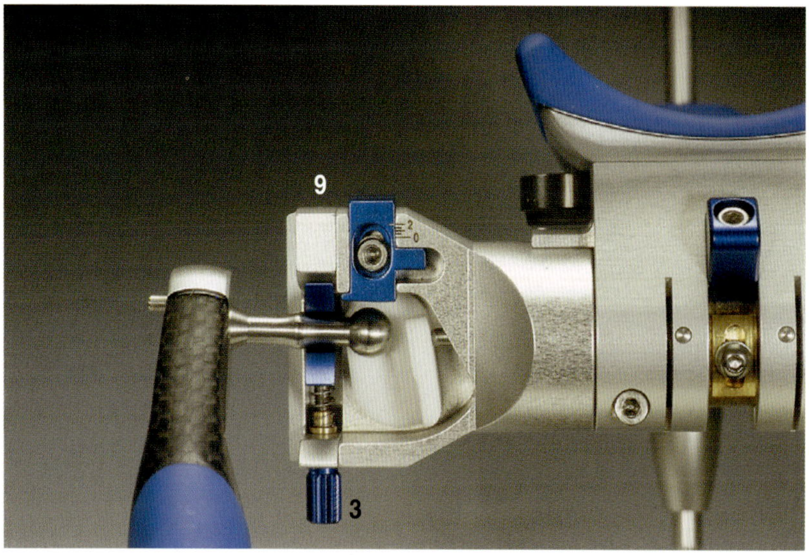


그림 2-57. 최대 2mm의 후방운동을 위한 여유 공간(9번).

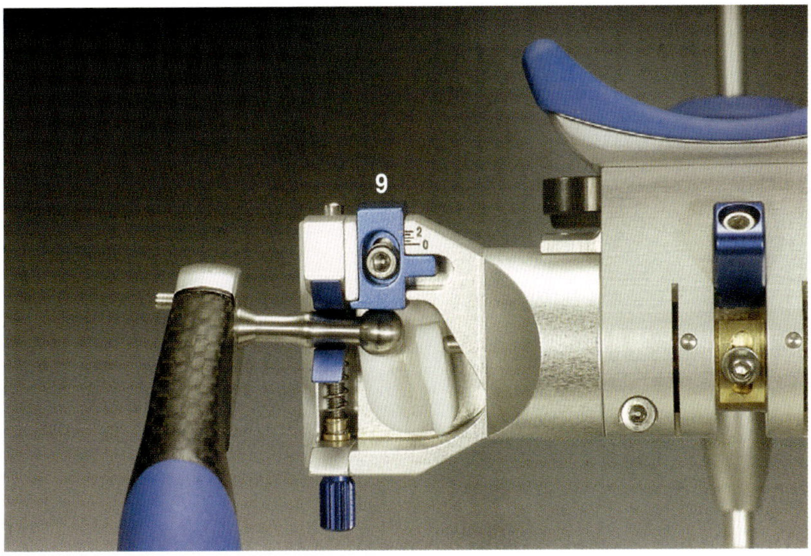


그림 2-58. 클램프가 이 방향으로 무단계로 움직일 수 있게 해주며…

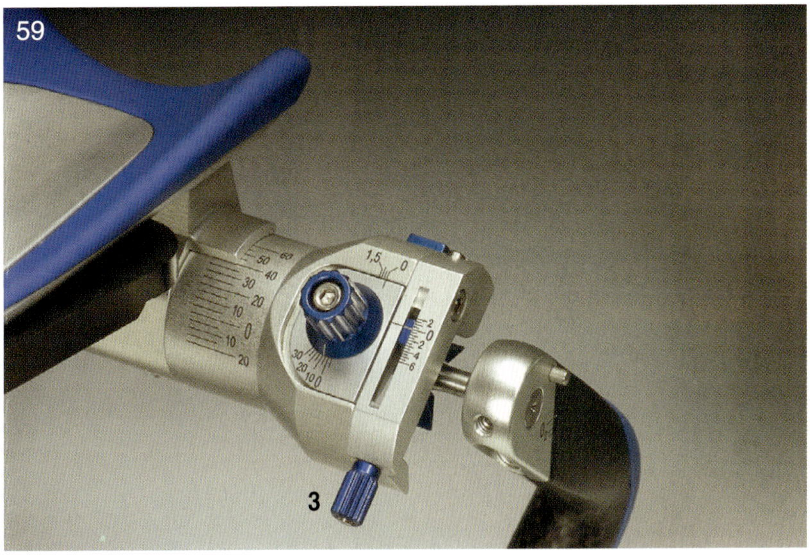


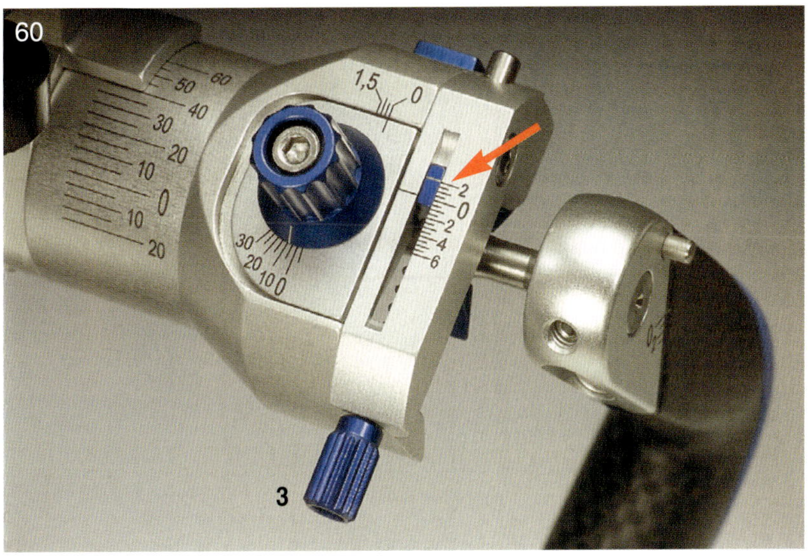


그림 2-59, 2-60. …이 클램프는 전방운동과 후방운동을 조절하는 조절나사(3번)와 연결되어 있다.

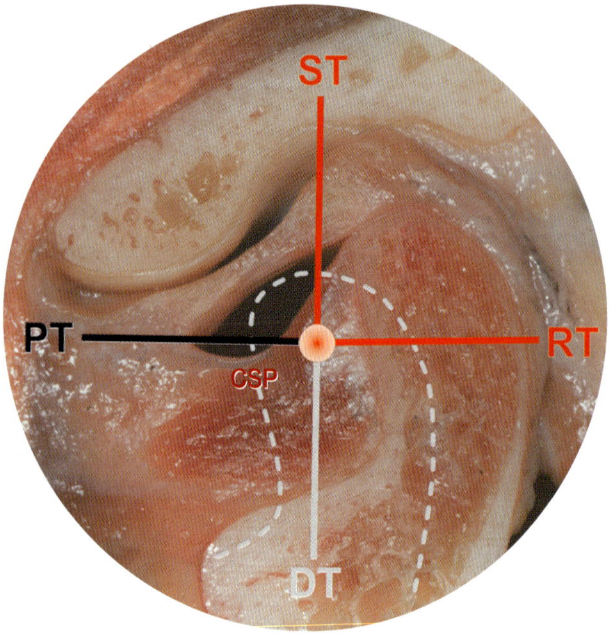


그림 2-61. 시상면 상에서 운동의 가상 시작점(CSP) 위에 십자선을 그어보면 과두가 후방으로 위쪽 방향으로 움직이는 것을 볼 수 있다(악관절 사진, Lotzmann 교수).

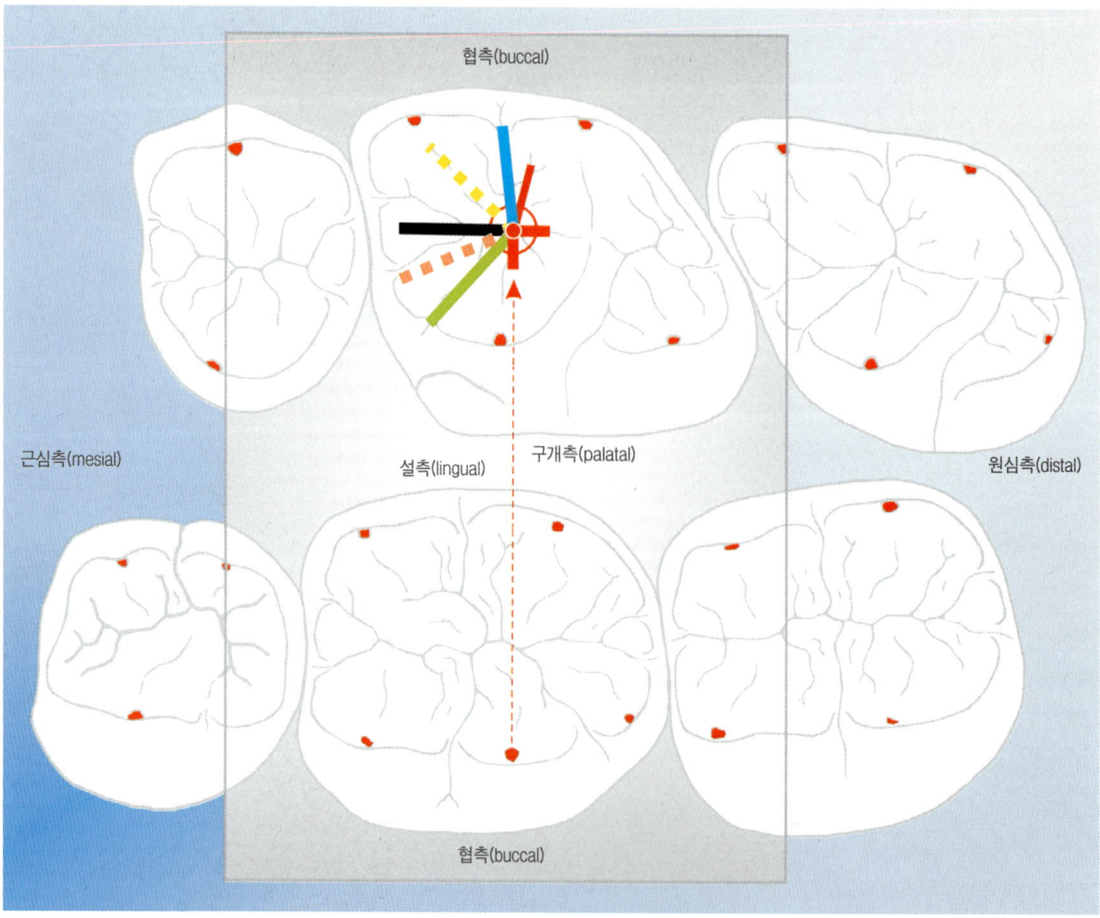


그림 2-62. 수평면 상에 교합 조합을 상용하는 것은 장애가 없는 교합면을 얻기 위한 중요한 전제조건이다.

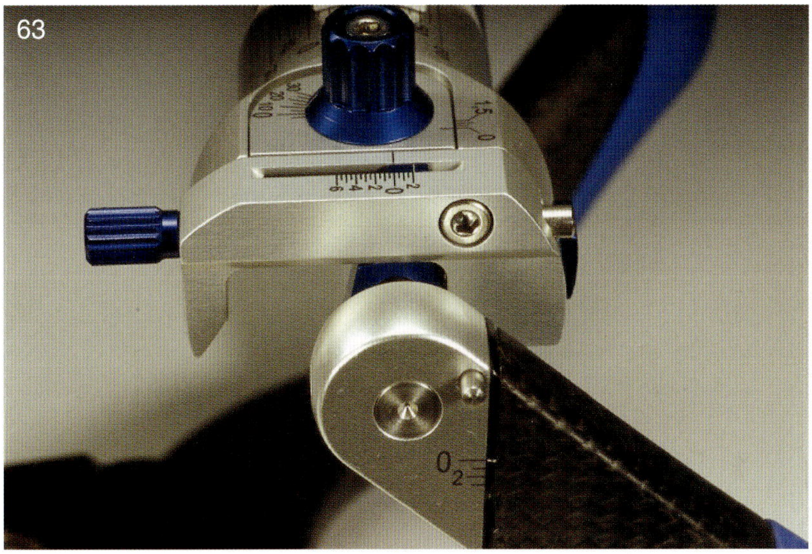


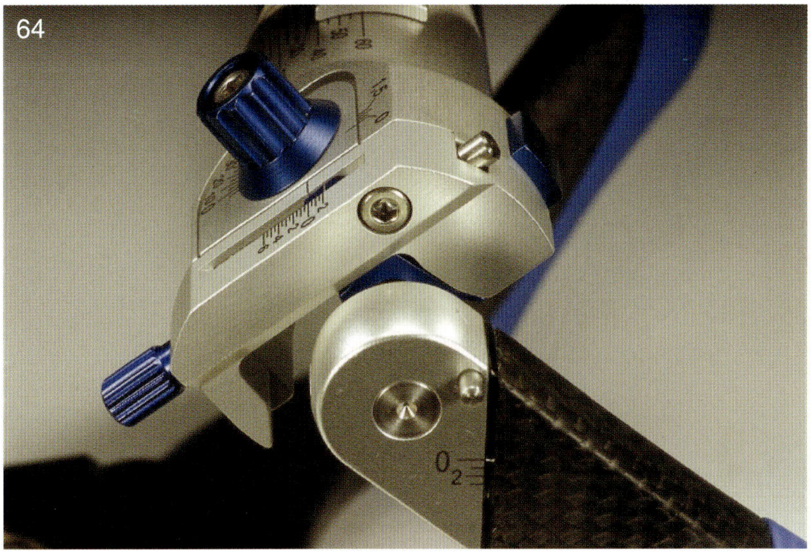


그림 2-63, 2-64. 과두케이스의 경사각을 변화시킴으로써 순수한 후방운동뿐만 아니라 상방운동(surtrusion)과 후방운동(retrusion)의 조합도 가능하다.

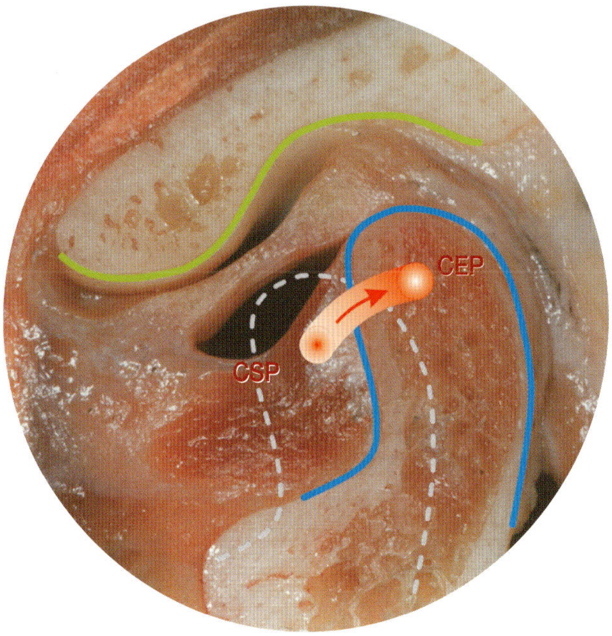


그림 2-65. 운동의 추정 시작점(CSP)에서부터 추정 최종점(CEP)까지에 이르는 운동 조합의 한 변형이 나와 있다: 상후방운동(surtrusive retrusion)과 함께 시행되고 있는 측방운동(악관절 사진, Lotzmann 교수).

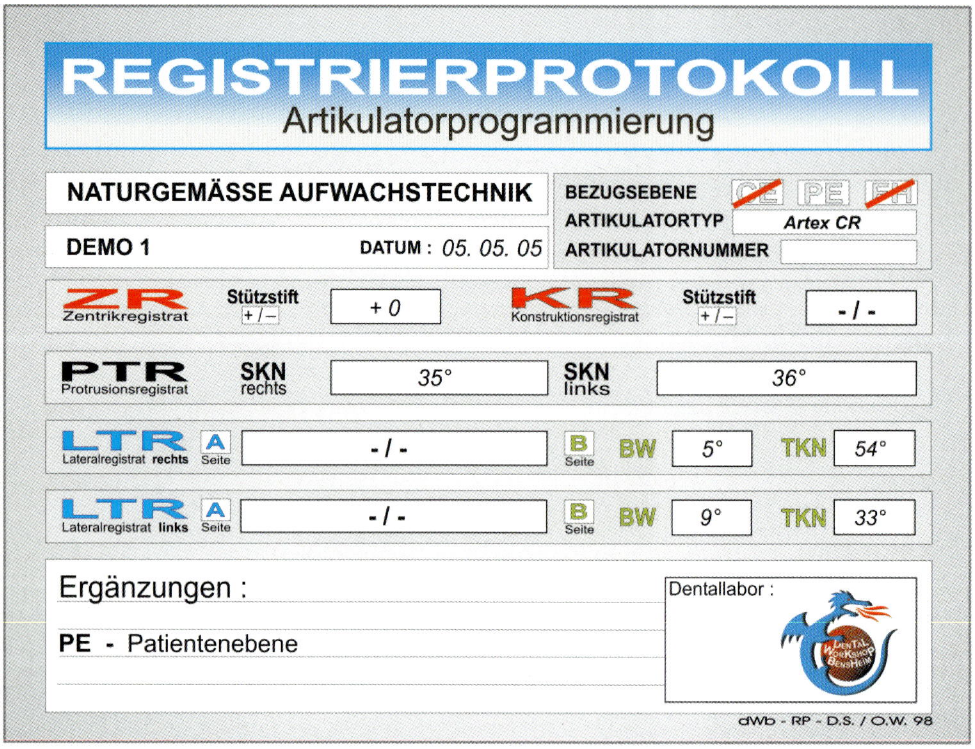

REGISTRIERPROTOKOLL
Artikulatorprogrammierung

| NATURGEMÄSSE AUFWACHSTECHNIK | | BEZUGSEBENE | ~~CE~~ PE ~~FH~~ |
|---|---|---|---|
| DEMO 1 | DATUM : 05. 05. 05 | ARTIKULATORTYP | Artex CR |
| | | ARTIKULATORNUMMER | |

| | | | | | |
|---|---|---|---|---|---|
| ZR Zentrikregistrat | Stützstift +/– | + 0 | KR Konstruktionsregistrat | Stützstift +/– | - / - |
| PTR Protrusionsregistrat | SKN rechts | 35° | SKN links | 36° | |

| | | | | | | | |
|---|---|---|---|---|---|---|---|
| LTR Lateralregistrat **rechts** | A Seite | - / - | B Seite | BW | 5° | TKN | 54° |
| LTR Lateralregistrat **links** | A Seite | - / - | B Seite | BW | 9° | TKN | 33° |

Ergänzungen :

**PE** - Patientenebene

Dentallabor :

DENTAL WORKSHOP BENSHEIM

dWb - RP - D.S. / O.W. 98

그림 2-66. 이 register protocol에서는 전방운동경로의 경사(SCI=시상전방과로경사각), 내측방운동경로의 경사(TCI=측방과로경사각), Bennett 각의 데이터 등이 포함되어 있다

# 제3장
## 자연에 부합하는 Wax-up 기법

## 색상부호화와 교합면을 구획으로 나누기

우리는 우리가 아는 것만 볼 수 있다고 흔히들 말한다. 하지만 누군가가 우리가 지금까지 알지 못한 것을 말하고 보여주기 전까지는 우리가 알지 못하는 것을 우리는 알 수 없다. 바로 그러한 누군가가 치과기공 마이스터인 *Heinz Polz*†이다. 그가 한 명언과 더불어 다음 단계로 넘어가고자 한다:

"만일 사람들이 모든 교합면을 지나서 치아 하나하나를 산책을 하고 거기서 보고 겪은 것에 대해 상세한 여행담을 적는다면 두꺼운 책을 가득 채울 것이다."

이 말에는 생물학적 사실과 기능적 요구사항을 철저하게 분석하라는 분명한 요구가 들어있다. 교합면이 어떤 요소로 구성되어 있으며 왜 기본요소가 그렇게 나뉘어져 있고, 구성요소가 그런 형태를 가지고 있어야 하는지를 알아야 비로소 올바른 재구성을 할 수 있는 기회가 우리에게 주어진다(그림 3-1).

### 첫 번째 작업단계

이미 앞선 장에서 설명했듯이, 각각의 구획에 대한 색상부호를 비롯해 그에 따른 왁스 색상도 무작위로 선택한 것이 아니라 교합나침반의 운동좌표의 색상부호로부터 유래한 것이다.

모든 운동의 교차점은 중심와에 위치한다(그림 3-2). 대합치의 교합점인 원심협측(distobuccal) 교두가 이 위치에

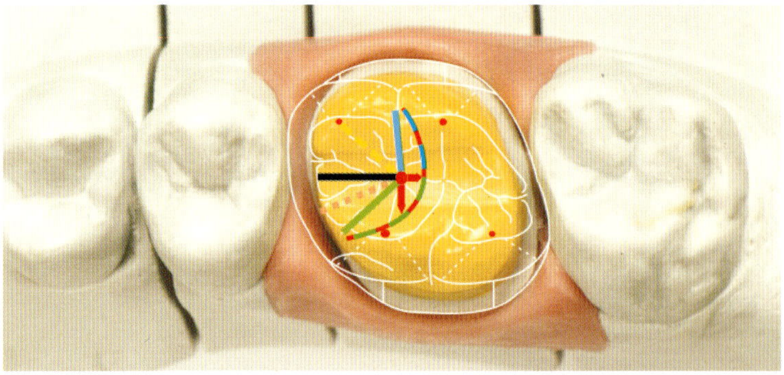

그림 3-1. 이전의 구조에 대한 지식이 있어야만 올바른 수복도 가능하다.

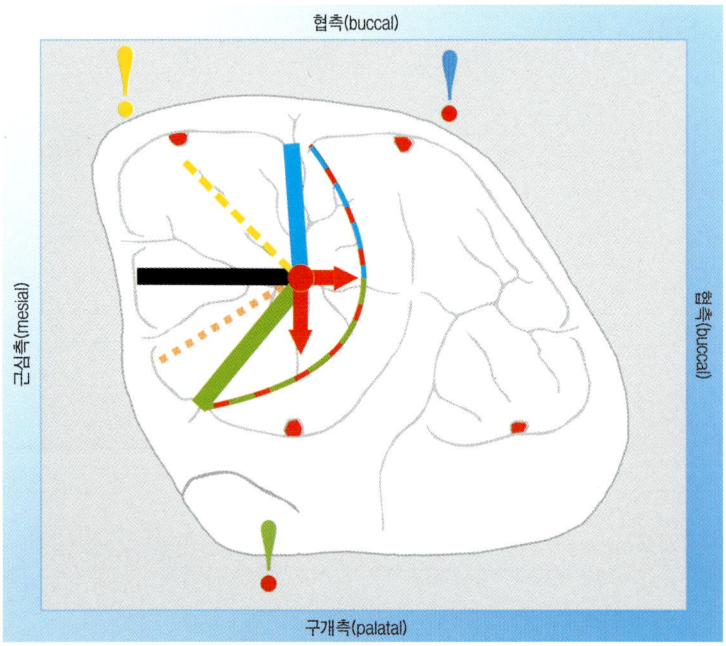


그림 3-2. 운동방향의 색상좌표를 각 구획으로 옮기고 느낌표로 표시되어 있다.

자리하고 있으며 여러 가지 운동을 실행할 수 있다. 여기서 개별적인 운동 과정에 교합면의 특정 구획을 향해 움직인다는 사실을 교합나침반을 통해 분명히 알 수 있다. 근심구개측 교두는 ISS가 동시에 일어나면서 내측방운동(녹색)을 하고, 원심협측(distobuccal) 교두는 후방운동과 더불어 측방운동을 하며(파란색), 근심협측(mesiobuccal) 교두는 전측방운동(노란색)을 한다. 교합면의 나머지 부분은 회색으로 표시되어 있다.

## 두 번째 작업단계

그림 3-3에는 마치 시가지 지도처럼 교합면이 나뉘어져 있다. 전체 면이 구획으로 나뉘어 있다. 구획화 과정에 분해도(그림 3-4)에 나와 있는 색상이 들어있는 세 개의 교합부분이 특히 강조되어 있다. 이들이 물리적인 절구-절구통 원리를 가능하게 해주는 주구획이다. 이 세 구획이 절구통(또는 단지, 그림 3-5)의 기본바탕을 형성하고 있으며, 그 속에서 절구에 해당하는 대합치의 원심협측 교두가 음식물을 잘

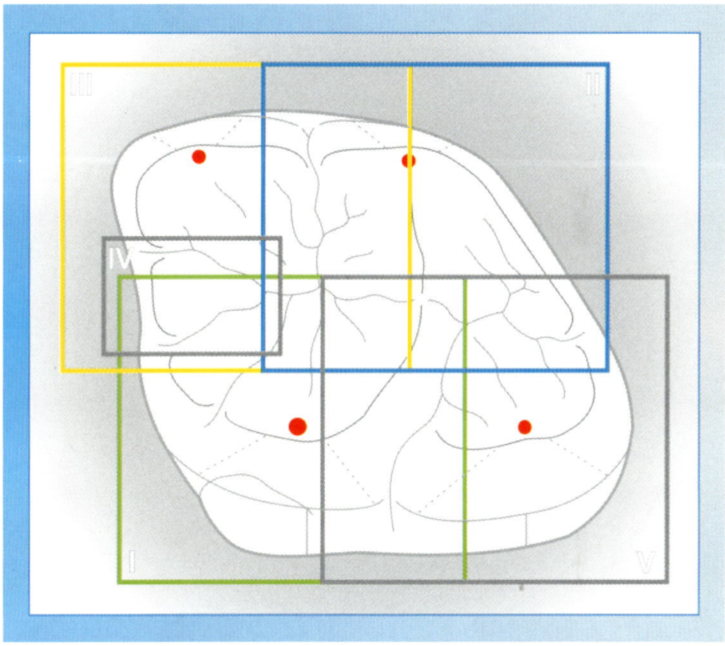


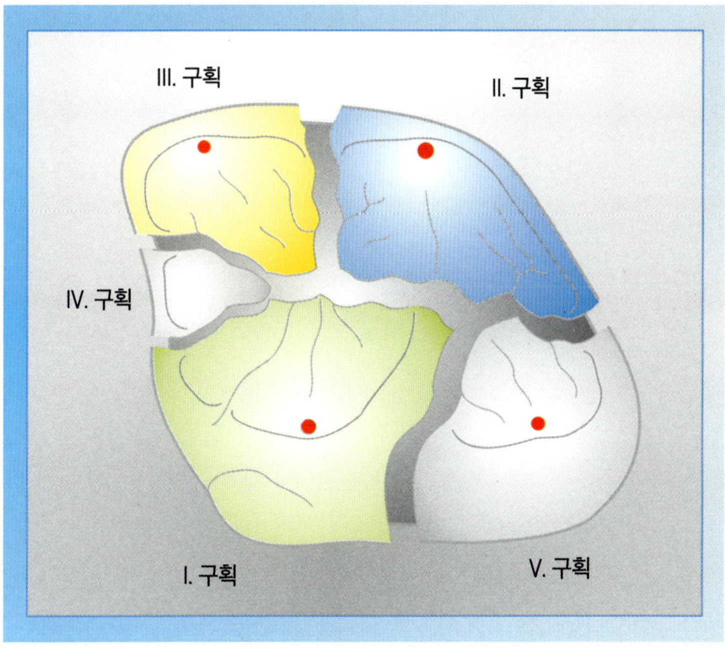


그림 3-3, 3-4. 상악 제1대구치(No.26 치아)의 구획화 및 색상부호화.

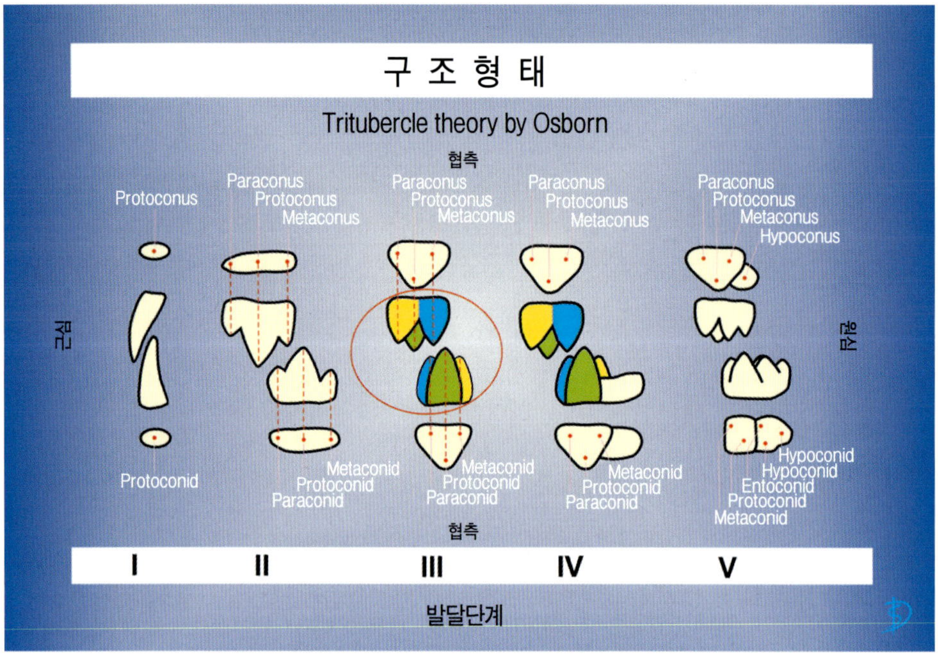


그림 3-5. Osborn의 이론에 따른 발전의 제3단계에 처음으로 상악의 교두가 하악에 맞물릴 때 교두-와 관계가 발생한다.

게 분쇄할 수 있다. 로마숫자로 번호 매긴 데서부터 이들 각 구획이 가지고 있는 중요도를 알 수 있다.

회색 구획 2개는 교합면을 완성시켜서 이 치아의 저작능력 또는 저작효율을 높여주는 보완구획이다.

이어서 각각의 구획은 다음과 같은 기본요소로 나눌 수 있다: 교두와 인접 구성요소. 이처럼 나누고 나면 구획 내에 어떤 것이 존재하고 있는지 알 수 있으며, 수복작업을 시작할 수 있다.

## 주구획의 기본요소의 구조

분리처리를 마치고 건조가 완료된 지대치 위에 베이스플레이트 왁스(카라멜색)를 형성한다. 이 왁스는 비교적 물러서 딱딱한 지대치와 딱딱한 교합왁스 사이에서 일종의 완충구역을 형성하며 모형을 탈착할 때 약간 안으로 오므라들게 된다. 교합면측에는 기본요소와 구성요소가 올 수 있는 충분한 공간이 있어야 하기 때문에 왁스층을 최대한 얇게 만들도록 유의해야 한다(그림 3-6~3-8). 주변으로 돌아가며 회색 왁스를 사용해서 대충 이 대구치의 기본형태가 갖추어지도록 형태를 만든다. 인접치아와 접촉이 형성된다(그림 3-9~3-12).

수평면 상에는 교합나침반의 도움을 받아 각각의 구획을 나누게 될 대지(plateau)가 만들어지도록 유의한다. 모든 운동의 경계점은 하악 제1대구치(No.36 치아)의 근심협측 교두의 교두정으로부터 뾰족한 도구를 사용해서 위로 옮겨준다. 이를 기준으로 모든 운동방향을 왁스에 긁어서 완전한 나침반을 표시한다. 이것이 더 잘 보이도록 하기 위해서 교합면 전체에 왁스로 된 교합파우더를 바른다(그림 3-13~3-14). 운동방향이 이제 각각의 교두가 위치하게 될 중요한 정보이다.

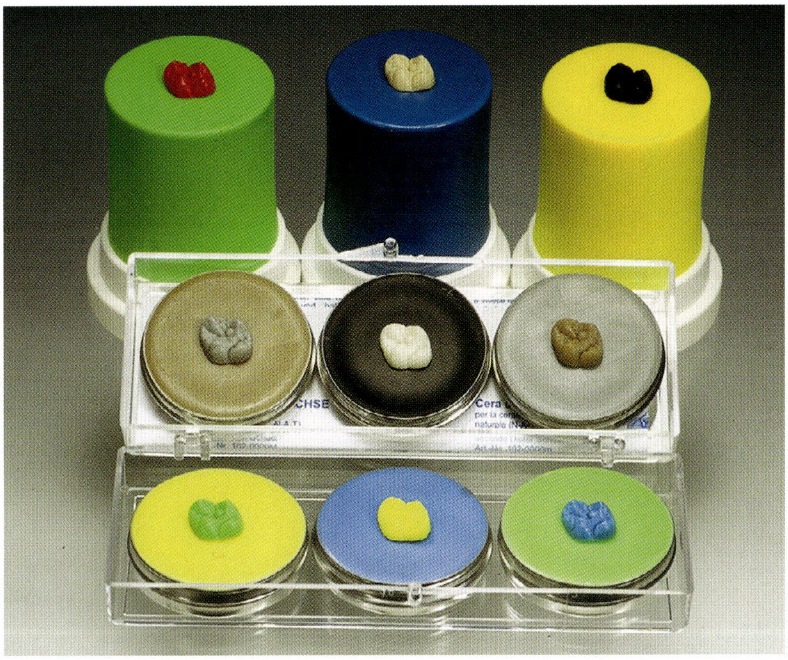

그림 3-6. NAT에 사용하기 위한 최고 품질의 왁스 시리즈. 실습용 세트 형태와 치과기공소에서 일상적인 작업을 하는 데 쓰기 위한 대형 실린더 형태.

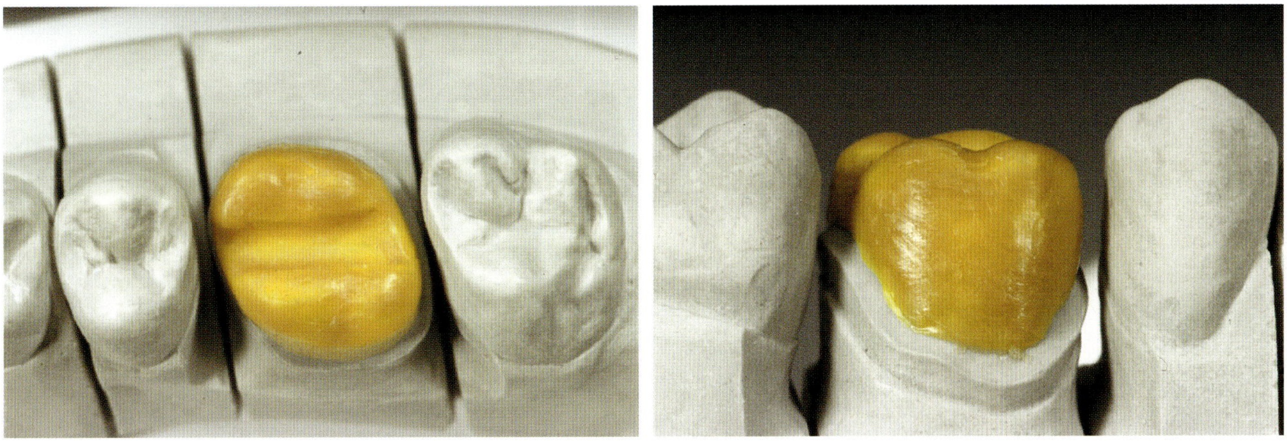

그림 3-7, 3-8. 딱딱하지 않은 베이스플레이트 왁스로 모형을 시작한다.

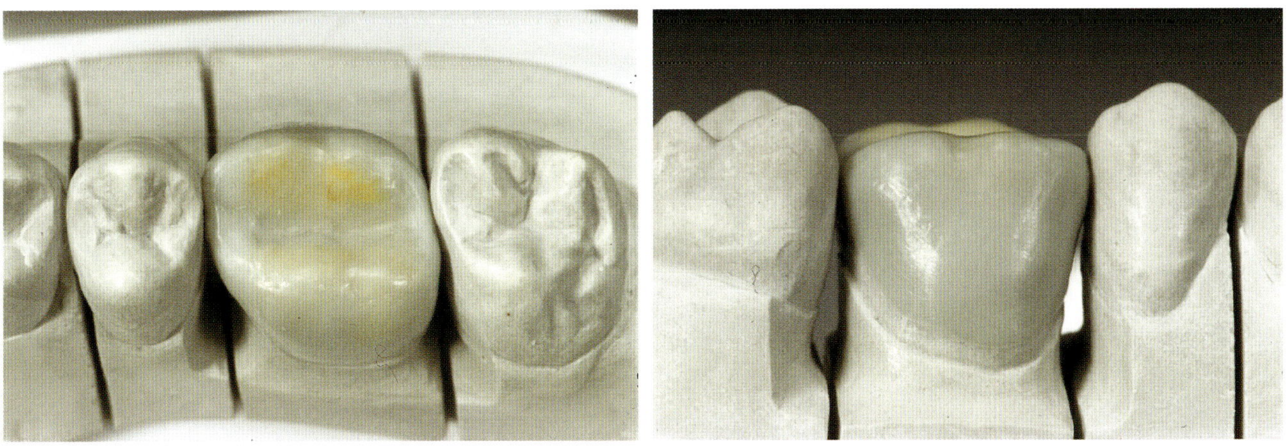

그림 3-9, 3-10. 회색 왁스를 사용해서 돌아가며 확장시킨다.

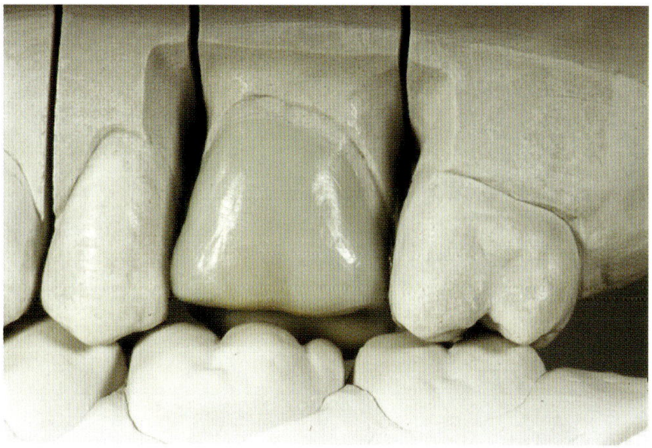
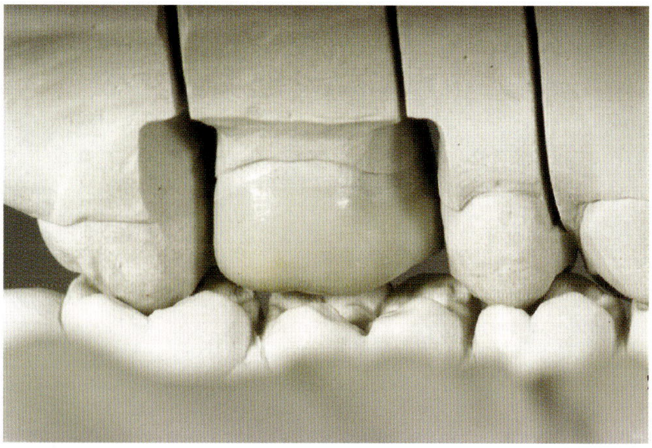

그림 3-11, 3-12. 교합기 내에서 협측과 구개측의 공간관계를 점검한다.

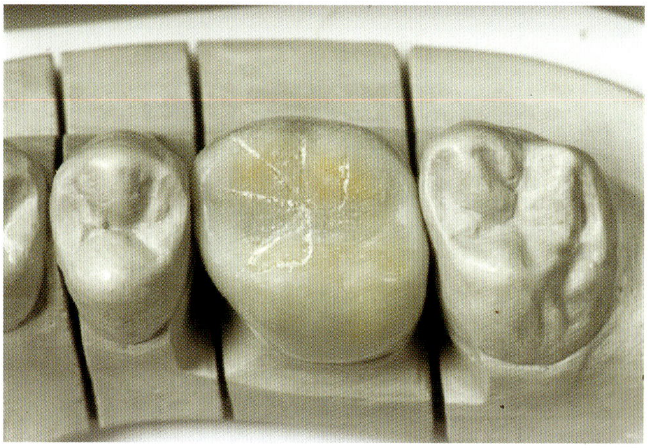
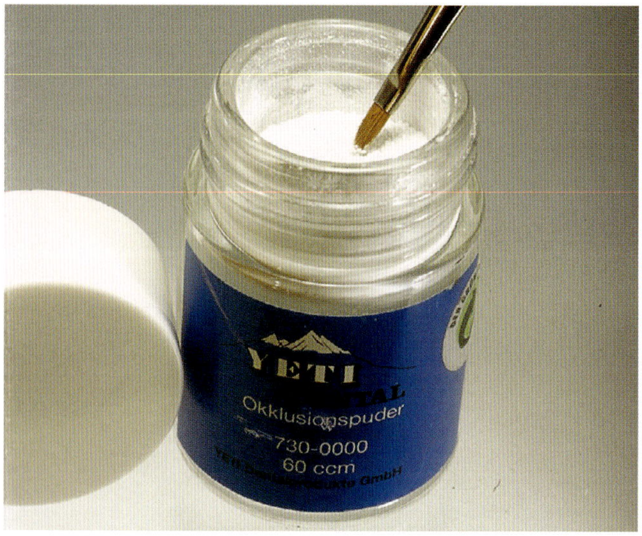


그림 3-13, 3-14. 왁스에 교합나침반을 긁어서 표시하고 교합파우더를 뿌린다.

- 근심구개측 교두의 교두정(그림 3-15, 3-16)은 최대한 ISS의 빨간 선 위나 구개측 옆에 인접해서 위치한다. 그 높이는 하악 대구치의 중심와(그림 3-23 참조)를 지향한다. 근심측이나 원심측으로는 치열에 따라 약간의 변화가 가능하다. 하지만 협측으로는 절대로 달라져서는 안 되며, 만일 그럴 경우 하악 제1대구치의 원심협측 교두(상악 대구치의 절구)의 기능공간이 협소해지게 되기 때문이다.
- 원심협측 교두(그림 3-15, 3-17)의 교두정은 RT(후방운동)의 빨간선 위나 원심측 옆에 협측 벽면에 밀접해서 위치한다. 그 길이로는 교두정이 대략 시상측 교합곡선의 아래에 위치한다. 협측 또는 구개측으로는 여기서도 마찬가지로 어느 정도 변화가 가능하다. 근심쪽으로 위치를 옮길 경우 또 다시 근심협측 교두의 기능공간이 줄어들게 된다.
- 근심협측 교두의 교두정(그림 3-15~3-18)은 노란색 선 바로 위이며 동시에 협측 사면에 접한 바깥쪽에 위치한다. 그 높이는 시상측 교합곡선 상에 위치한다.

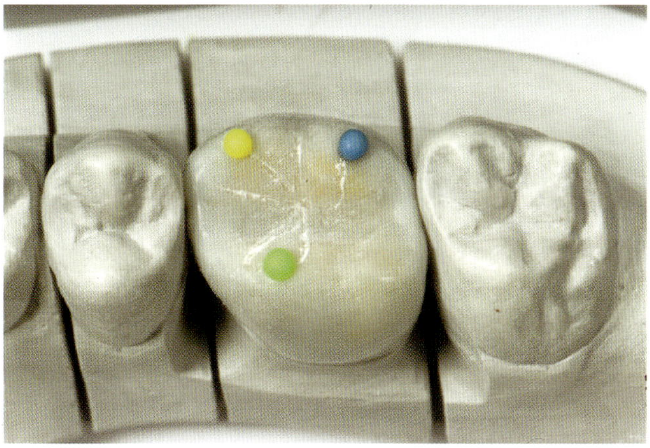

그림 3-15. 교두정의 위치를 정하고 색상부호를 차용한다.

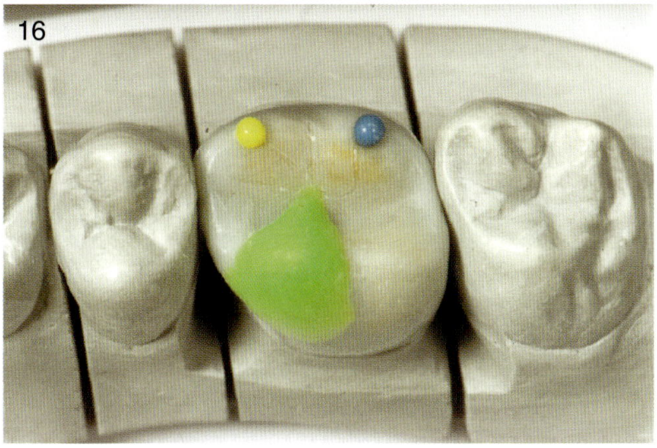

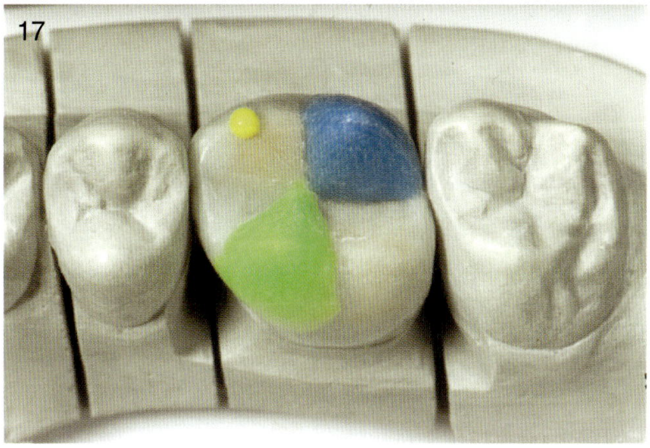

그림 3-16, 3-17. I. 구획의 교두는 끝이 근심쪽으로 내측방운동(mediotrusion)선과 인접하며 II. 구획의 교두는 그 끝이 근심쪽으로 측방운동(laterotrusion)선과 인접하고 있으며…

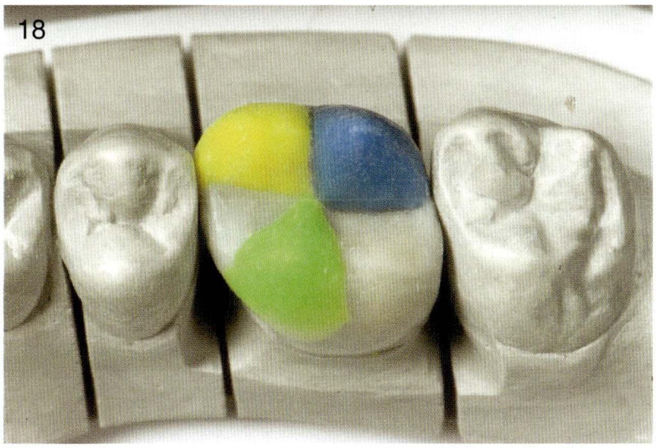

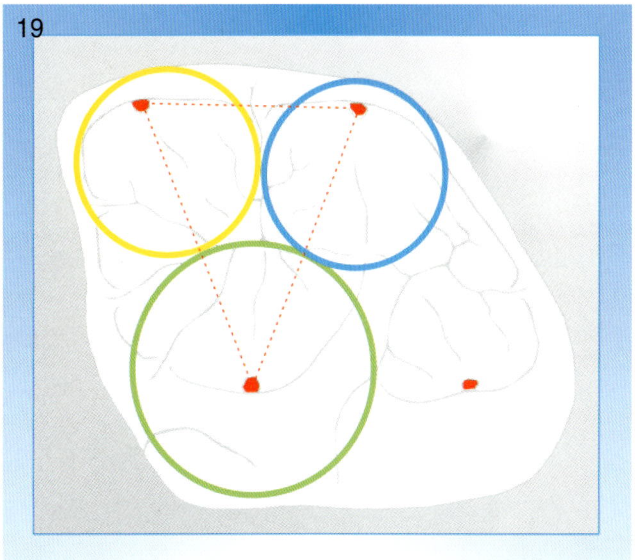

그림 3-18, 3-19. III. 구획의 교두가 측방운동(laterotrusion)선과 전방운동(protrusion)선 사이의 공간을 메우고 있다. 왁스가 기저에서 이미 서로 깔끔하게 밀접하고 있으며 이들 교두들이 함께 삼각형(trigon)을 형성한다.

교합나침반의 도움을 통해 교두정의 세 가지 중요한 지점을 확정했으며 교합나침반에서 연유한 색상부호에 따라 wax-up했다.

이 색상들은 기저에서 각 구획 사이의 경계선 역할도 하는 기능선에서 서로 접하고 있다(그림 3-19~3-21).

교두를 wax-up하는 작업은 옮겨야 하는 왁스의 양이 매우 많기 때문에 시간이 무척 많이 드는 작업이다(그림 3-22, 3-23).

한꺼번에 많은 양의 왁스를 첨가할 경우에는 몇몇 곳에서 가장자리의 왁스가 들고 일어날 수 있다. 대체로 경도가 높은 왁스일수록 수축률도 그만큼 더 커진다. Wax-up하는 현재의 단계에서 치아삭제 가장자리에서 왁스가 수축되더라도 마무리 단계에서 가장자리를 특수 cervical wax로 다시 형성해주기 때문에 큰 문제는 되지 않는다.

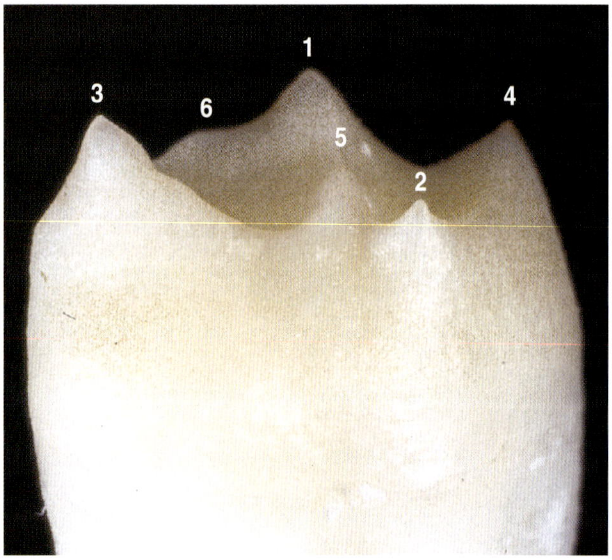


그림 3-20. 특정 액체와 초음파기기를 사용해서 이 치아(상악 우측 제2대구치)의 법랑질을 용해시킨 상태이다. 치아의 상아질구조가 전혀 손상되지 않은 모습을 볼 수 있다:
1-Protoconus 2-Metaconus 3-Paraconus
4-Hypoconus 5-Crista transversa의 경로
6-Mesiopalatal 교두의 커다란 근심측 보조융선이 튀어나온 부분

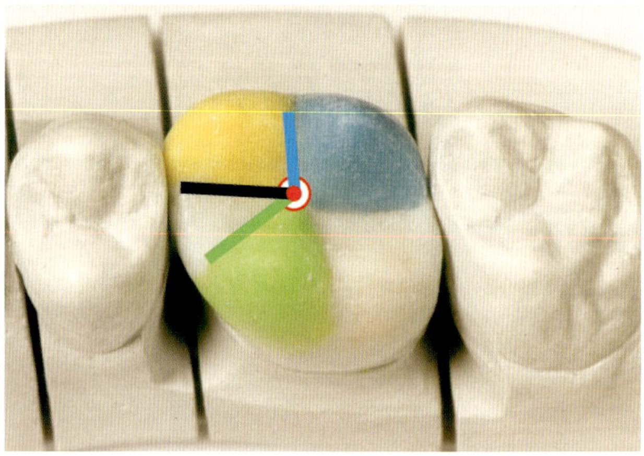

그림 3-21. 주기능 방향인 측방운동(laterotrusion)과 내측방운동(mediotrusion) 및 중요한 중간 기능방향인 전방운동(protrusion)이 세 주요구획 사이의 경계를 형성한다.

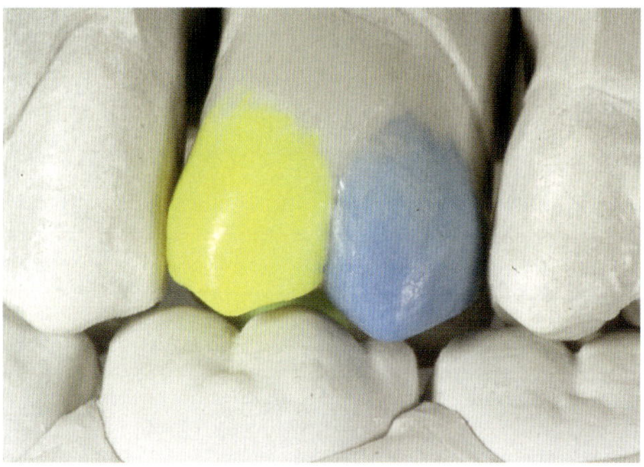

그림 3-22. 교두는 중심위 상태에서 구성요소를 형성하기에 충분한 여유 공간을 남겨두고 있다.

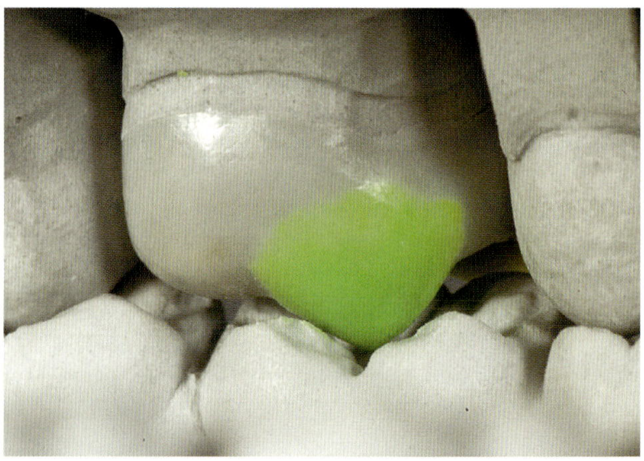

그림 3-23. 근심구개측 교두는 아직 대합치와 접촉하지 않고 있다. 하지만 극히 작은 양의 왁스만 추가하더라도 접촉이 일어날 수 있다는 것을 확인할 수 있다.

## 교두점검(check-up)

교두는 거의 최종적인 모습을 갖출 때까지 wax-up해야 한다. 협측과 구개측도 마찬가지로 wax-up해서 이 부위에는 나중에 약간만 수정할 수 있도록 해야 한다(그림 3-24, 3-25).

나중에 구성요소들을 wax-up하게 될 부위에는 교두를 이상적으로 확장시킴으로써 각 구조물 사이의 사면이 저절로 만들어지도록 해야 한다(그림 3-26, 3-27). 기본요소의 교두 위치가 올바른지를 중심위 상태에서뿐만 아니라 동역학에서도 다시 한 번 점검해야 한다. 모든 운동을 교합나침반에 의거해서 실시한다. 이때 교합나침반을 표시하거나 가상으로 생각하거나 상관없다. 이 점검에서 교두가 서로 충돌하거나 접촉관계를 형성하지 않아야 한다.

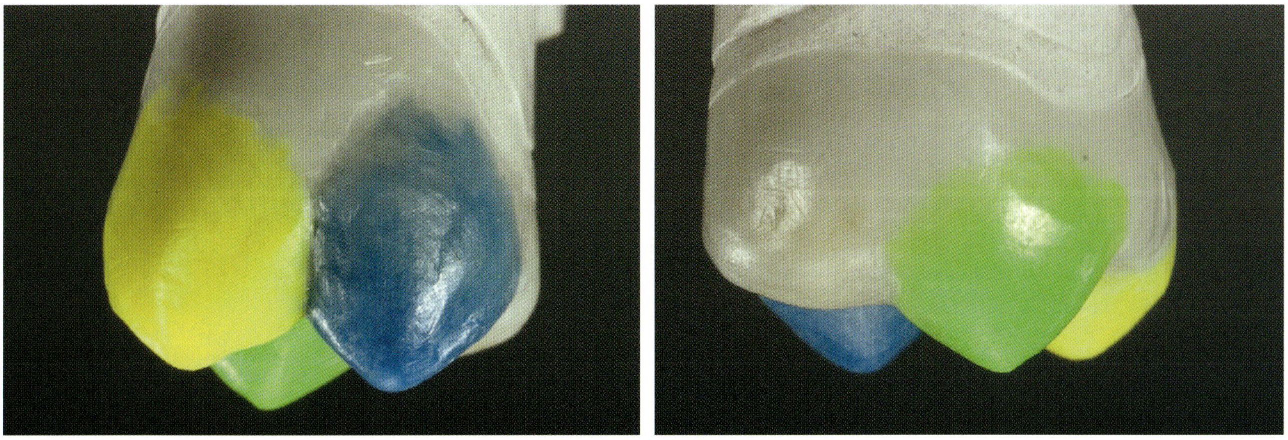

그림 3-24, 3-25. 협측과 구개측 부위가 거의 최종적인 형태에 이를 정도로 완성되어 있다. 따라서 최종적으로 약간의 수정만 필요하다.

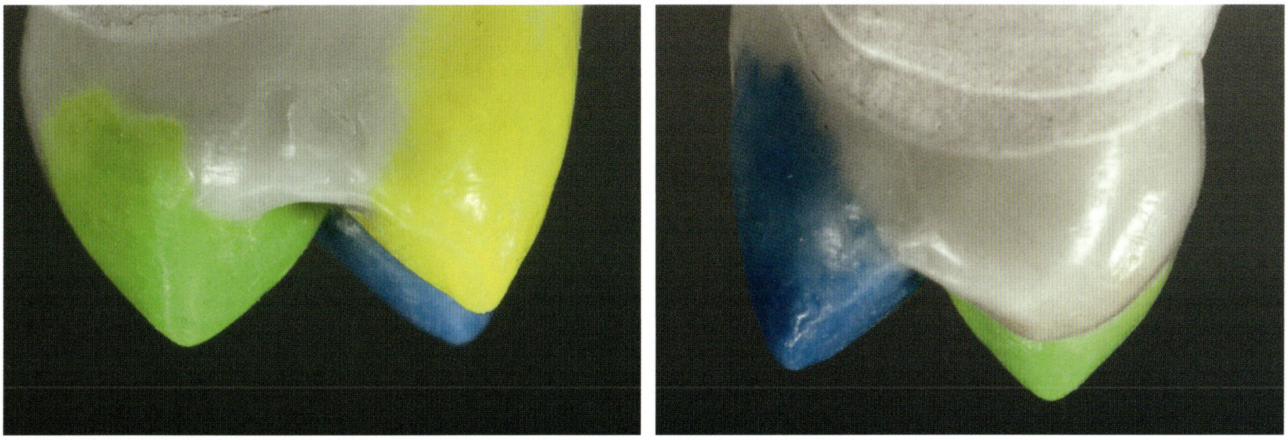

그림 3-26, 3-27. 근심측과 원심측에서 바라본 교두와 기본요소의 간결한 구조.

## 우측으로의 측방운동

이 경우 작업측인 우측에서는 견치와 제1소구치 위로 유도가 일어난다(그림 3-28, 3-29).

균형측인 좌측에서는 I. 구획의 교두가 중심위 위치로부터 벗어난다(그림 3-30). 이 교두는 원심협측쪽으로 하악의 원심협측 교두와 원심 교두 사이를 지나는 여유 공간이 필요하다.

그림 3-31에는 상악 제1대구치의 근심구개측 교두가 하악 제1대구치를 지나는 내측방운동(mediotrusion)궤도가 표시되어 있다.

장애 없이 제대로 미끄러져 드나들어야 9°의 Bennett 각과 전방 과두궤도경사(TCI)를 조정할 수 있다. 이 경우 전방 과두내측방운동궤도는 우리의 register protocol에 의거할 경우 경사각이 33°(그림 3-33)이다. 그림 3-32와 3-34에 본 논의사항이 나와 있다.

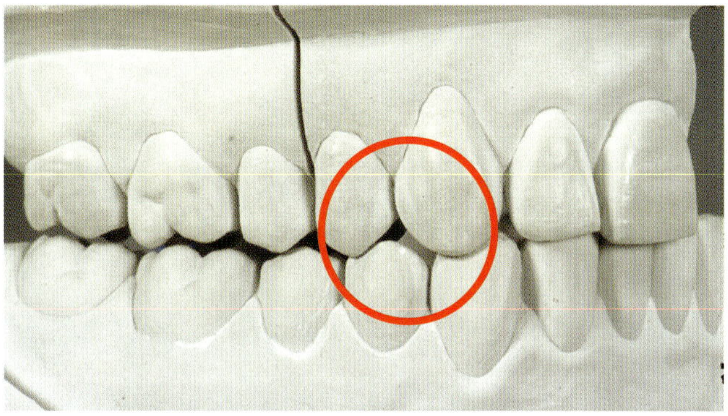

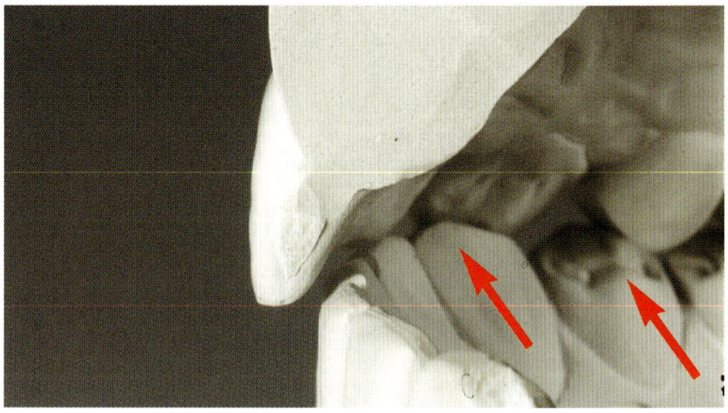

그림 3-28, 3-29. 이 경우에 작업측인 우측에는 견치와 제1소구치 위로 유도가 일어난다. 구개측에서 바라본 모습에서 나머지 전치에는 접촉이 일어나지 않는 것을 확인할 수 있다.

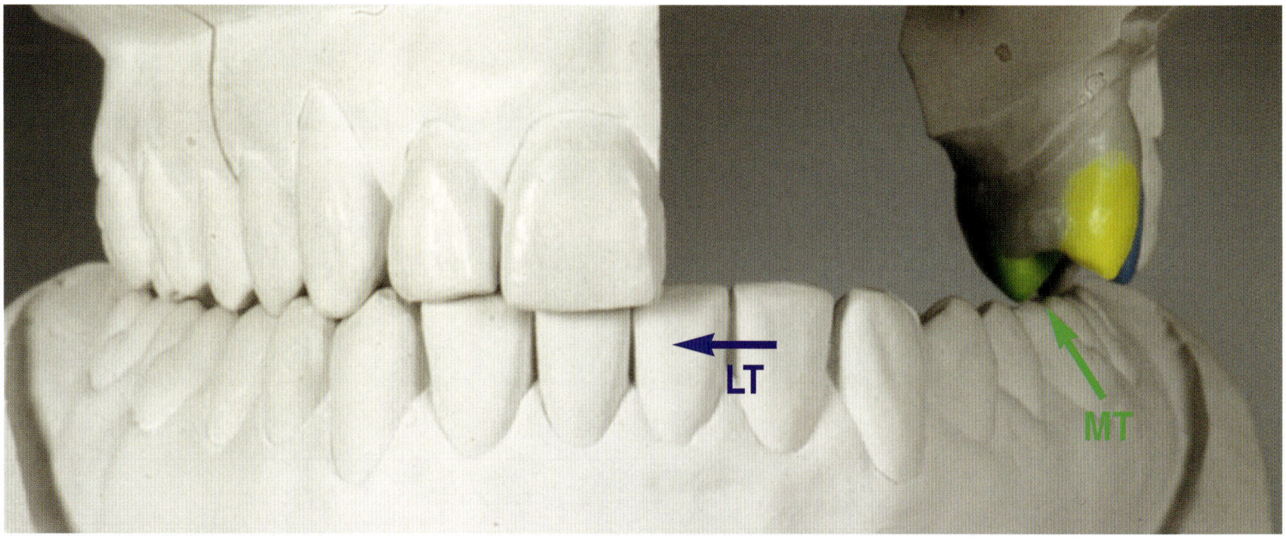


그림 3-30. 우측으로 측방운동할 때 균형측의 과두는 하방, 전방 및 내측방으로 움직인다. 이를 통해 좌측의 구치부위에 이개가 일어난다.

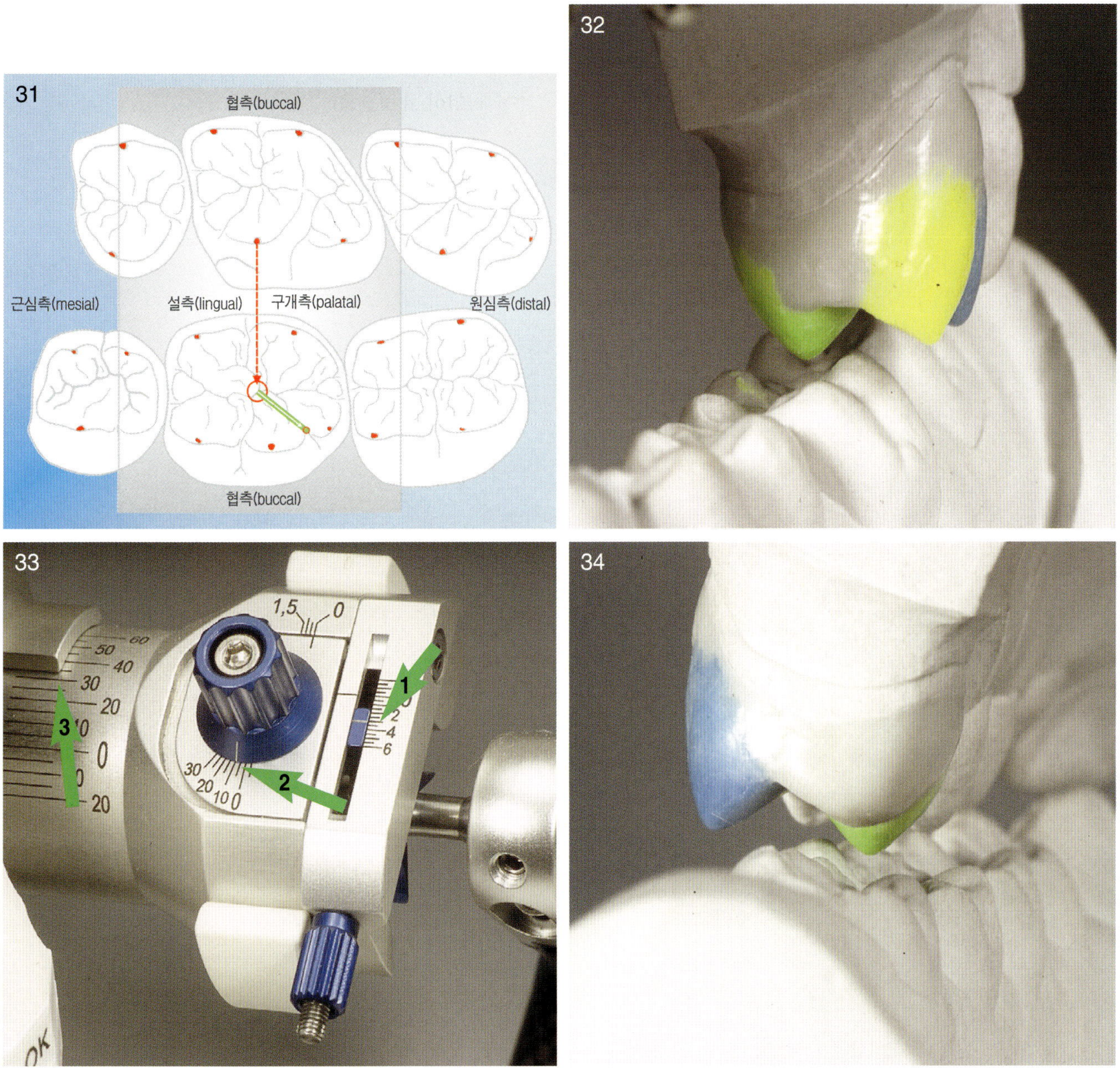


그림 3-31~34. 과두케이스를 환자와 동일한 데이터로 조정해야만 하악 대구치의 중심와로부터 빠져나와 원심쪽으로 움직이는 내측방운동의 기능운동이 장애 없이 실행될 수 있다. 그림 3-33에 나와 있는 본 시범 케이스에서 1은 기능운동로의 길이, 2는 Bennett 각, 3은 전방 과두경사각이다. 그림 3-32와 34에는 근심과 원심측의 이개가 촬영되어 있다.

## 좌측으로의 측방운동

상악 제1대구치의 근심구개측 교두가 하악 제1대구치의 중심와를 떠나서 약간 원심설측쪽으로 근심설측 교두와 원심-설측 교두 사이로 지나간다. 이것이 근심구개측 교두의 측방운동궤도이다.

이 시점에서 상악 대구치의 양쪽 협측 교두에는 구성요소가 이 운동을 하기에 충분한 공간이 있어야 한다. 이 기록에는 우측 전치부위와 좌측 구치부위, 좌측 악관절 사이에 조화로우면서도 장애 없이 진행되어야 하는 협동이 이루어지고 있다는 사실이 분명하게 기록되어 있다(그림 3-35, 3-36). 마찬가지의 관계가 물론 맞은 편에도 적용된다. 교합기에 적용하기 위한 환자와 동일한 자료가 있는 경우에만

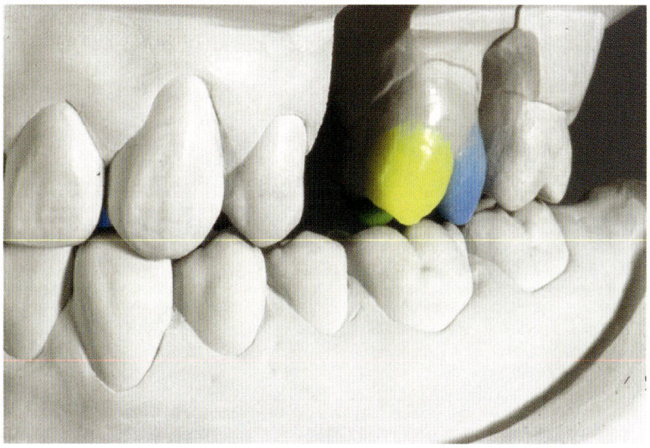

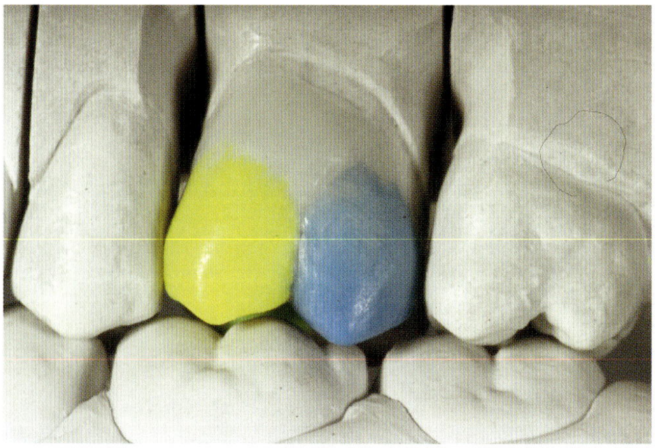

그림 3-35, 3-36. 좌측으로 측방운동을 할 때 wax-up한 교두에서는 접촉이 일어나지 않는다.

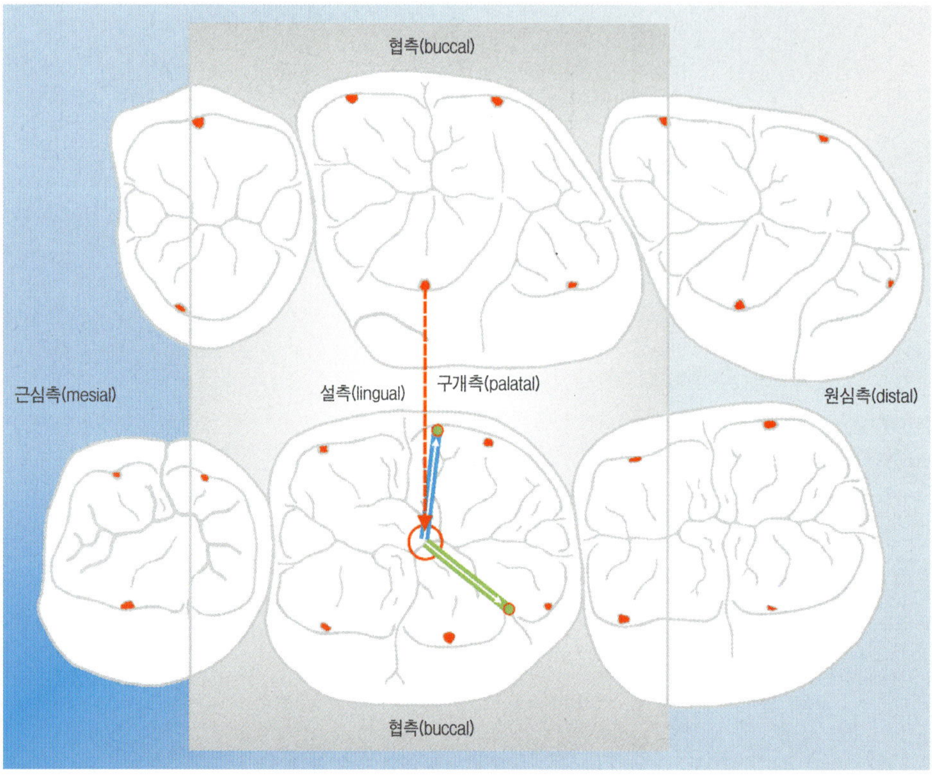


그림 3-37. 근심구개측 교두의 기능경로인 측방운동(LT)과 내측방운동(MT)을 하악 제1대구치의 중심와를 드나든다.

관여하고 있는 모든 부위 사이에 조화를 형성할 수 있다(Data Transfer의 기본원리: Dieter Schulz와 Olaf Winzen 저. 대한나래출판사 참조).

마지막으로 중간 기능방향인 전방운동과 전측방운동을 점검하고 교두점검을 마친다(그림 3-37, 3-40). 이를 위해서는 양측 과두케이스의 과로경사각을 시상측 과로경사각(SCI)에 맞춰 조정해야 한다. 데이터는 register protocol에서 가져오며, 우측은 35° 이며, 좌측은 36° 이다(그림 3-38, 3-39).

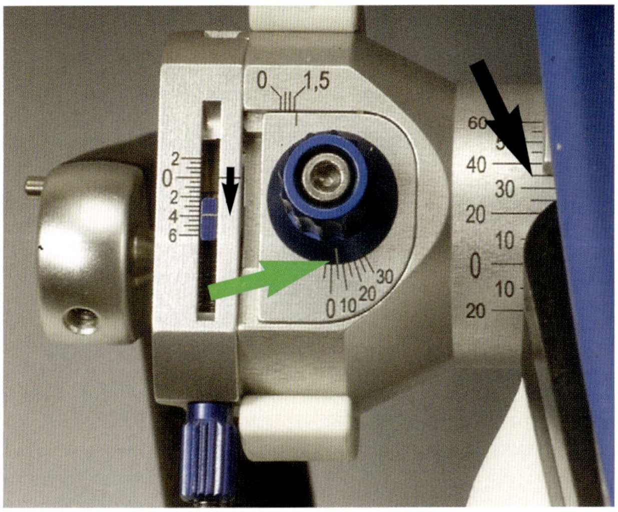


그림 3-38. 양측 과두케이스의 기능길이의 조절(4 mm)…

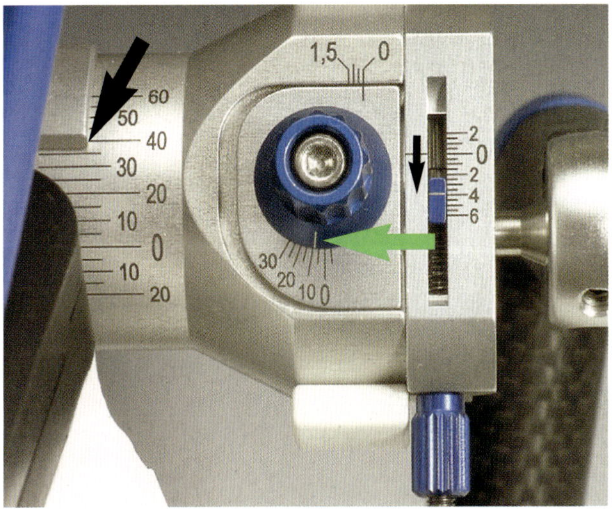


그림 3-39. …그리고 전방운동경사각 및 Bennett각의 조절.

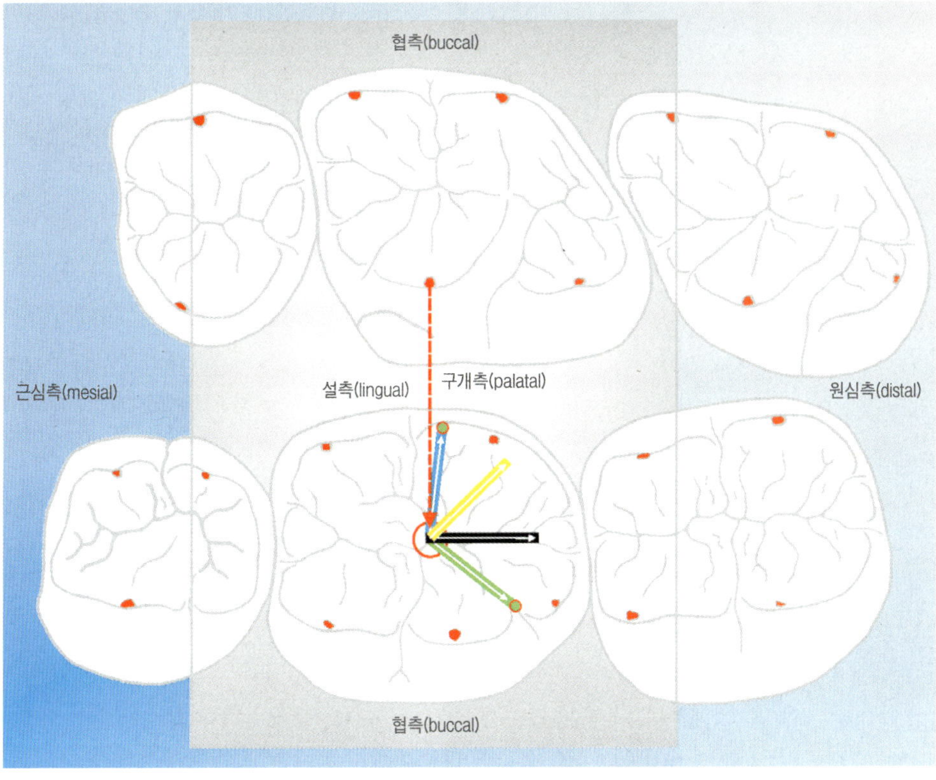


그림 3-40. 이 작업단계의 마지막으로 전방운동과 전측방운동 같은 중간 영역도 점검해야 한다.

## 요약

모든 치아는 여러 개의 구획으로 구성되어 있다. 여기서 우리는 주구획과 보조구획으로 구분한다. 이들 구획들은 기본요소와 구성요소로 나뉜다.

기본요소는 교두이다. 교두의 위치를 정하는 데는 교합나침반이 소중한 길잡이가 된다.

구성요소는 삼각융기와 변연융선, 보조융기이다. 각 구조물 사이에는 각 구획마다 전형적인 형상을 조성하는 사면과 열구가 위치하고 있다(그림 3-41).

> 일반적으로 구획의 그림을 마치 도시의 지도를 보는 것처럼 생각할 수 있다. 혹은 우리가 산을 올라가서 산꼭대기에서 아무런 막힘없이 전체 파노라마를 둘러보는 것처럼 생각할 수 있다. "시가지 지도"에 따를 경우 모든 시각의 출발점은 항상 우리의 현재 위치, 즉 위치 I, 또는 산꼭대기인 것이다.
> 다음에 열거되어 있는 순서는 각 구획마다 동일하게 되풀이되며, 따라서 간략한 표준이 된다. 동시에 여기에 열거되어 있는 것은 NAT에서 반복되는 작업순서이기도 하다.

## 완전한 치아로 완성

### I. 구획 - 근심구개(mesiopalatal)측 교두

이 구획의 각 요소들은 추가로 그림 3-41에 열거되어 있다.

### Wax-up의 작업단계

***1. Protoconus(녹색)***

기본요소의 위치설정과 구조는 이미 완료되었다. 교두의 기저는 근심쪽으로는 내측방운동(mediotrusion)선에 인접해서 끝난다. 근심쪽에 위치하는 부분을 더 만들 수 있도록 이 선을 넘어가지 않아야 한다. 원심쪽으로는 커다란 보조융기가 오기 때문에 그 경계가 별로 중요하지 않다. 교두 전체에 왁스파우더를 뿌려서 새로 wax-up하는 왁스 부분이 파우더가 묻어 있는 부분과 구별이 되도록 한다(그림 3-42, 3-43).

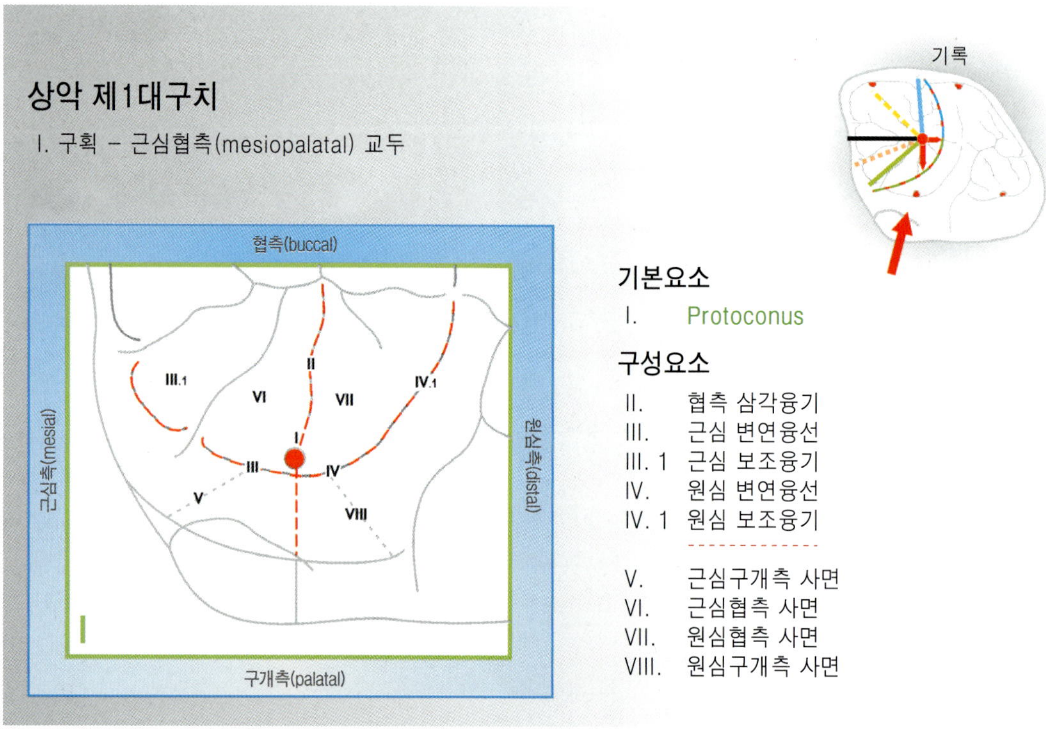


그림 3-41. I. 구획을 기본요소와 구성요소로 나눈 모습.

## *2. 삼각융기*

삼각융기는 가장 중요한 구성요소며, protoconus의 교두정에서 곧바로 협측으로 중심와로 향하고 있다. 따라서 이것은 근심구개측(mesiopalatal) 교두의 삼각융기인 셈이다. 삼각융기 위의 교두정 바로 아래 또는 옆에서(그림 3-44, 3-45) 하악 제1대구치의 원심협측(distobuccal) 교두의 rucksack element와 상호보완적으로 첫 번째 접촉이 발생한다. 이 상호적인 stop을 No.9로 부른다(그림 3-46, 3-47).

그림 3-48과 3-49에서 근심쪽과 원심쪽에서 바라본 상호적인 최초 접촉관계의 위치가 뚜렷이 보인다.

표시된 stop 위에 이제 교합나침반을 위치시킬 수 있다. 이 위치에서도 교합나침반은 또 다시 이 stop으로부터 어떤 기능이 중요하며, 장애가 발생하지 않는 교합면을 wax-up 하기 위해서 어떤 기능을 반드시 고려해야 하는지를 찾아내기 위한 매우 중요한 보조도구이다.

교합나침반은 일반적으로 stop 위에 표시한다. 해당 stop

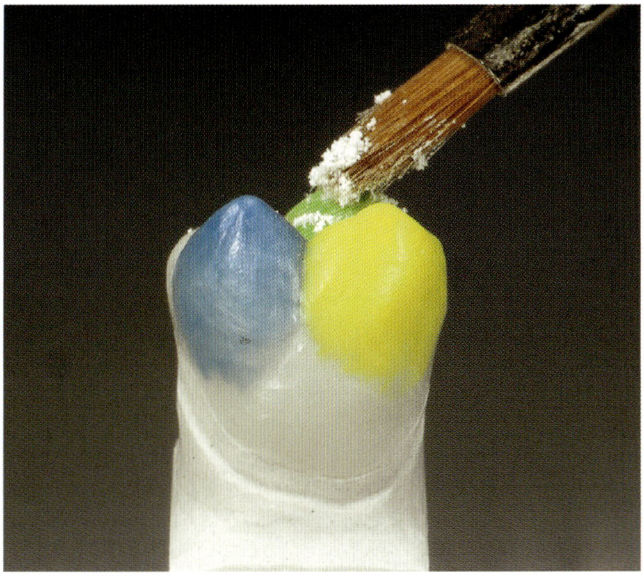

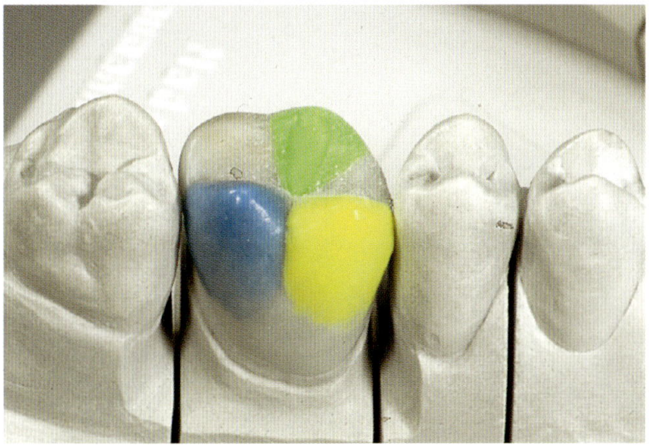

그림 3-42, 3-43. 왁스교합 파우더를 뿌린 교두 위에 첫 번째 구성요소인 협측 삼각융기를 wax-up 한다. 새로 wax-up한 왁스가 파우더가 뿌려져 있는 교두와 뚜렷이 구분된다.

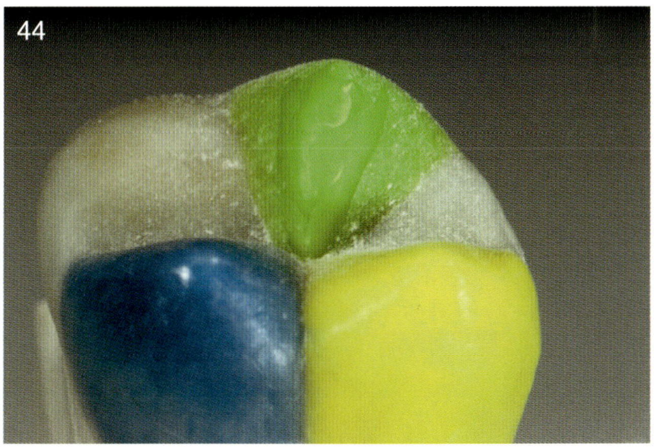


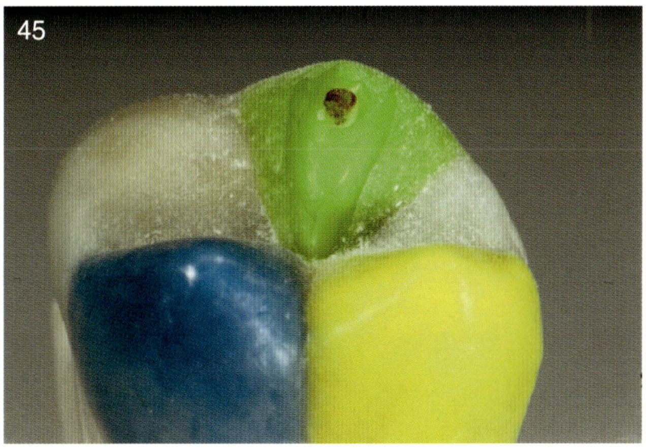


그림 3-44, 3-45. 협측의 삼각융기 상에 나타난 최초의 접촉관계의 흔적을 빨간색 사인펜으로 표시했다. 잉크가 마르기 전에 교합기를 닫아서 대합치에 잉크를 묻힌다. 매우 간단하지만 정확한 점검방법이다.

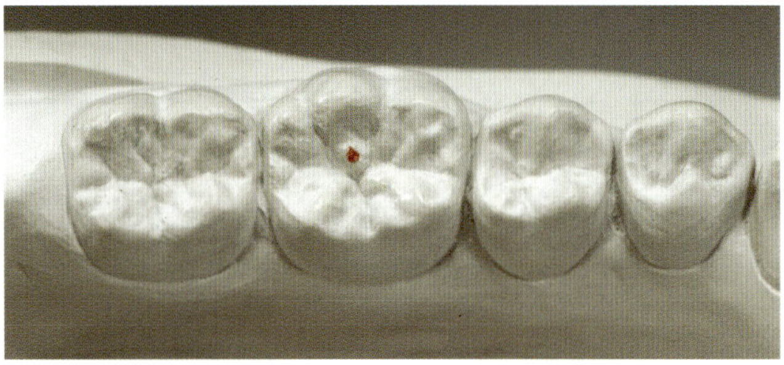

그림 3-46. 원심협측 교두의 rucksack element상에 위치하는 상호적인 No.9 접촉.

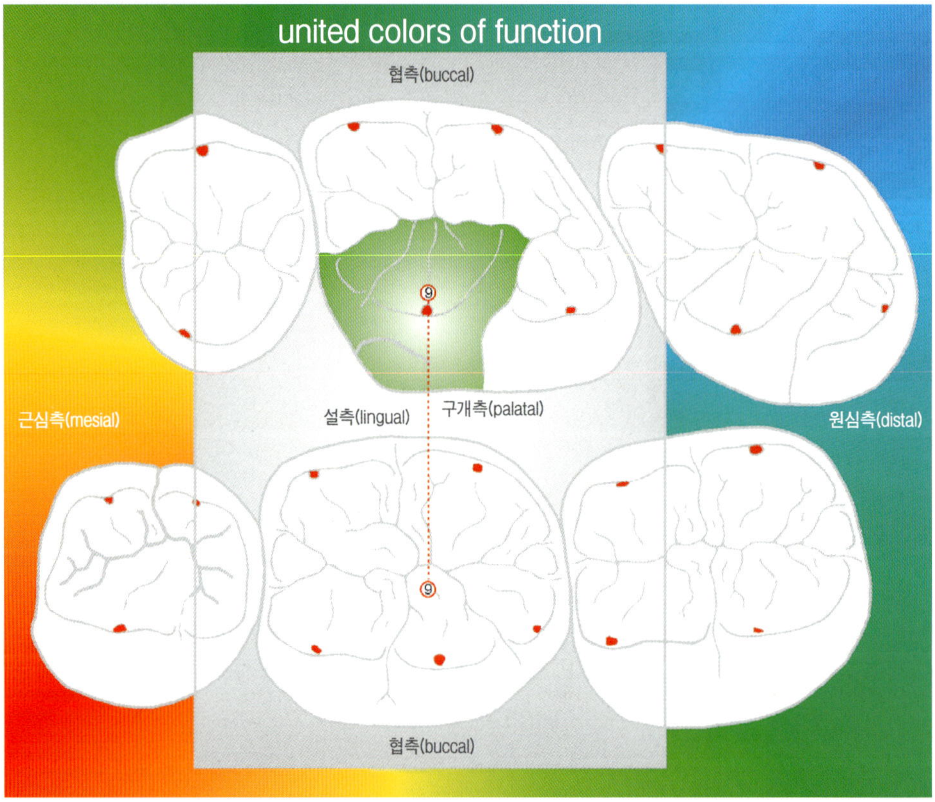


그림 3-47. 첫 번째 상호적 stop 또는 접촉점을 No.9으로 부른다. 상악에서는 이것이 교두정의 바로 아래에 근심구개측 교두의 협측 삼각융기 상에 위치하고 있으며, 하악에서는 원심협측 교두의 rucksack element에 위치한다.

에게 별로 중요하지 않는 기능방향은 항상 작은 운동방향으로 표시한다. 위쪽으로, 특히 교두정을 향해 움직이는 기능운동은 모두 긴 선으로 표시한 다음 느낌표를 붙인다. 느낌표의 색상부호는 교합나침반의 색상부호를 그대로 사용한다. 이때 특히 중요한 것으로 밝혀진 기능을 항상 먼저 색상으로 표시한다. 도해(그림 3-50, 3-51)에 stop No.9가 표시되어 있다. 이 stop에는 기능방향 2개가 강조되어 있다는 사실을 분명하게 볼 수 있다. 내측방운동(mediotrusion[녹색])은 접촉점에서 출발해서 근심구개쪽으로 교두정 옆을 지나가지만, 근심구개측 교두가 대합치의 해당부분(하악 제1대구치의 원심협측 교두)과 분리될 때까지 근심측 변연융선까지 조금 더 움직여야 한다. 따라서 이 기능방향에 유의하지 않을 경우 기능적인 근접부위에 장애가 발생할 수 있다. 그러나 조기측방전위(immediate side shift[ISS], 빨간색)는 직접 교두정으로 향한다. ISS는 동적 교합에서 장애요소가 될 소지가 가장 많다. 따라서 빨간색으로 되어 있는 stop No.9의 느낌표에 녹색점을 표시했다. 경고색인 빨간색이 ISS 경계부위를 일상적으로 작업하는 과정에서 내측방운동(mediotrusion)과의 관련을 상기시키고자 하는 것이다.

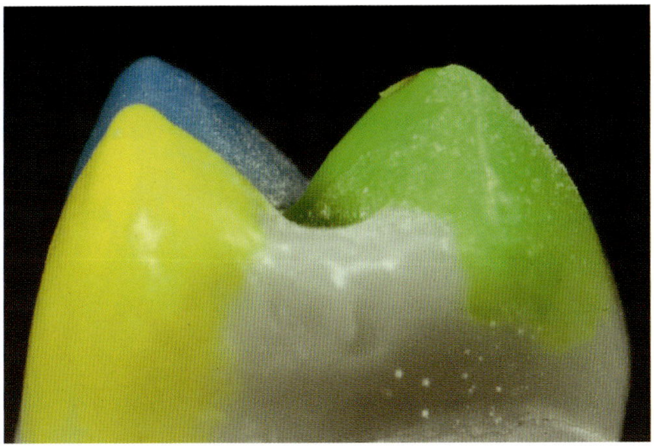

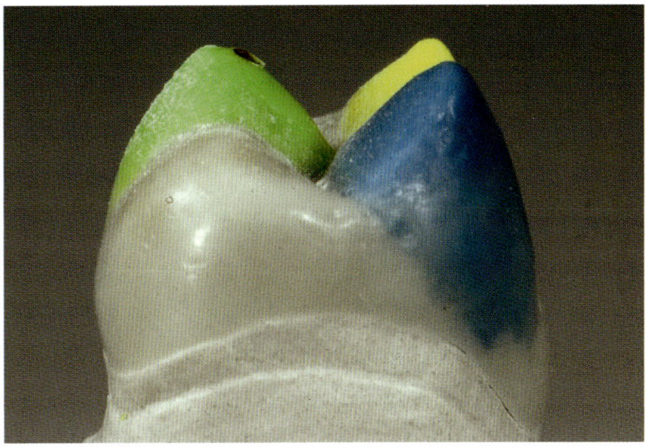

그림 3-48, 3-49. I. 구획의 협측 삼각융기 상에 교두정 바로 아래에 위치한 No.9 접촉점의 흔적을 근심측과 원심측에서 바라본 모습.

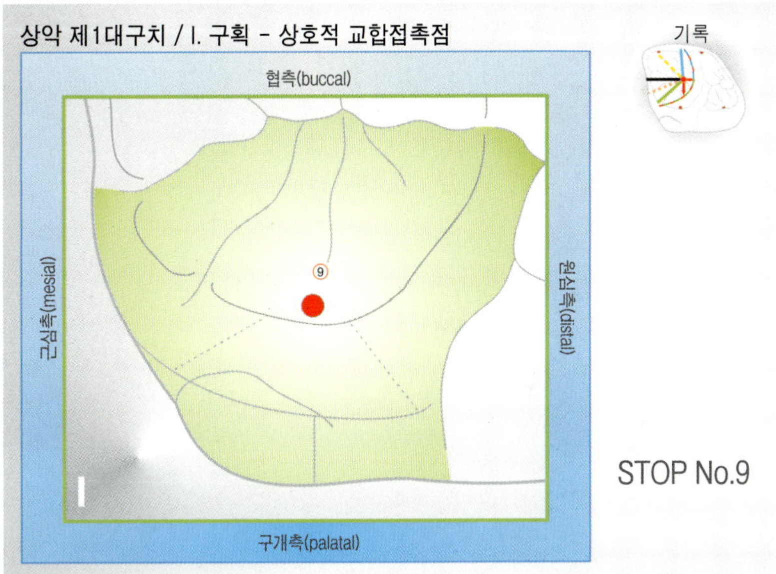


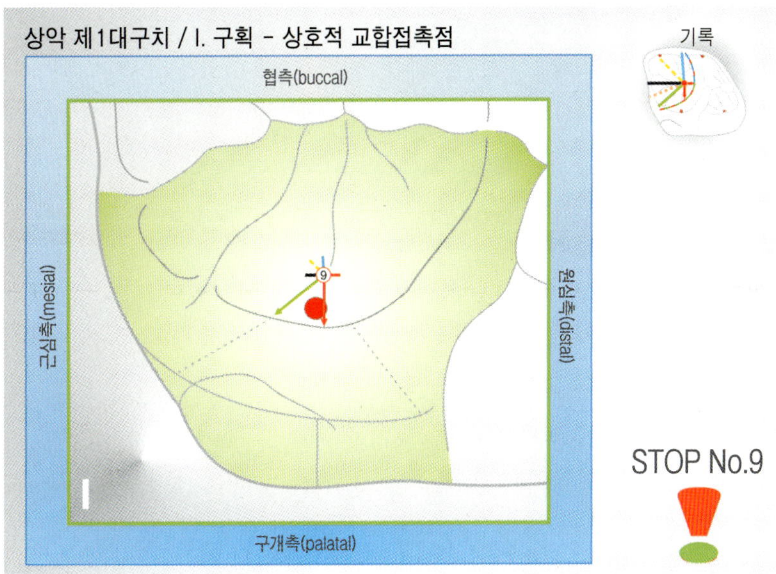


그림 3-50, 3-51. I. 구획의 도해에 stop이 No.9로 표시되어 있다. 교합나침반을 이용해서 이 stop으로부터 어떤 기능방향을 특히 고려해야 하며 조절해야 하는지를 분석할 수 있다. 나침반은 항상 완전하게 표시하지만 방향에 따라서 그 길이를 다르게 표시한다. 이를 통해 어느 기능이 해당 stop에서 중요하거나 중요하지 않은지를 구분한다. 짧은 것은 중요하지 않으며, 이 stop에서 긴 것은 ISS와 결합해서 일어나는 내측방운동(mediotrusion)을 나타낸다. 느낌표는 교합나침반에 준해서 색상부호로 표시한다.

### *3. 근심측 변연융선*

근심구개측 교두의 근심측 부분은 전체적으로 보아서 볼록한 형태가 아니라, 가운데에 커다란 공간이 있어서 오목한 부위를 이루고 있다.

근심측 변연융선은 교두정에서부터 근심측으로 지나가며 대략 중간쯤에서 열구에 의해 중단된다. 이 열구는 원심협측 방향으로 중심와를 향해 이어진다. 이 열구가 근심측 변연융선을 이어서 나오는 커다란 근심측 보조융기(그림 3-41, III 및 III.1 위치 참조)로부터 단절시켜서 교두정이 근심구개측으로 드나들 수 있는 진입로를 형성한다(그림 3-52~3-56). 이런 이유 때문에 근심측 보조융기를 가장 먼저 만들어 준다.

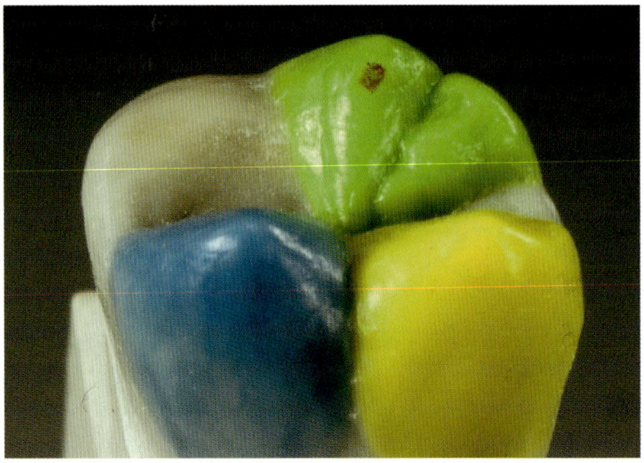

그림 3-52. 이어서 이 구획에서 큰 근심측 보조융기를 만들어주기 시작한다.

치과기공 마이스터인 *Heinz Polz*†에 의거한 교합개념에서는 I. 구획의 커다란 근심측 보조융기를 퇴화요소라고도 부른다. 이 점은 구성형태론 측면에서는 경우에 따라 맞는 말이기도 하지만, 거기에서 발달해온 기능형태론 측면에서 본다면 이 보조융기 상에 기능면이 생겨났다(그림 3-57, 3-58).

열구는 분쇄되어서 잘게 분해된 음식물이 흘러나갈 수 있게 해준다. 일반적으로 열구와 그와 연결된 사면 사이에 상호작용이 일어난다고 할 수 있다. 열구가 중심와 방향으로 나있는 경우에는 그 깊이가 더 깊고 따라서 사면도 더 경사가 심하다. 반대 방향으로 난 경우에는 사면의 경사가 낮고 열구도 얕은 홈의 형태를 띠게 된다.

소량의 왁스를 사용해 근심측 변연융선을 열구까지 wax-up하고, 이어서 근심구개(mesiopalatal)측 교두의 근심구개(mesiopalatal)측 사면을 절단한 부분이 다시 메워지지

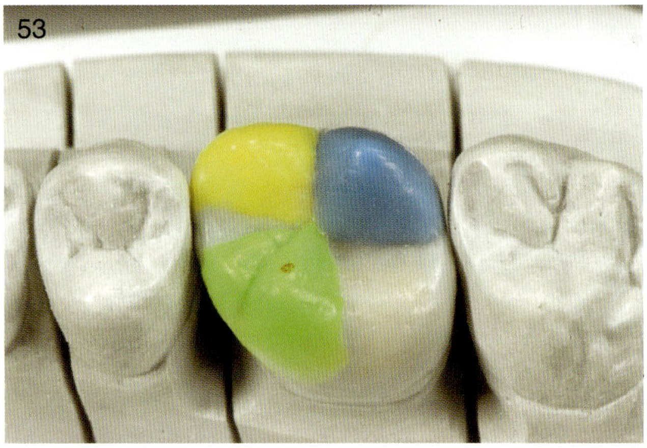

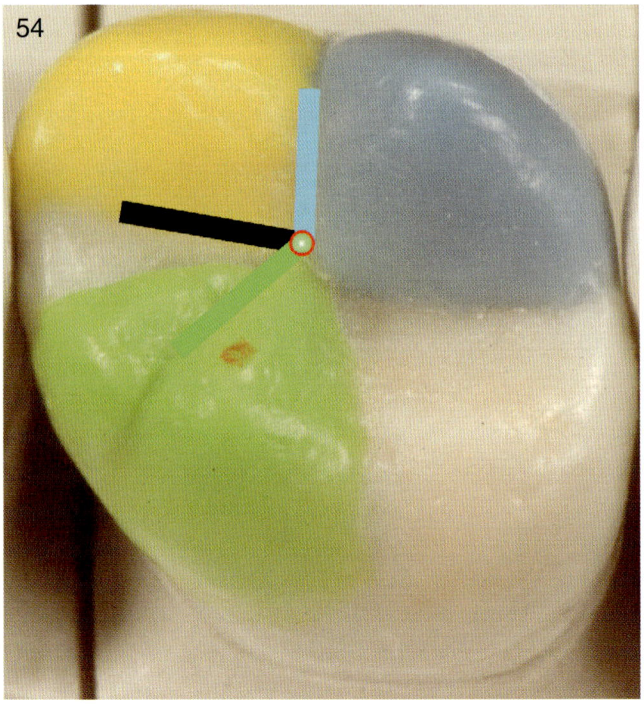

그림 3-53, 3-54. 근심측 보조융기와 기본요소를 분리시킴으로써 오목한 형태가 만들어진다.

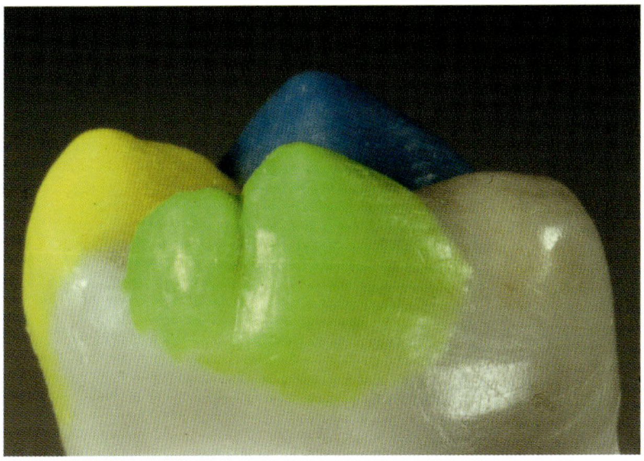

그림 3-55. 내측방운동(mediotrusion)이 "드나드는 진입로"를 근심구개측에서 바라본 모습.

않도록 유의해서 완성한다. 그림 3-57과 3-59에 이 보완과정이 잘 나와 있다.

제대로 형성함으로써 이 근심구개(mesiopalatal)측 사면 위에 다음 접촉이 일어나야 한다. 이것과 상호적인 것은 하악 제1대구치의 근심설측 교두의 rucksack element이다(그림 3-60, 3-61). 이 큰 교두의 기본요소와 근심측 보조융기 사이에 홈이 있어서 tuberculum carabelli가 형성되게 만든다(그림 3-62, 3-63). 이 tubercle은 항상 존재하는 것이 아니기 때문에 항상 논란의 여지가 되곤 한다. 학술적으로도 이 근심구개측 부위의 의미와 가치에 대한 명확한 언

56

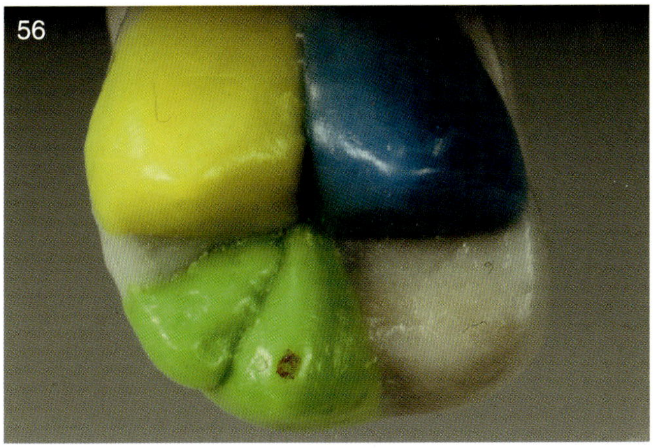

57

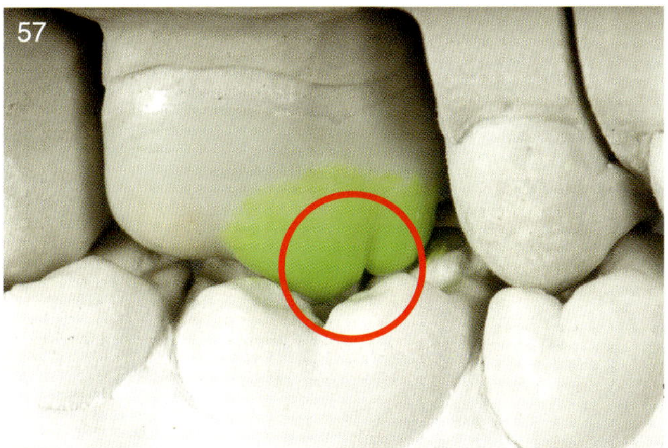

58

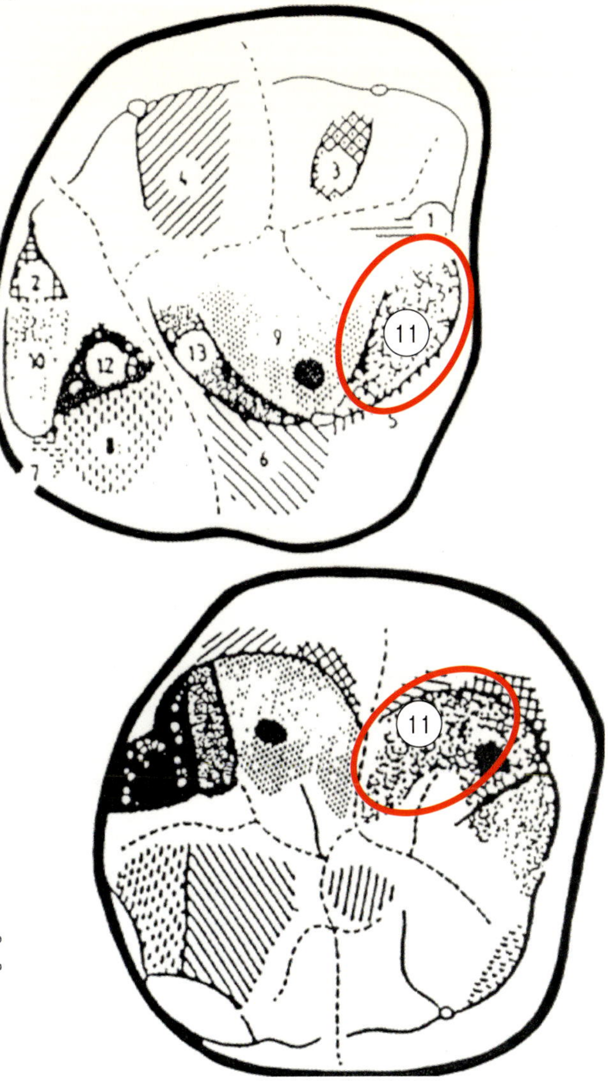

Prof. Dr. Wolfgang Maier

그림 3-56~3-58. 근심측 보조융기는 구성형태론적으로 아직 대합치와 접촉하지 않는다. 거기에서 발달한 기능형태론적으로는 내전측방운동(medioprotrusion) 시의 균형측에서 기능면 No.11이 하악 제1대구치의 근심협측 교두와 상호적으로 작용한다.

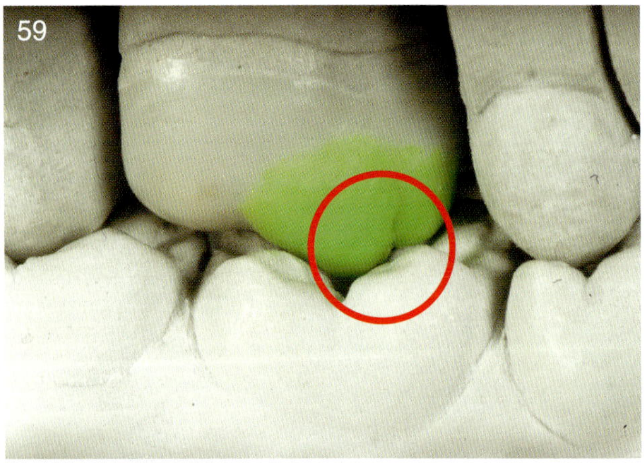


그림 3-59. 근심구개측 사면을 완성하면 두 번째 stop이 생긴다.

급이 없는 상태이다. 그림 3-64에는 stop No.9과 No.5을 교합면 쪽에서 바라본 모습이 나와 있다.

도해(그림 3-65, 3-66)에서 stop No.5의 경우에는 나침반이 측방운동(laterotrusion)과 후방운동(retrusion)의 선 두 개가 길게 표시되어 있다.

후방운동이 교두정을 향하고 있어서 장애를 일으킬 수 있기 때문에 느낌표는 빨간색, 점은 파란색으로 표시되어 있다. 그림 3-67에는 상호적인 접촉관계가 표시되어 있다.

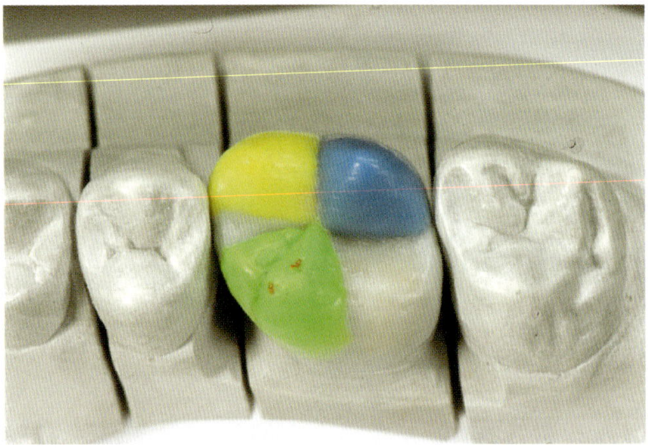
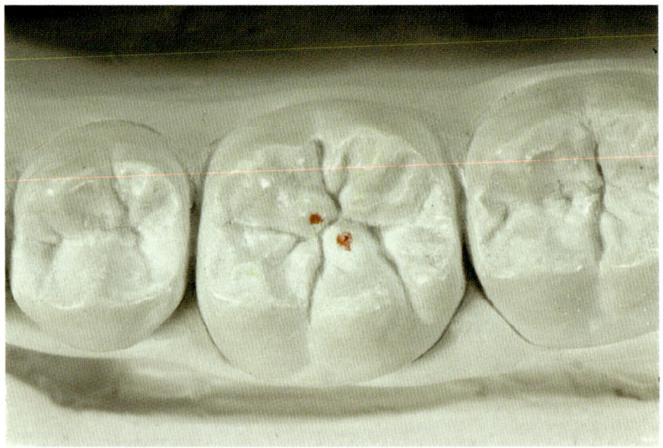

그림 3-60, 3-61. 하악 제1대구치의 근심설측(mesiolingual) 교두의 rucksack element와 상호적으로 상악 근심구개측 교두의 근심구개측 사면 상에 발생하는 두 번째 접촉관계.

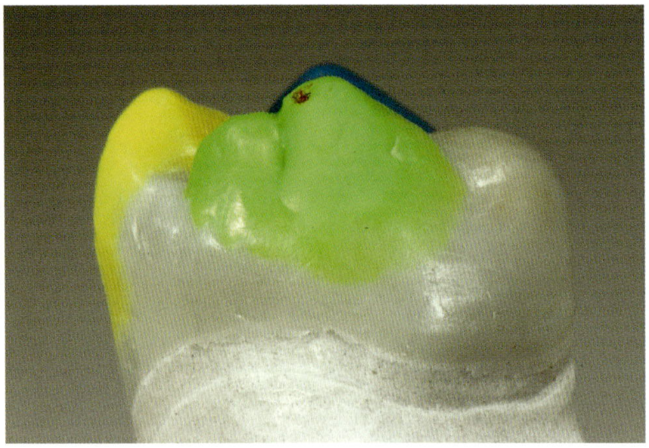
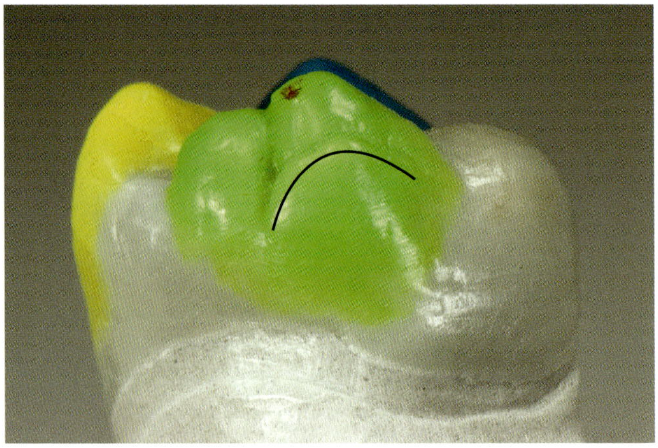

그림 3-62, 3-63. 근심구개측에서 바라본 stop No.5와 tuberculum carabelli(검은색 선)의 wax-up.

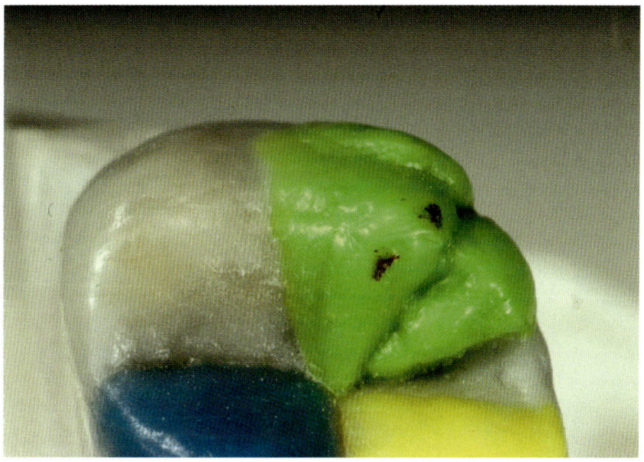

그림 3-64. Stop No.9와 No.5를 교합면측에서 바라본 모습.

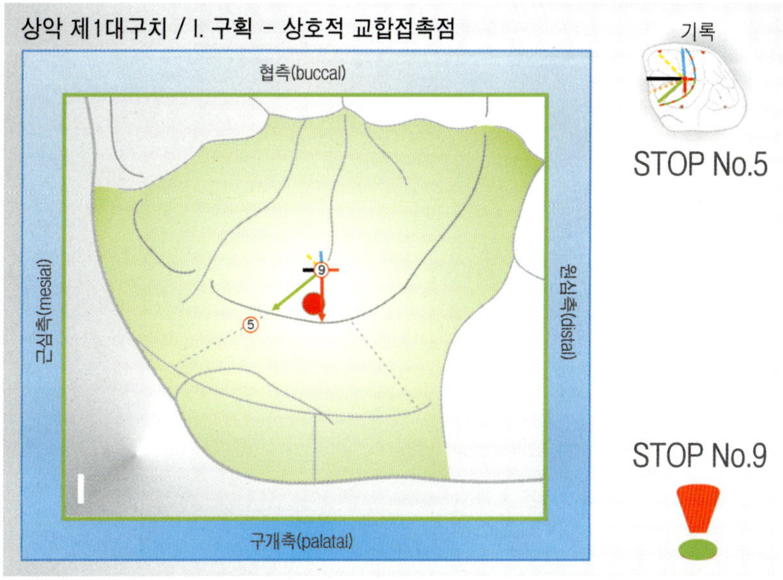


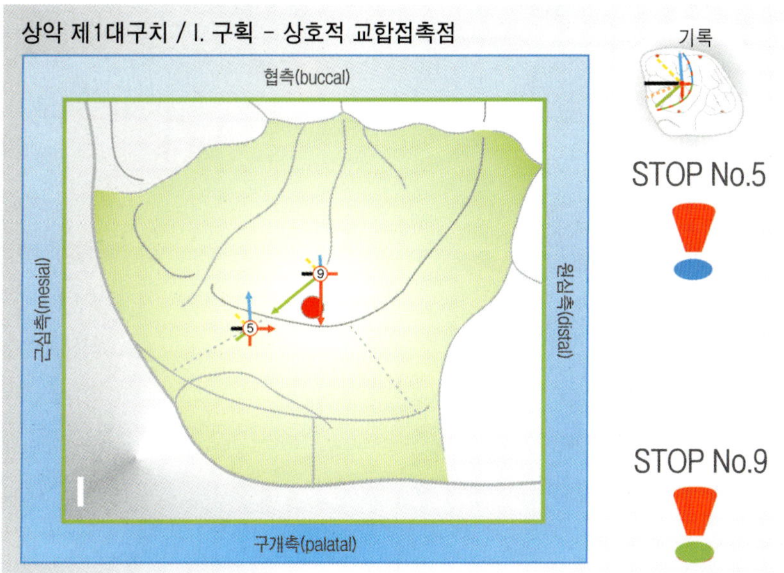


그림 3-65, 3-66. I.구획의 도해에는 두 번째 stop이 No.5로 표시되어 있다. 교합나침반의 도움을 받아 다시 분석했다. 그리고 이 stop의 경우에는 측방운동과 후방운동에 특히 유의해서 점검해야 한다는 사실을 분명히 알 수 있다. 교합나침반의 색상부호에 의거해서 느낌표도 색깔로 표시되어 있다. 느낌표 둘 다 빨간색이며, 하나는 녹색 점으로, 다른 하나는 파란색 점으로 표시되어 있다. 이 두 주기능 방향에는 ISS나 후방운동(retrusion)이 있을 수 있다.

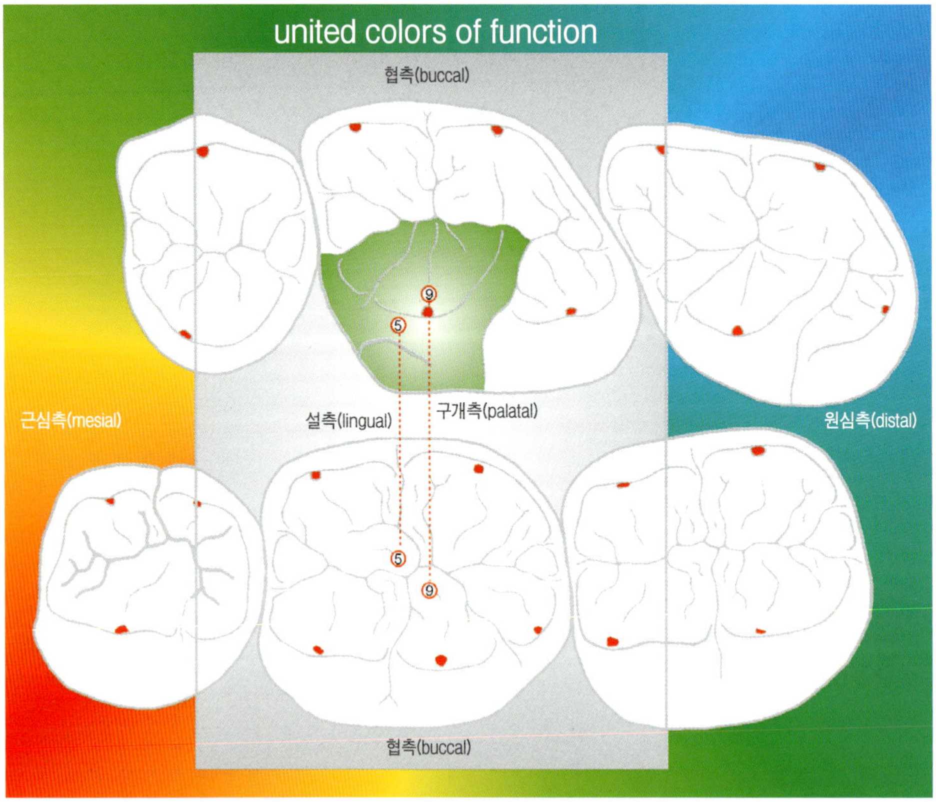


그림 3-67. 두 번째 상호적인 stop 또는 접촉점은 No.5로 표시되어 있다. 상악에서는 이것이 근심측 변연융선의 바로 아래에, 근심구개측 교두의 근심구개(mesiopalatal)측 사면 위에 위치하며, 하악에서는 근심설측(mesiolingual) 교두의 rucksack element상에 위치한다.

### *4. 원심측 변연융선*

I. 구획의 원심측 변연융선과 원심측 보조융기를 wax-up 함으로써 기본요소를 완성한다.

변연융선은 교두정에서 시작해서 원심측으로 향하며, 가벼운 원호를 그리며 협측을 향해 치아로 들어가서 원심측 보조융기 위를 지나간다. 이 구획의 원심측 보조융기는 "crista transversa"라는 이름으로 불리기도 한다. II. 구획으로 연결되는 높이는 현재 단계로서는 단순한 기준값에 지나지 않으며, II. 구획을 wax-up하면서 수정하게 된다. Crista transversa의 형태(그림 3-79 참조)는 지붕처럼 양변이 같은 것이 아니라 근심측 사면이 마치 산악처럼 원심구개(distopalatal)측 교두로 급경사를 이루고 있는 원심측 사면보다 경사도가 낮다. 이로 인해 원심측 변연융선에서부터 원심측 보조융기를 지나 중심와 방향이 아니라 파란색 구획의 교두정 방향으로 지나가는 예리한 모서리가 형성된다. Crista transversa로부터는 작은 들보형태(그림 3-68)가 II. 구획과 접하면서 근심측으로 중심와를 향해 점차적으로 낮아지는 형태를 가진다.

원심구개측 사면에 소량의 왁스를 첨가하고 나면 I. 구획의 최종 접촉점이 형성된다(그림 3-69).

새로 첨가한 왁스의 인상 내에 위치해야 한다(그림 3-70~3-73). 이상적인 위치는 빨간색 사인펜으로 표시하고 불필요한 나머지 부분은 다시 삭제하면 된다. 대합치에서는 이 접촉이 대략 협측 삼각융기의 가운데쯤에 위치한다. 이 상호적인 접촉 또는 stop이 No.6이다. 이 stop을 와에 좀 더 가까이 위치시킬 경우 상악의 stop은 변연융선 쪽으로 높이 자리잡게 된다. 이렇게 되면 기능경로가 상악에서는 짧게 되고 하악에서는 매우 길어지게 된다. 반대로 stop을 하악에서 교두정 가까이에 위치시키면 상악에서는 stop이 원심구개(distopalatal)측 사면 상에서 훨씬 아래쪽으로 이동하게 되며, 이로 인해서 기능경로가 길어지게 된다. 따라서 이 접촉점이 삼각융기의 가운데에 오게 해서 기능경로의 길이가 균등하게 분배되도록 하는 것이 이상적이다(그림 3-74).

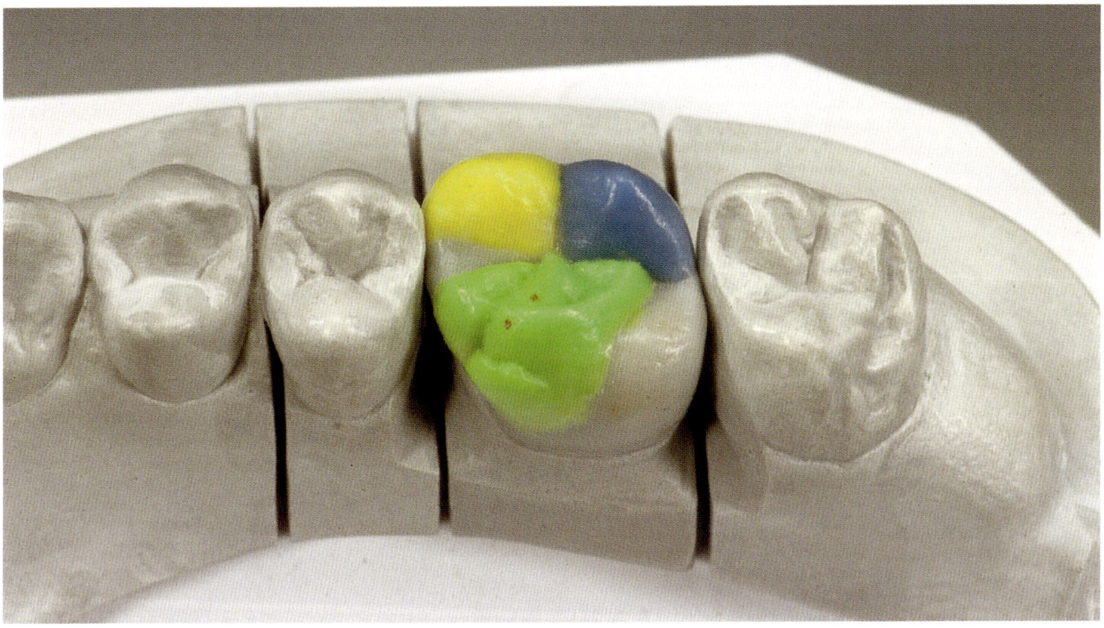

그림 3-68. 원심측 변연융선과 원심측 보조융기가 포함된 I. 구획의 원심측 부위의 기타 구조.

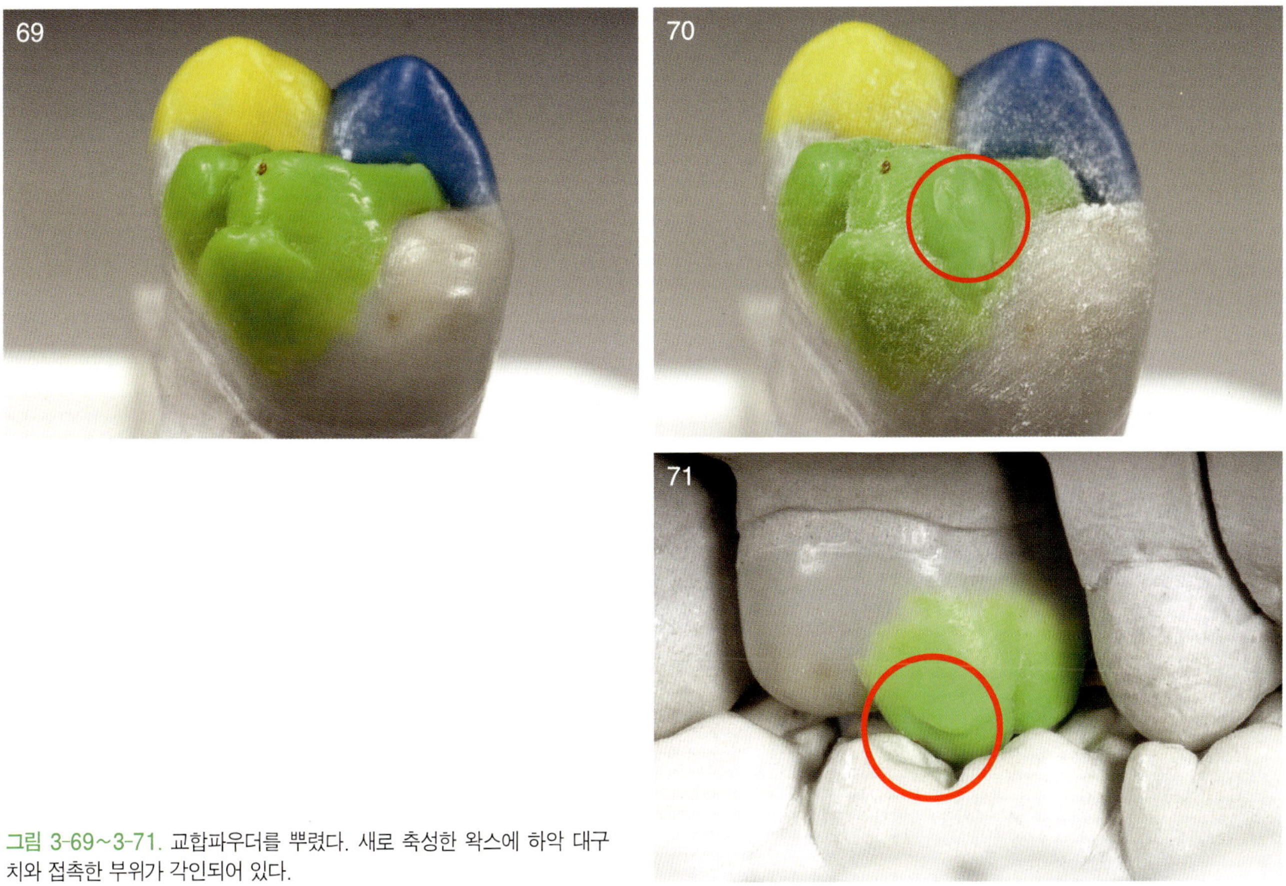


그림 3-69~3-71. 교합파우더를 뿌렸다. 새로 축성한 왁스에 하악 대구치와 접촉한 부위가 각인되어 있다.

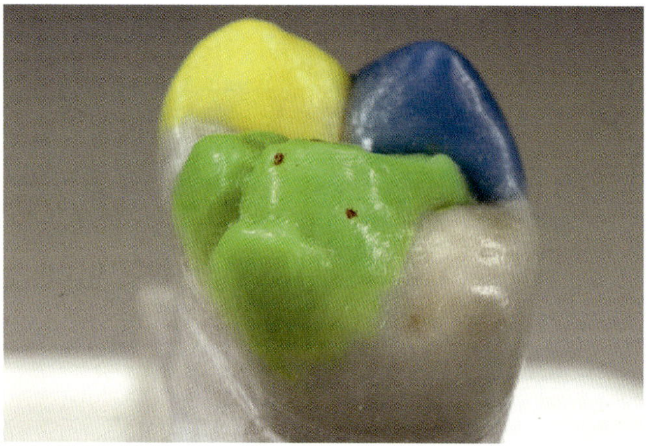
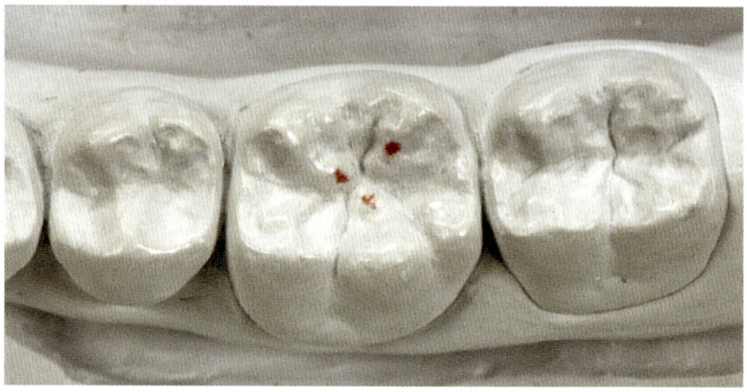

그림 3-72, 3-73. 빨간색 변연융선으로 이상적인 접촉위치를 표시했다. 인상의 나머지 부분은 다시 삭제했다. Stop이 대합치에서 III. 구획의 협측 삼각융기 상에 이상적으로 위치하고 있다.

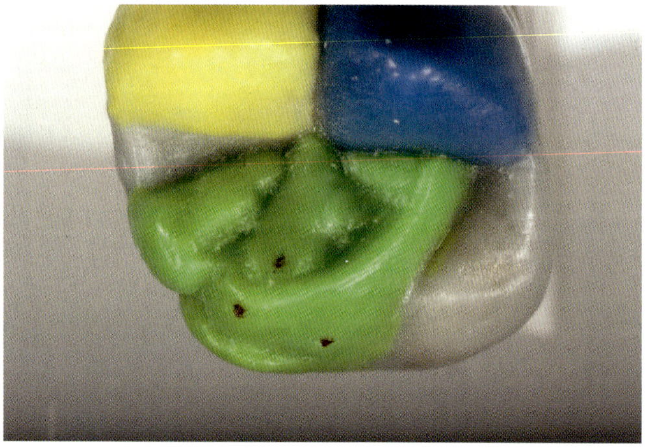

그림 3-74. Stop이 모두 갖추어진 완전한 I. 구획의 교합측 모습.

도표(그림 3-75, 3-76)에는 이제 접촉점이 완성되어 있다. Stop No.6에서는 교합나침반의 도움으로 기능방향이 특히 분명하게 표시되어 있다: 전측방운동(lateroprotrusion). 이 기능방향은 stop에서 교두정으로 직접 향한다.

따라서 이 기능방향에는 교합나침반의 색상부호에 따라 노란색의 큰 느낌표가 포함되어 있다. 전측방운동(lateroprotrusion)의 개념에는 측방운동(laterotrusion[파란색])과 전방운동(protrusion[검은색])의 두 개념이 포함되어 있다. 따라서 노란색 느낌표는 항상 파란색 느낌표와 검은색 느낌표를 동반한다. 원심구개측(distopalatal) 부위의 구조와 치아배열 등에 따라서 각 기능방향의 우세 정도는 달라진다. 그리고 전측방운동(lateroprotrusion)의 영향을 받는 대구치의 다른 부위에서도 이 세 가지 느낌표는 항상 함께 한다.

원심측 부분을 매우 단순하게 형성하는 경우가 많다. 하지만 자연치에서 이 부위를 관찰해보면 원심측 변연융기와 critsta transversa의 모서리가 오목한 형태를 이루고 있으며, 이에 반해 critsta transversa의 뒤에 위치한 깊은 열구의 형태는 볼록하다는 것을 알 수 있다. 이 부위를 이와 동일하게 형성할 경우 이 구획이 우아할 뿐만 아니라, 동시에 장소가 협소해서 너무 작게 되기 쉬운 원심구개(distopalatal)측 교두에 더 많은 공간을 할애하게 된다(그림 3-77~3-80).

그림 3-81에는 지금까지의 I. 구획의 모든 접촉관계와 이에 속하는 stop들이 요약되어 나와 있다.

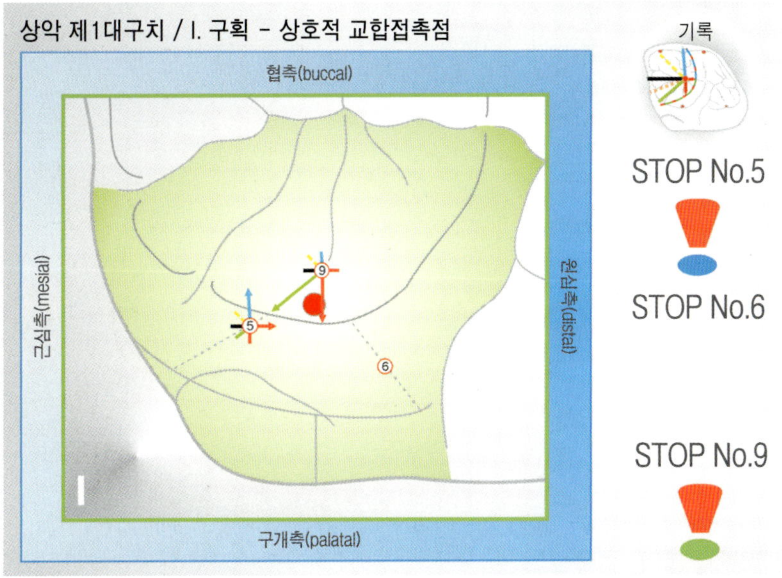


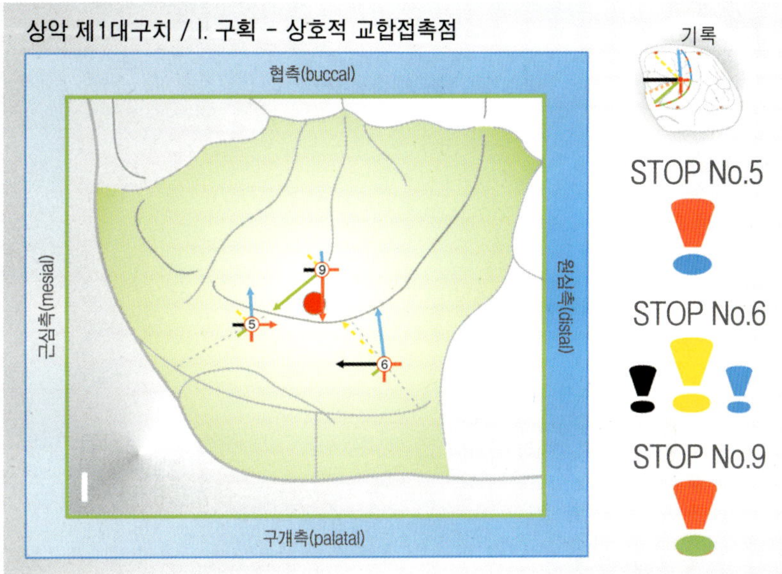


그림 3-75, 3-76. 세 번째 stop인 No.6와 I.구획이 더 불어 완성되었다. 교합나침반을 이용해서 다시 분석해 본 결과, 전측방운동(LPT) 기능방향이 교두정을 직접 향하고 있음을 알 수 있다. 교합나침반의 색상부호에 따라 이 느낌표는 노란색으로 표시한다. 파란색과 검은색의 느낌표는 항상 함께 한다. 치아의 구조와 위치에 따라 이들이 기능에 어느 정도 영향을 미친다.

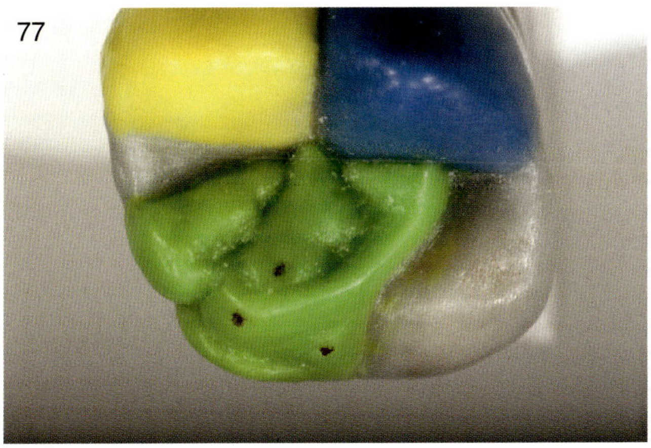


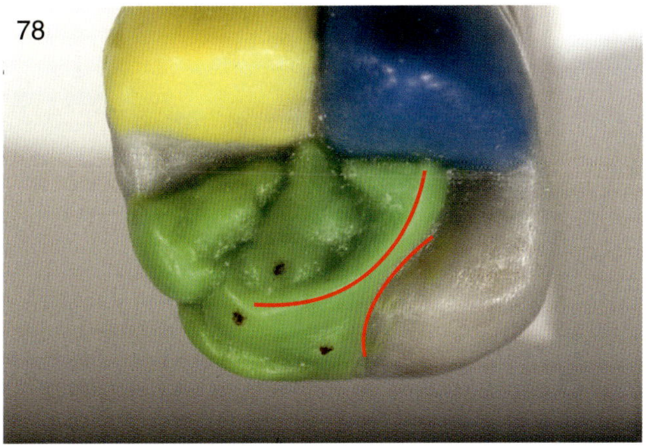


그림 3-77, 3-78. 원심측 변연융선의 모서리와 crista transversa는 오목한 형태를 가지며, 그 뒤에 깊숙이 위치하고 있는 열구의 진행방향과 상빈된다.

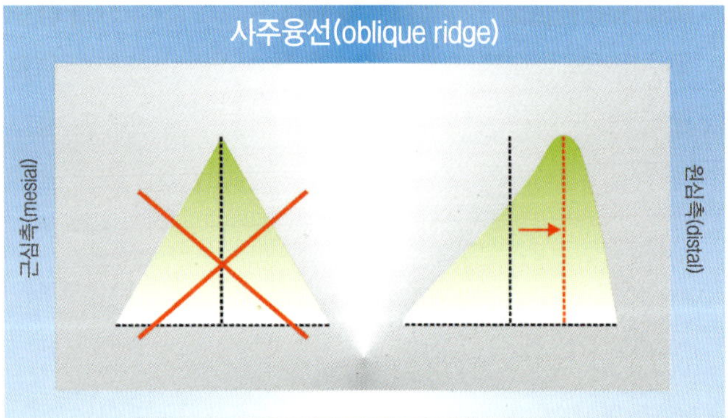


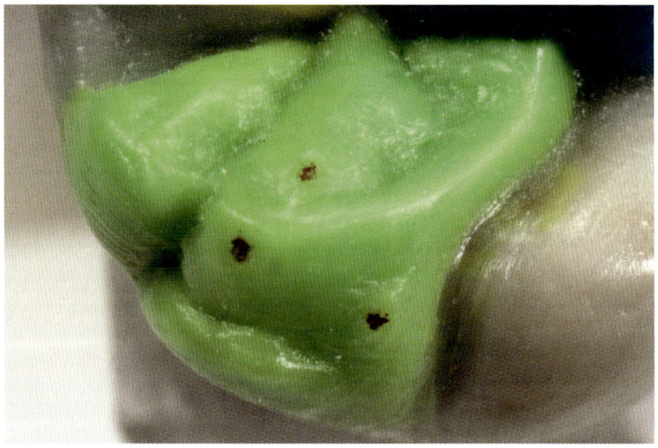

그림 3-79, 3-80. 사주융선(oblique ridge) 바로 원심측 부분의 형태를 올바르게 형성되면 자연의 본보기와 손쉽게 비교된다.

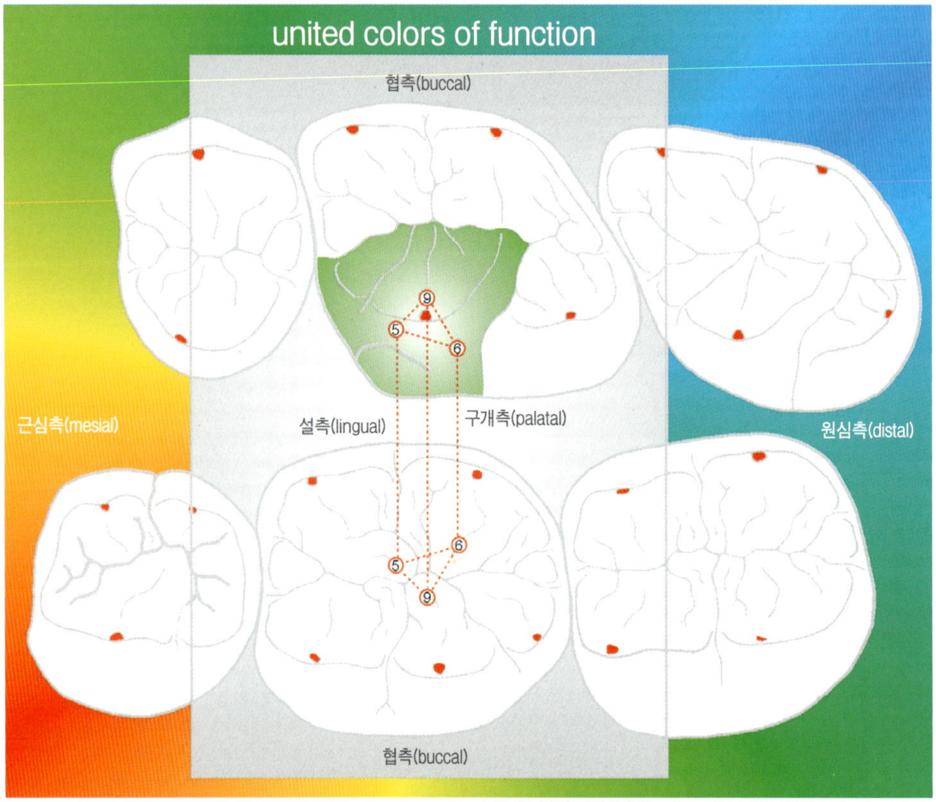


그림 3-81. 세 번째 상호적 stop 또는 접촉점은 No.6으로 부른다. 이 점은 상악에서는 근심구개측(mesiopalatal) 교두의 근심구개측 사면 상에 stop No.5보다 약간 더 아래에 위치하며 하악에서는 원심설측(distolingual) 교두의 삼각융기 상에 위치한다.

## II. 구획 - 원심협측(distobuccal) 교두

이 구획의 각 요소는 그림 3-84에 나와 있다.

Wax-up의 작업 단계:

### *1. Metaconus(파란색)*

위치와 구조는 I. 구획에서와 마찬가지로 이미 완료되어 있다. 그 밖의 구조는 중요한 구성요소에서부터 시작한다 (그림 3-82, 3-83).

### *2. 협측 삼각융기*

삼각융기와 rucksack element의 두 요소로 이루어져 있다. 삼각융기는 교두정으로부터 거의 직선으로, 구개 방향으로, 치아 속으로 불거져 있으며, critsta transversa와 연결되어 위치하고 있다. 녹색과 파란색 사이에 약간의 높이를 수

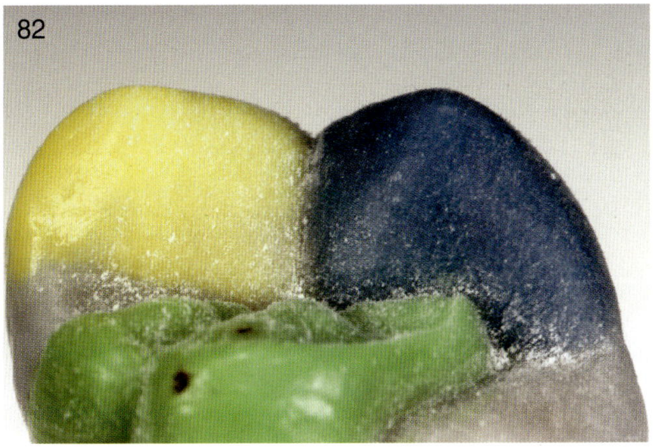


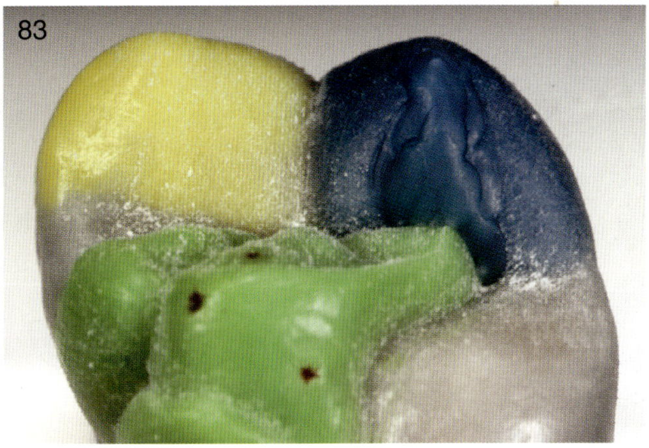


**상악 제1대구치**

II. 구획-원심협측(distobuccal) 교두

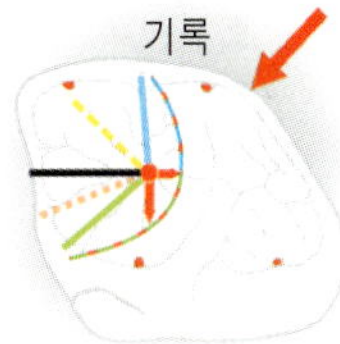


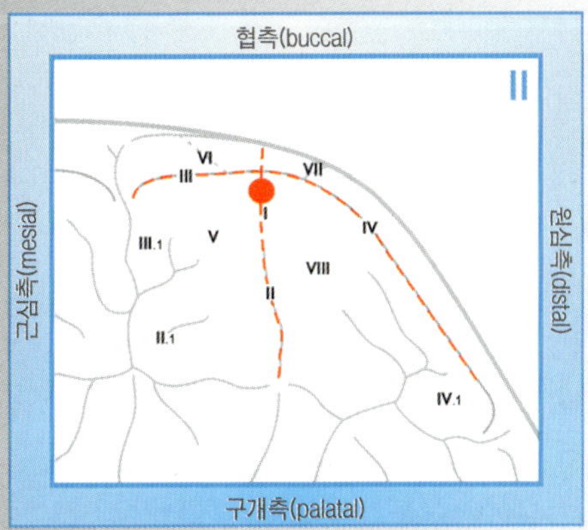


**기본요소**

I. Metaconus

**구성요소**

II. 구개측 삼각융기
II. 1 Rucksack element
III. 근심측 변연융선
III. 1 근심 보조융기
IV. 원심 변연융선
IV. 1 원심 보조융기

V. 근심구개측 사면
VI. 근심협측 사면
VII. 원심협측 사면
VIII. 원심구개측 사면

그림 3-82~3-84 II.구획을 기본요소와 구성요소로 구분한 그림. 시작은 그림 3-83에서 볼 수 있듯이 항상 가장 중요한 구성요소인 삼각융기부터 한다.

정하는 작업은 거의 대부분 필요하다. 하지만 I.구획과 II.구획 사이에 열구는 존재하지 않고, 이 둘이 연결되어서 중심와의 원심측 가장자리를 형성해서 분쇄된 음식물이 원심측으로 흘러내리는 것을 방지한다.

교합 파우더를 뿌리면 새로 wax-up한 왁스가 기본요소와 뚜렷이 구분된다(그림 3-82~3-84).

제1대구치를 자세히 살펴보면, Payne, Thomas 등에 기술되어 있는 것처럼 주요소(삼각융기)는 있지만 약간 다른 형태를 가진 것을 알 수 있다. 즉, 이 II.구획의 경우에는 삼각융기가 중심와가 아니라 치아 내측을 향하고 있다. 그래야만 중심와에 충분한 여유 공간이 생겨서 rucksack element를 삼각융기로부터 와 방향으로 이동시켜 위치시키거나 wax-up할 수 있다(그림 3-85).

왁스를 너무 과다하게 축성하지 않았다면 교합기를 닫을 수 있을 것이다. 대합치와의 접촉은 rucksack element에서 일어난다. 빨간색 변연융선을 사용해서 상호적인 접촉의 위치가 올바른지를 점검하면 된다. 하악의 제1대구치에는 상호적인 stop No.4가 근심협측 교두나 I.구획의 원심협측 사면 상에 위치한다(그림 3-86~3-89).

이 접촉 위에 다시 교합나침반을 위치시켜 보면 그 위치에 관한 중요한 정보를 얻게 된다(그림 3-90, 3-91). Rucksack element가 뒤편으로 협측 또는 교두정 방향으로 오목한 형태를 가지고 있음으로써 기능적인 인접범위 내에서 장애가 일어나는 것을 방지하기 위한 소위 보호공간이 마련된다. 측방운동(LT)은 약간 근심협측으로, 후방운동(RT)은 원심측으로, 측후방운동(lateroretrusion LRT)은

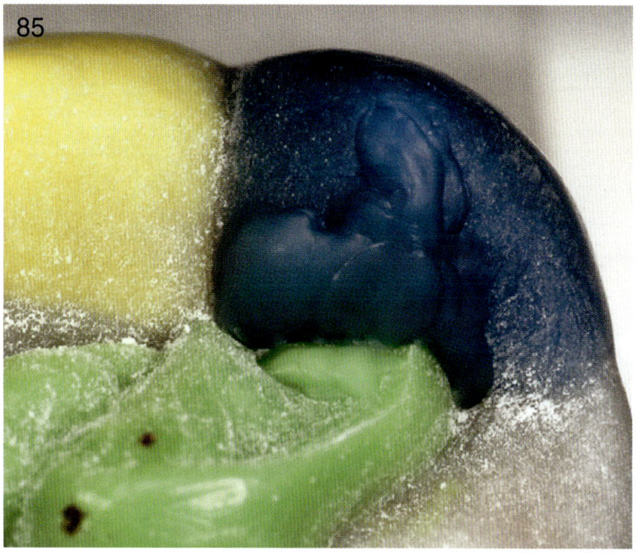


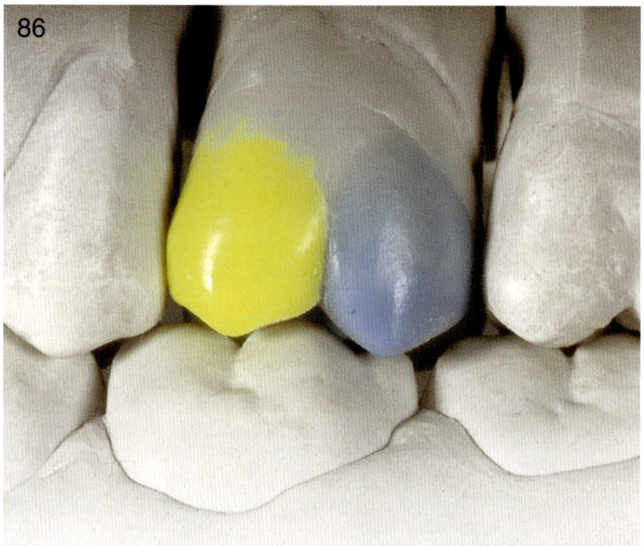


그림 3-85, 3-86. 삼각융기에 rucksack element를 보완했다. 제대로 형성된 경우에 이 위에 II. 구획의 최초 접촉점이 오게 된다.

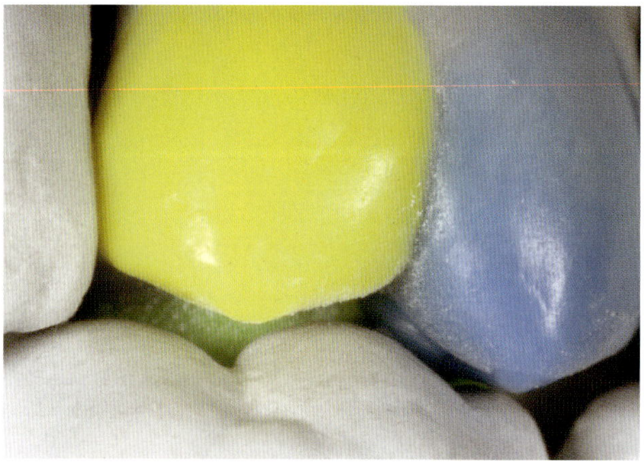

그림 3-87. 원심구개측 교두의 구개측 삼각융기의 rucksack element상에 나타나는 최초 접촉점으로…

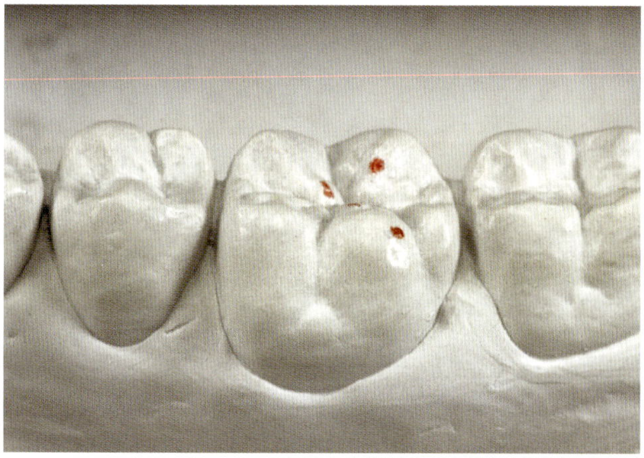

그림 3-88. …하악 제1대구치의 원심협측 교두의 원심 사면과 상호관계를 이룬다.

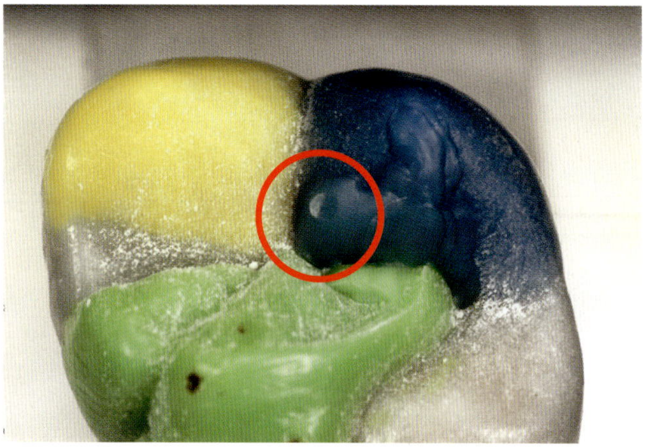

그림 3-89. Rucksack element 상에 대합치와 접촉한 흔적이 있다.

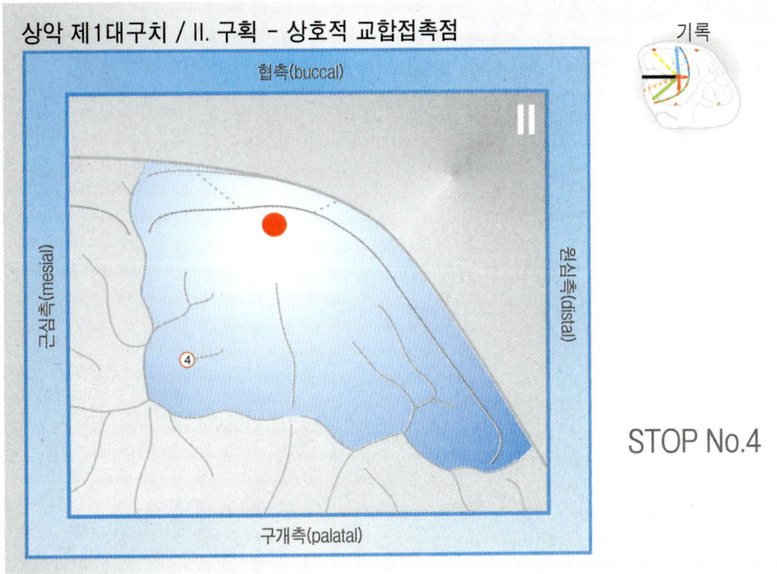


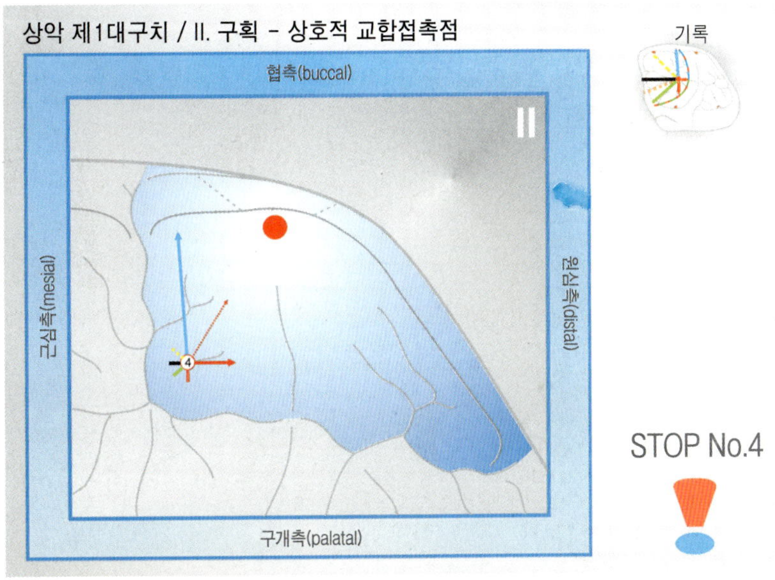


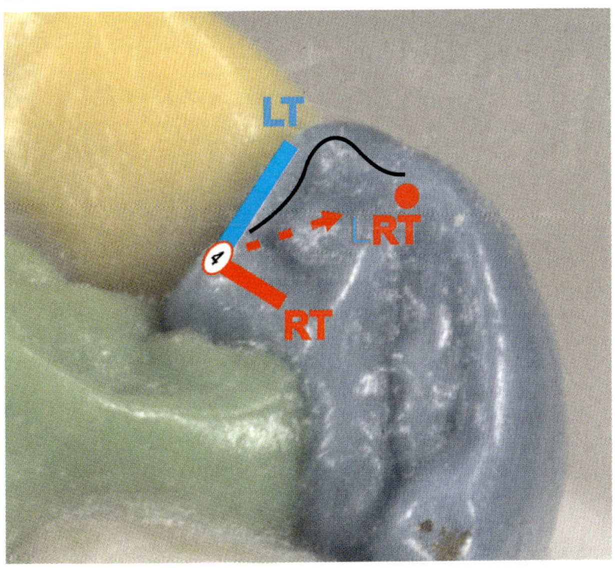


그림 3-90~3-92. II. 구획의 그림에서 첫 번째 stop은 No.4로 표시되어 있다. 교합나침반을 이용해서 다시 위치를 분석한다. 이 stop의 경우에 외측방운동과 후방운동의 기능방향에 특히 유의하고 이를 점검해야 한다. 교합나침반의 색상부호에 의거해서 이 느낌표를 색상 부호화한다(파란색 점을 지닌 빨간색 느낌표). 측방운동의 주기능방향의 경우에는 특히 측후방운동(lateroretrusion), 순수한 후방운동(retrusion), 상후방운동(surtrusive retrusion)이 가능하다

직접 교두정을 향해 진행한다(그림 3-92).

구획의 이 근심구개측 부위와 과두의 한계운동 사이를 연관시키면, 측방운동측(작업측) 상에서 상후방운동(surtrusive retrusion) 또는 후상방운동(retrusive surtrusion)도 가능하다. 이 기능방향의 경우에 상악의 II. 구획의 근심구개측 사면과 하악의 I. 구획의 원심협측 사면 사이의 공간이 제1대구치의 경우에는 위쪽과 아래쪽으로 비교적 협소한 편이다. Rucksack element 뒷부분을 단절시켜주어야만, 즉 근심구개측 부위를 자연치와 마찬가지로 오목하게 만들어 주어야만 기능적인 부위에서 앞에 언급한 기능상의 장애가 일어나지 않도록 할 수 있다. Stop No.4는 파란색 점을 가진 빨간색 느낌표를 가진다. 경고색상인 빨간색은 우리에게 위태로운 한계부위가 있음을 상기시켜준다.

### *3. 근심측 변연융선*

근심측 변연융선은 교두정에서 근심쪽으로 지나가며, 근심측 보조융기 위를 지나서 rucksack element에서 끝난다(그림 3-92의 검은색 선 참조). Metaconus를 제대로 형성한 경우에는 근심구개측 사면은 wax-up할 필요 없이 단지 약간만 손보면 된다.

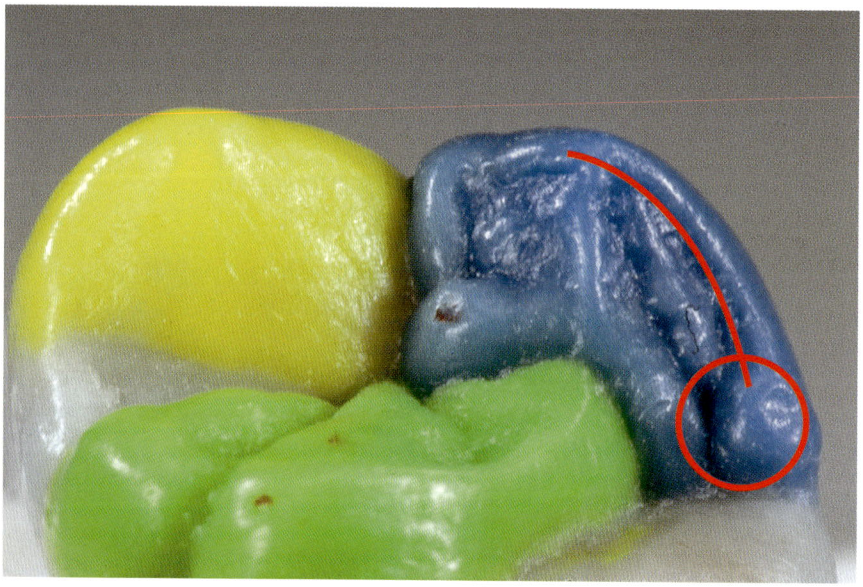

그림 3-93. II. 구획의 원심측 보조융기 상에 나타나있는 stop No.2의 흔적. 원심 변연융기.

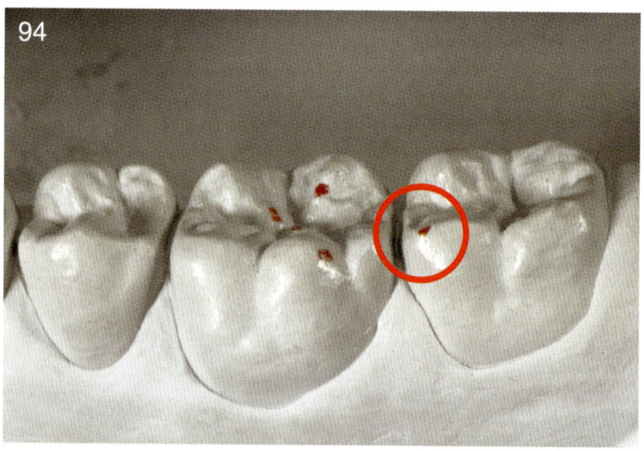


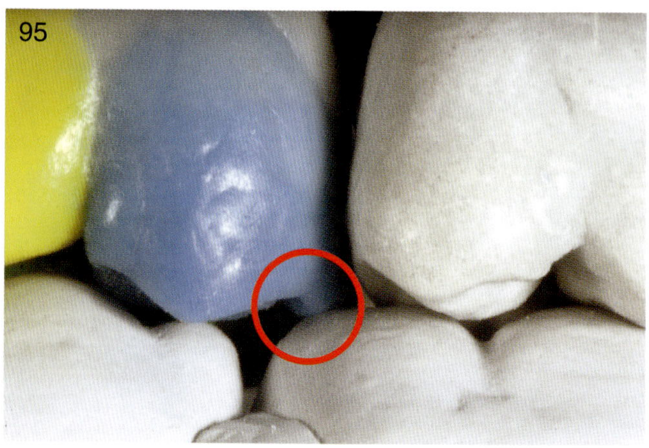


그림 3-94, 3-95. 상호적인 stop No.2는 하악에서 제2대구치의 근심협측 교두의 근심측 변연융선 상에 위치한다.

### *4. 원심측 변연융선*

원심측 변연융선은 가볍게 원을 그리며 원심구개측으로 진행해서 원심측 변연융선을 지나가며, 이 구획의 경우에는 원심측 변연융기라고 부른다(그림 3-93의 빨간색 선 참조).

원심측 보조융기 상에 이 구획의 두 번째 접촉이 일어난다(그림 3-93). 이것이 stop No.2이며 상호적인 stop은 하악 제2대구치의 근심협측 교두의 근심측 변연융선 상에 위치한다(그림 3-94~3-96).

교합나침반이 다시금 이 stop으로부터 이 구획의 원심구개측 사면이 갖추어야 하는 기능적인 요건과 관련해 필요한 정보를 제공한다. Stop No.2는 노란색 느낌표를 가지며, 마찬가지로 검은색과 파란색의 느낌표를 동반한다(그림 3-

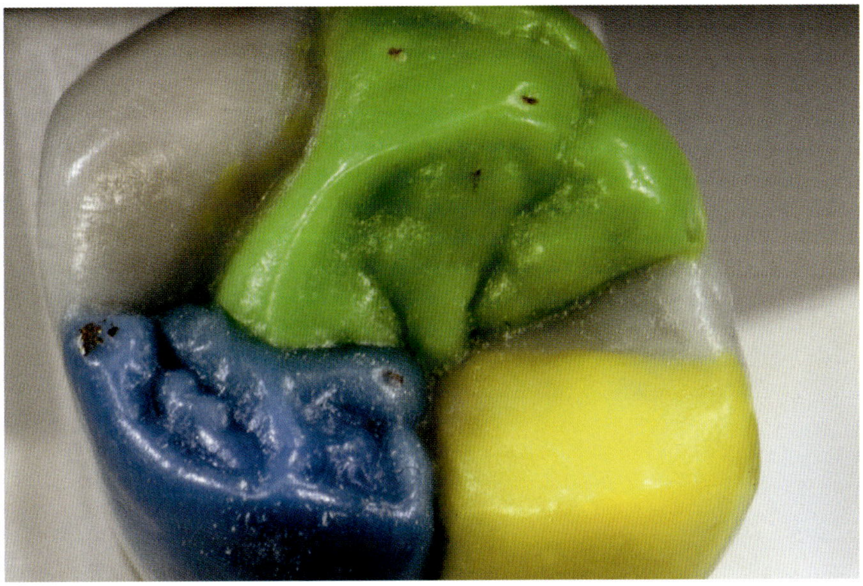

그림 3-96. Wax-up 되어있는 구획 첫 번째 2개의 교합면 모습. Stop No.2를 빨간색 변연융선으로 잘 보이게 표시했다.

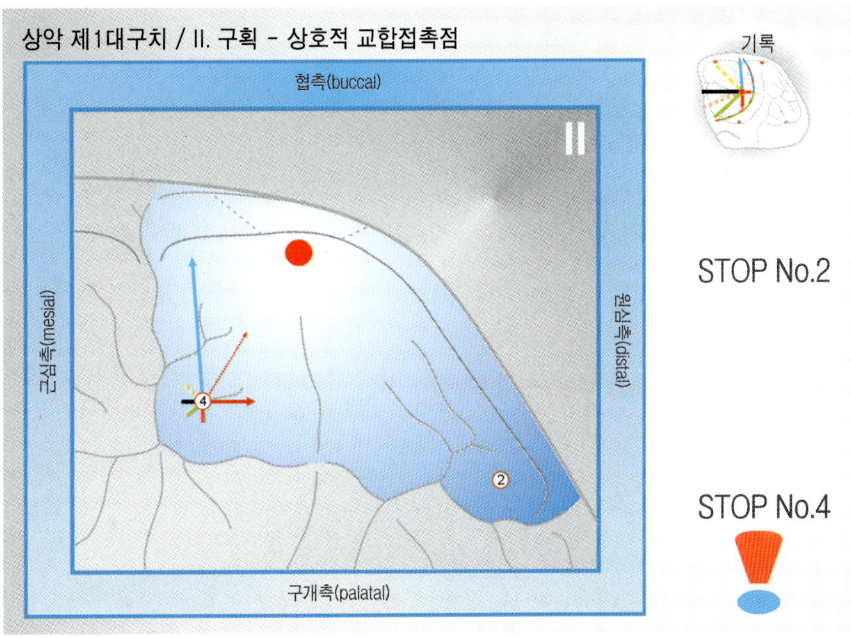


그림 3-97. II. 구획을 원심구개(distopalatal) 측에서 바라본 모습. I. 구획과 II. 구획 사이에는 열구로 나뉘어져 있지 않다. 열구가 있다면 분쇄된 음식물이 원심쪽으로 흘러나갈 수 있을 것이다.

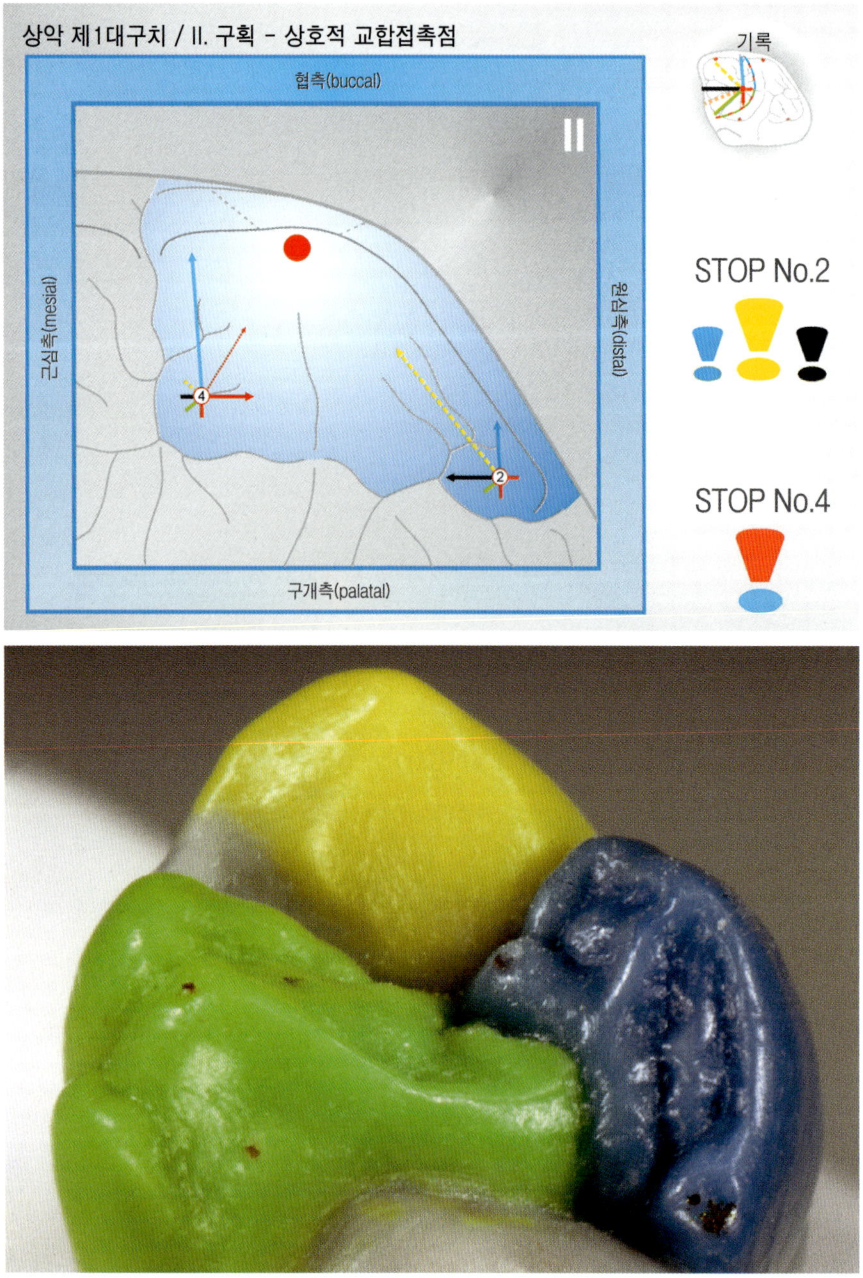


그림 3-98, 3-99. II. 구획의 그림에 stop No.2가 보완되어 있다. 다시금 교합나침반을 이용한 분석을 통해 전측방운동(lateroprotrusion) 기능방향이 직접 교두정을 향하고 있다는 사실을 알 수 있다.
교합나침반의 색상부호에 따라 이 느낌표는 노란색으로 색상부호화되어 있다. 파란색과 검정색의 느낌표 2개가 또 다시 항상 동반하고 있다. 치아의 구조와 위치에 따라 이들이 기능에 어느 정도 영향을 미친다.

97~3-100).

얼핏 보아서 두 번째 구획은 매우 간결하며 볼록한 것처럼 보인다(그림 3-100, 3-101). 하지만 자세히 살펴보면 근심구개측 사면과 원심구개측 사면에 rucksal element가 있으며 이어서 약간 오목하게 생겨 있어서 이미 일부 이에 대해 언급했었던 특정 위험 기능부위를 상쇄시키고 있다는 점을 알 수 있다(그림 3-102).

## III. 구획 - 근심협측(mesiobuccal) 교두

이 구획의 각 요소들은 다시 그림 3-104에 나와 있다.

다음 wax-up 단계:

### *1. Metaconus(노란색)*

위치와 구조는 앞서 완성한 구획과 마찬가지로 이미 완성되어 있는 상태이다. 그 외의 구조는 중요한 구성요소와 더불어 만들기 시작한다(그림 3-102).

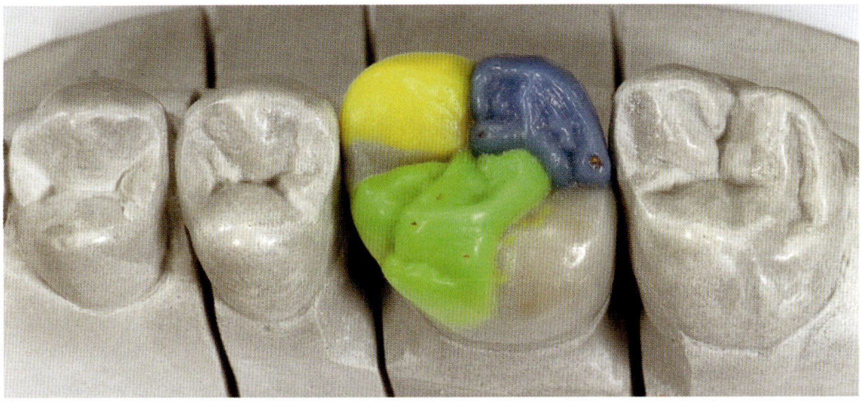

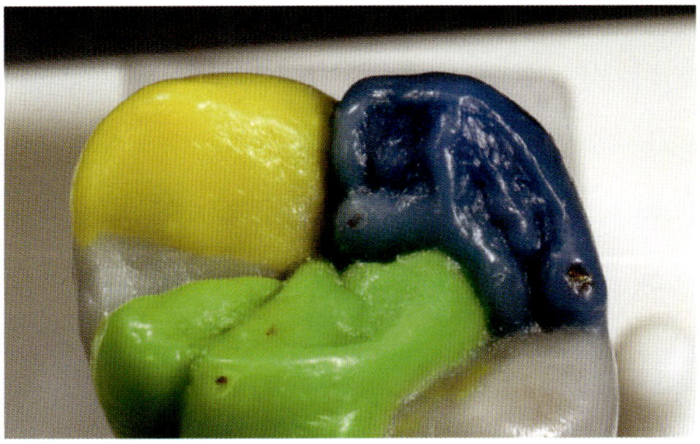

그림 3-100, 3-101. I. 구획과 II. 구획이 완성되었으며 III. 구획을 완성하면 된다.

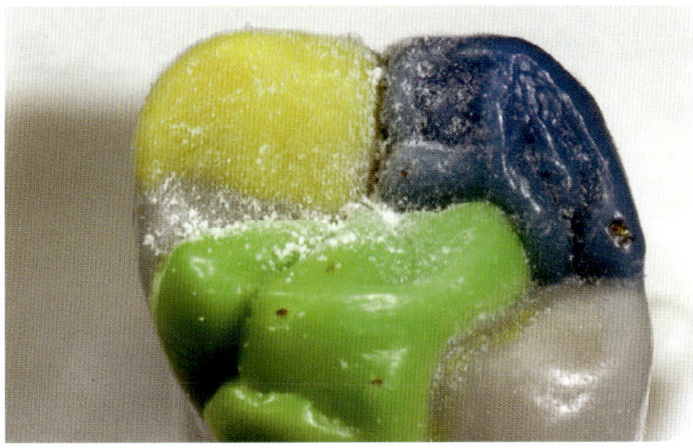

그림 3-102. III. 구획의 교두구조에 교합파우더를 뿌렸으며, 다음 왁스를 축성할 준비가 되어있다.

## *2. 구개측 삼각융기*

근심협측 교두의 구개측 삼각융기는 교두정으로부터 중심와 방향으로 지나가며, 기저가 II. 구획의 rucksack element와 I. 구획의 삼각융기의 아래쪽 시작부분과 연결되어 있다. 그림 3-103에는 III. 구획의 분할에 관한 개관이 나와 있다.

사전에 뿌려 놓은 교합파우더 덕분에 새로 축성하는 왁스가 파우더가 묻은 부위와 뚜렷이 구분된다. 이렇게 함으로써 자신이 하고 있는 작업을 더 잘 확인할 수 있다(그림 3-104). 교합기를 닫으면 No.36 치아의 근심협측 교두의 근심협측 사면과 접촉이 일어나게 된다. 이 그림에서 볼 수 있듯이 대합치와의 접촉한 흔적이 약간 너무 크다. 이제 빨간색 사인펜으로 올바른 위치를 표시하면 된다(그림 3-105). 잉여부분은 다시 삭제한다. 새로 생긴 stop은 No.3이다. 이 stop의 위치에서 전측방운동(LPT)이 가장 중요한 기능방향이다. 이 기능방향은 직접 교두정을 향해 움직이며, 이 구

## 상악 제1대구치

III. 구획 - 근심협측(mesiobuccal) 교두

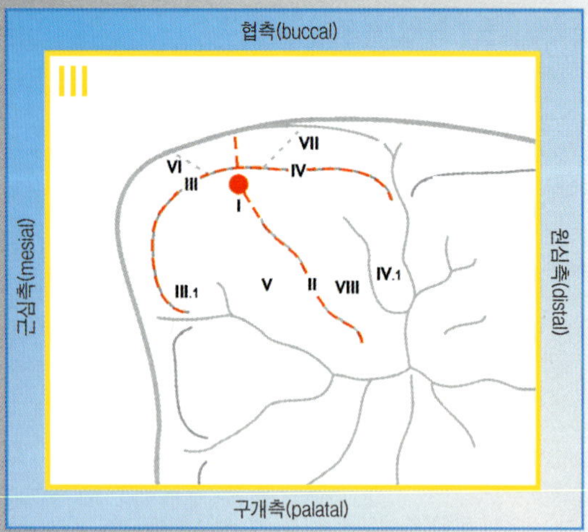


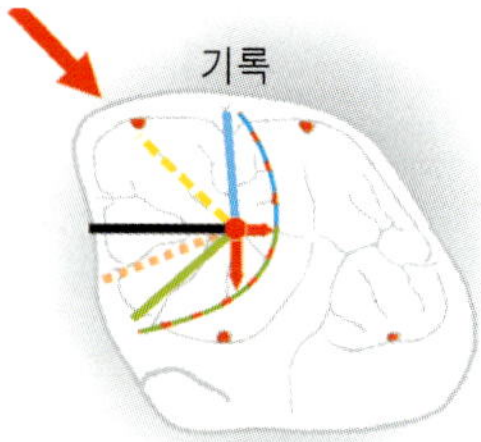


### 기본요소

I. Paraconus

### 구성요소

II. 구개측 삼각융기
III. 근심측 변연융선
III. 1 근심측 보조융기
IV. 원심 변연융선
IV. 1 원심 보조융기

V. 근심구개측 사면
VI. 근심협측 사면
VII. 원심협측 사면
VIII. 원심구개측 사면

그림 3-103. III.구획을 기본요소와 구성요소로 구분한 모습.

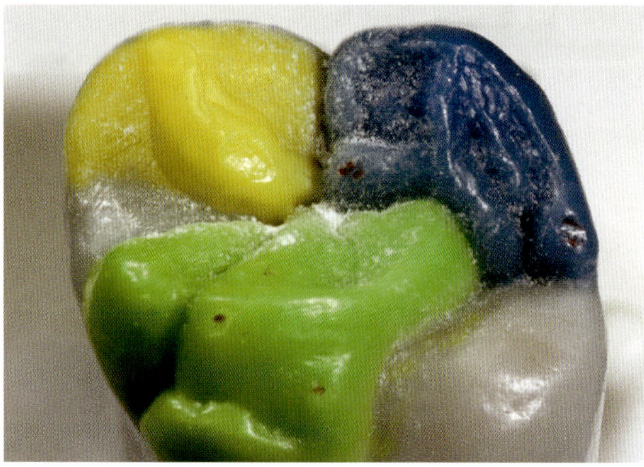

그림 3-104. Stop의 흔적이 나타나 있는 삼각융기.

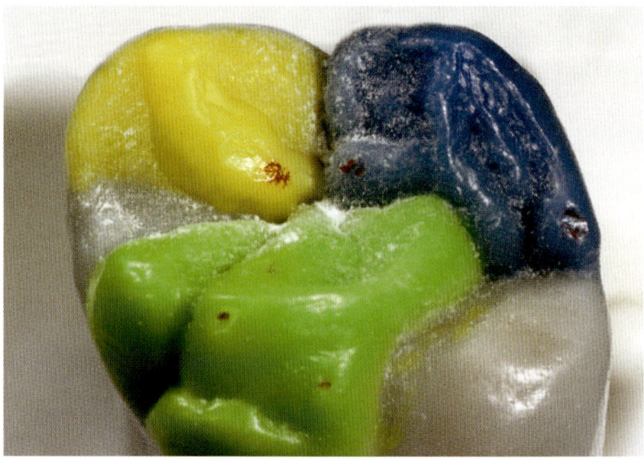

그림 3-105. 사인펜으로 이상적인 위치를 표시.

획을 wax-up하는 과정에서 이 교두정을 고려해야 한다. 전측방운동(LPT)에는 전방운동(protrusion)과 측방운동(laterotrusion)이 함께 일어난다(그림 3-106, 3-107). 이 교두 전체를 평평하고 얕은 형태로 형성해야만 기능상의 오류를 방지할 수 있다.

### *3. 근심측 변연융선*

III. 구획의 근심측은 근심측 변연융선과 근심측 보조융선의 경계부를 형성함으로써 보완시킨다. 변연융선은 교두정에서부터 직접 근심측으로 지나가며 치아의 중심과 거의 직각으로 방향을 틀어서 작은 근심측 보조융기 위를 지나간다(그림 3-108의 빨간색 선 참조). 근심측 보조융기는, 이 곳에 IV. 구획을 형성할 공간이 필요하기 때문에, 가능한 한 전방운동경로와 마주치지 않아야 한다.

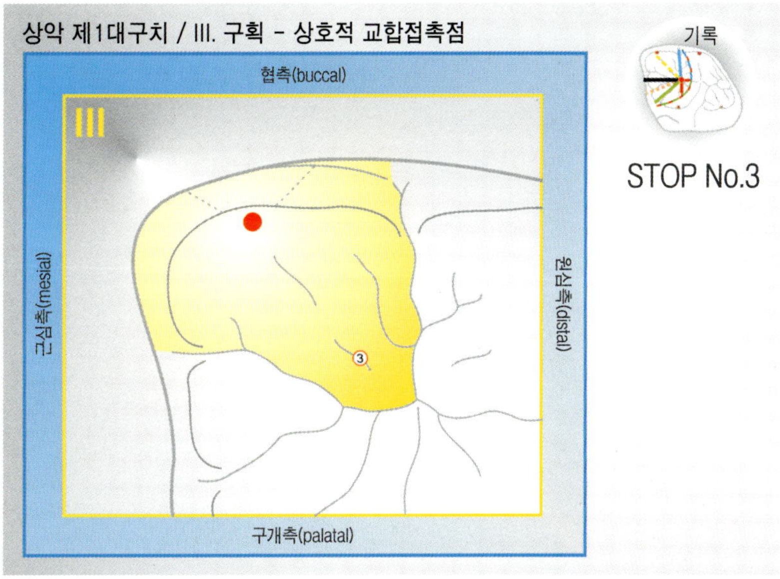


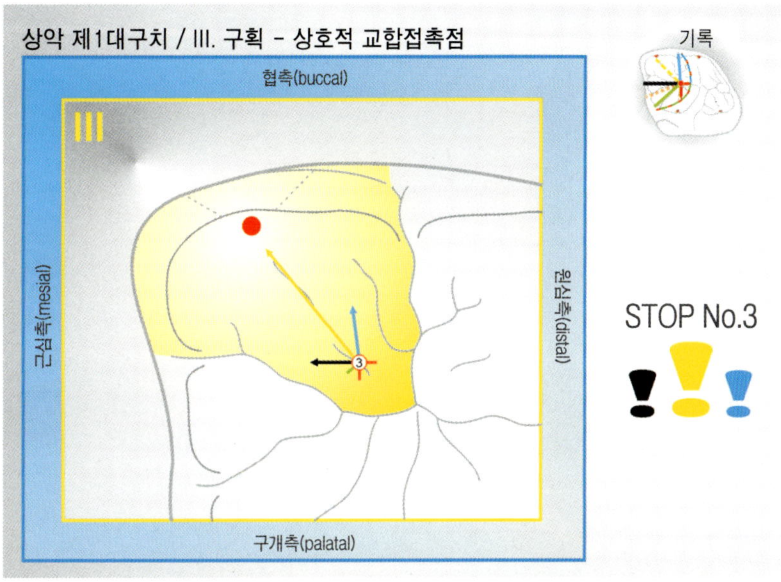


그림 3-106, 3-107. Stop No.3을 형성함으로써 III. 구획의 그림이 완성되었다. 교합나침반을 이용해서 다시금 전측방운동(lateroprotrusion) 기능방향이 직접 교두정을 향하는지 분석한다. 교합나침반의 색상부호에 따라 이 느낌표는 노란색으로 색상 부호화한다. 다시금 파란색과 검은색의 느낌표 2개가 항상 동반한다.

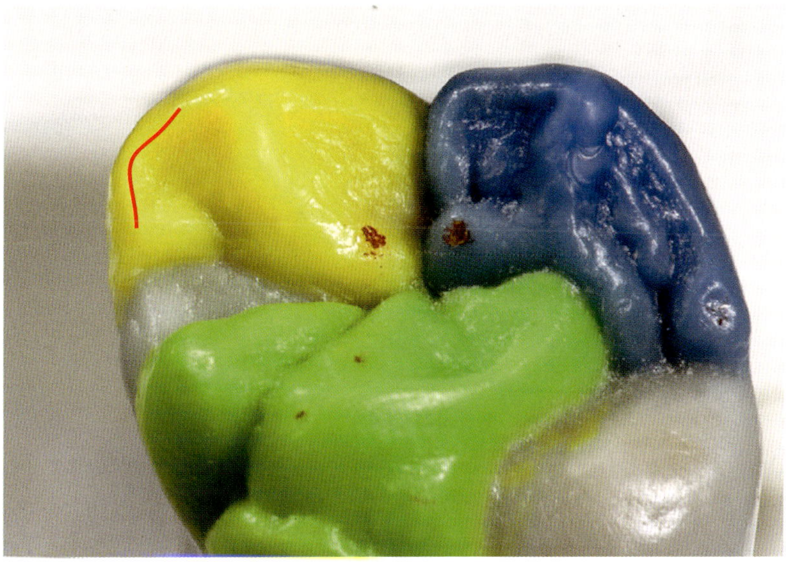

그림 3-108. 근심측 변연융선(빨간선)과 근심측 보조융선의 형성.

### *4. 원심측 변연융선*

이 구획의 원심측 마무리는 원심측 변연융선을 만들어주는 작업부터 시작한다. 이 변연융선은 교두정으로부터 원심측을 향한다. 이 변연융선과 함께 협측벽면이 끝나며, 원심측 보조융기는 중심와를 향해 방향을 전환해서 II. 구획의 rucksack element에서 끝난다(그림 3-114의 빨간색 선 참조). 여러 가지 색상으로 된 왁스 덕분에 원심측의 노란색 보조융기가 파란색의 구획에 밀착되어 있는 모습을 잘 확인할 수 있다. 여러 가지의 색상은 구획으로 나누어진 정확한 납형제작이 가능하게 하는 데 결정적인 도움을 준다. 여러 개의 열구가 서로 만나는 곳은 뾰족한 도구를 사용해서 약간 깊게 파주어서 저작면이 더 큰 대비와 깊이를 갖게 해준다. 하지만 이 작업은 이들 열구가 서로 만나는 지점에만 깊게 파주어야 하며 이들 사이의 지역은 있는 그대로 두어야 한다. 끝이 너무 날카로운 도구를 사용하는 경우 열구를 길게 파버릴 위험이 있다(그림 3-109~3-113).

그림 3-114와 3-115에서 stop No.3과 하악 대구치와의 접촉관계를 다시 한 번 볼 수 있다. No.36 치아의 stop의

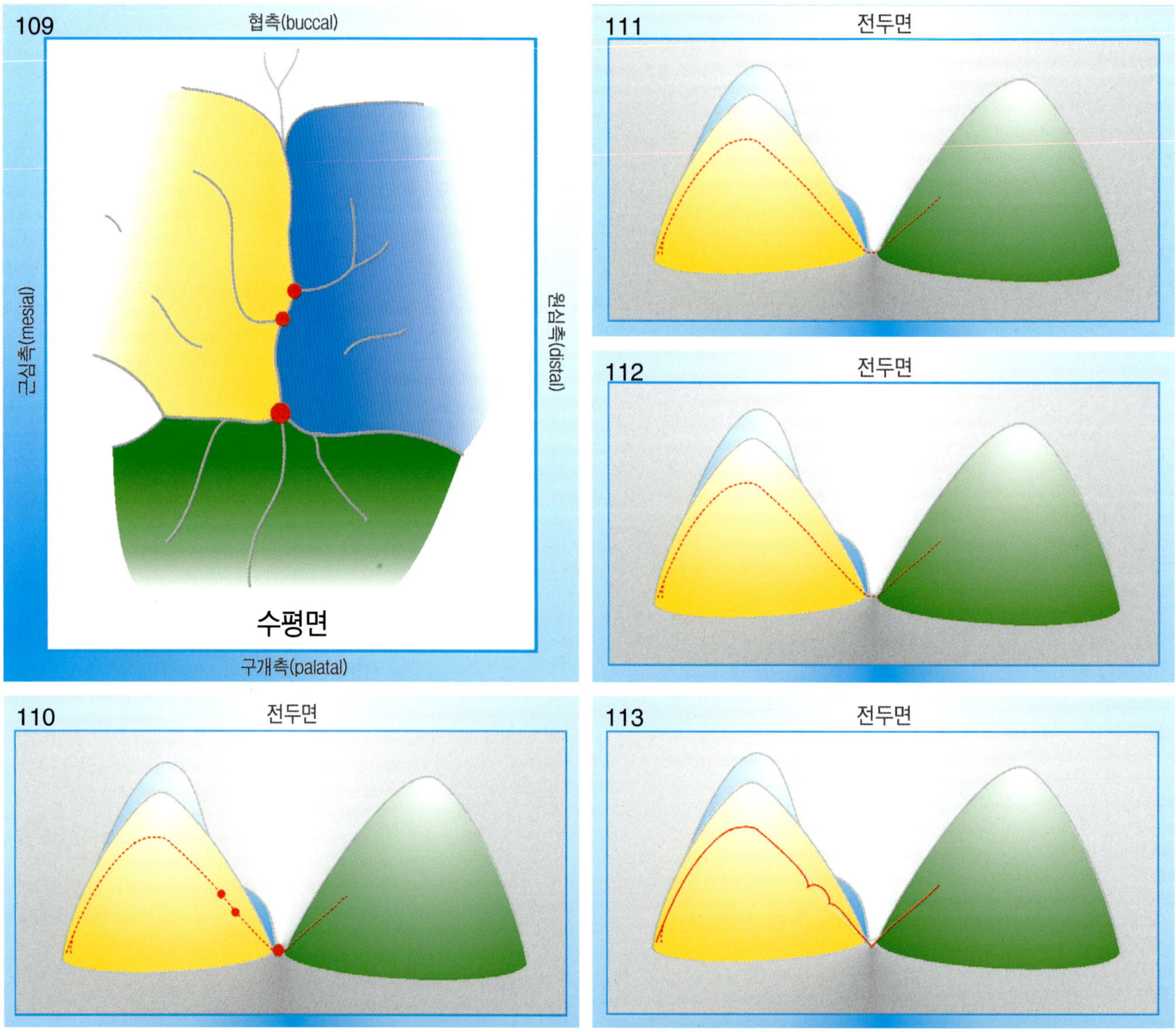


그림 3-109~3-113. 이 도해에서는 저작면의 대비와 깊이를 증가시키기 위해서는 여러 개의 열구가 만나는 지점을 이용하면 된다는 것을 수평면과 전두면의 모습을 통해서 보여주고자 한다.

위치를 교합면에서 바라본 모습을 볼 수 있다(그림 3-116).

이제 중요한 첫 단계는 완성되었다(그림 3-117). 삼각을 이루고 있는 상악 대구치에서 3개의 주구획이 납형제작되었다. 이들 3개의 주구획이 기능적인 저작 원리인 절구-절구통의 원리를 가능하게 해준다. 기본요소들을 이상적으로 나누고 구성요소의 비율을 적절하게 만들어주었기 때문에 비록 아직 보완요소가 빠져 있음에도 불구하고 치아가 매우 완전한 것처럼 보인다.

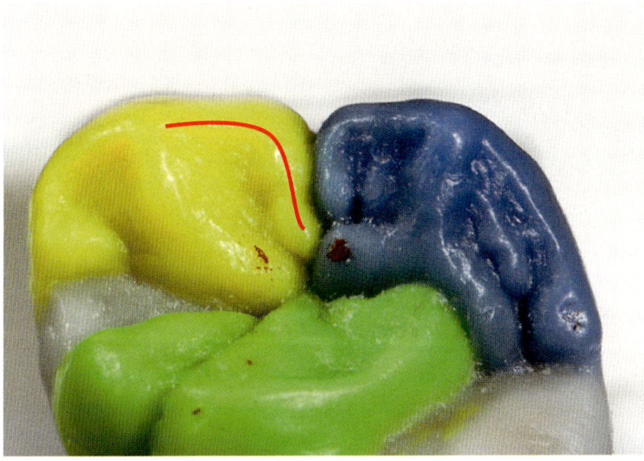

그림 3-114. 원심측 변연융선과 이와 연결된 보조융기(빨간색선)의 납형 제작.

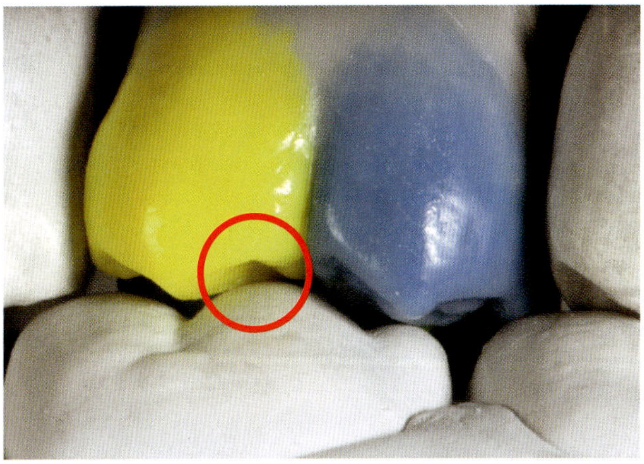

그림 3-115. 상악 제1대구치와 하악 제1대구치(No.26 치아와 No.36 치아) 사이의 상호적인 stop인 stop No.3.

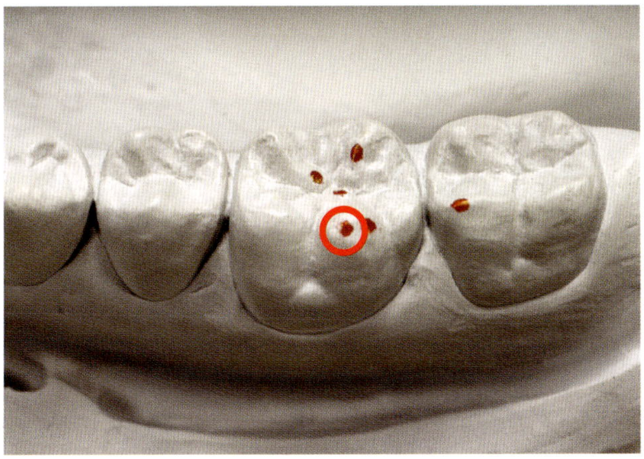

그림 3-116. Stop No.3이 하악 좌측 제1대구치의 원심협측 교두의 원심협측 사면 상에 위치하고 있다.

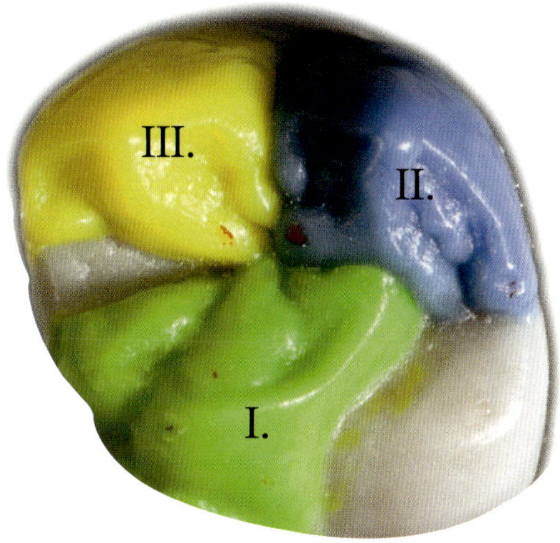


그림 3-117. 납형제작이 완성된 주구획 3개를 교합면에서 바라본 모습. 보완요소는 아직 형성하지 않은 상태이다.

3개의 주구획(그림 3-118)을 다시 한 번 협측과 구개측에서 살펴보면, 그림 3-119와 3-120에서 교두 길이의 분할비율과 형태가 Spee 만곡과 Wilson 만곡의 비율을 보이는 것을 알 수 있다. 자세히 살펴보면 근심협측 교두정은 비교적 짧으며, Spee 만곡 상에 위치하고 있음을 알 수 있다.

그에 반해 원심협측 교두정은 길이가 비교적 길며 이 만곡의 아래에 위치하고 있다. Spee 만곡에 비해 협측교두의 위치가 뒤바뀐 이유는 아마 우리의 영구치가 나는 과정에서 유인된 것일 수 있다.

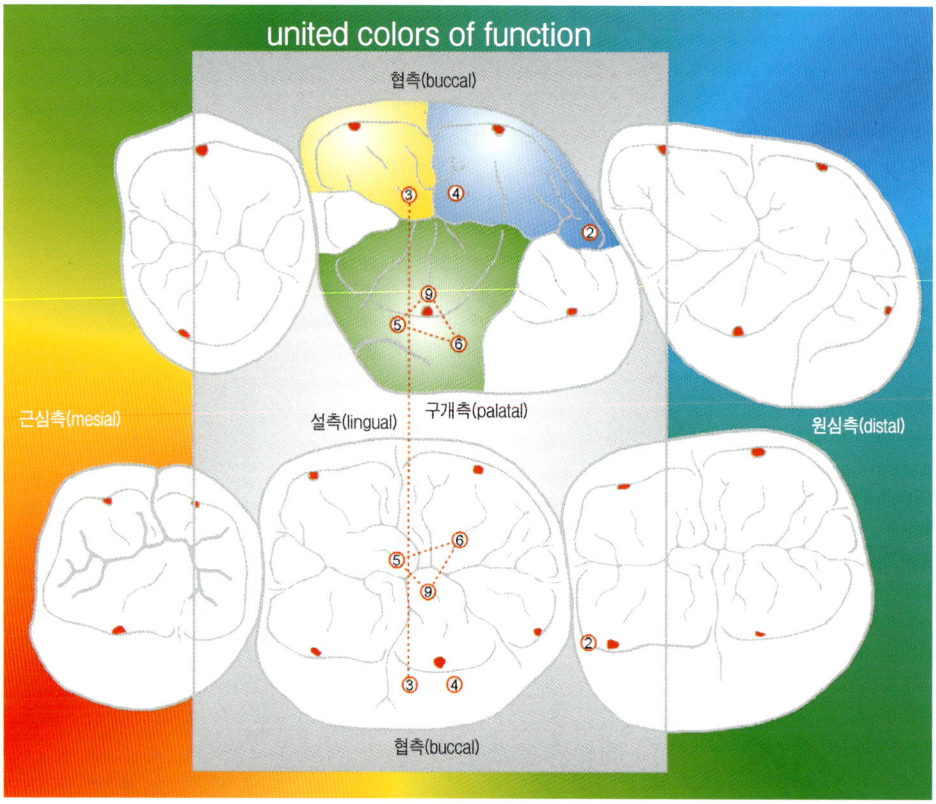


그림 3-118. Ⅲ.구획 상에 위치하는 상호적인 stop 또는 접촉점을 No.3으로 부른다. 상악에서는 이것이 Ⅱ.구획의 rucksack element 상에 있는 stop No.4의 높이 정도로 근심협측 교두의 구개측 삼각융기 상에 위치하며, 하악에서는 하악 제1대구치의 원심협측 교두의 원심협측 사면 상에 위치한다.

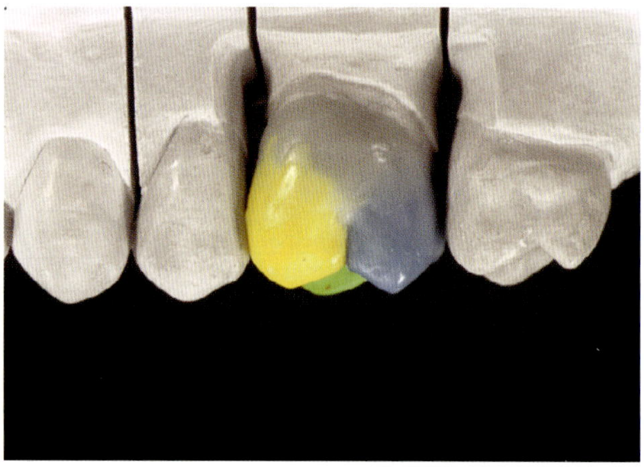

그림 3-119. 세 개의 주구획의 협측 모습.

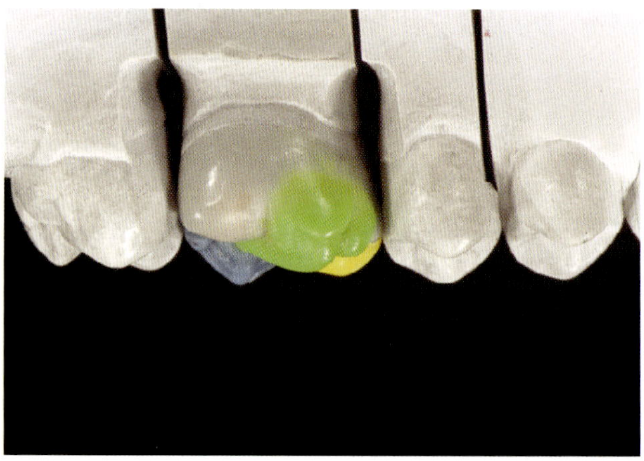

그림 3-120. 주구획을 구개측에서 바라본 모습.

## IV. 구획 - 근심측 변연융기

이 변연융기는 다른 구획처럼 기본요소와 구성요소로 나뉘어져 있는 것이 아니라 별도의 대지(plateau)인 것으로 간주할 수 있다(그림 3-121~3-123). 이 대지는 상악 대구치의 I. 구획과 II. 구획 사이에 위치하며 기능적 홈(절구)을 근심측으로 밀폐시킨다.

그림 3-124와 3-125의 그림에 나와 있듯이 이 구획을 I. 구획과 II. 구획 사이를 연결하는 구획으로 부를 수도 있다.

치아의 물림에 따라서 대합치와의 접촉점이 근심쪽으로나 원심쪽으로 이동할 수 있으며 이는 이 접촉점이 중심위에서 안정되도록 하는 데 기여하기 때문에(그림 3-126) 이 구획은 중요하다.

이 구획의 wax-up 작업은 매우 용이하며, 왁스의 양은 왁스와 왁스파우더에 살짝 자국이 생길 정도로 조절해서 사용해야 한다(그림 3-127).

대지(plateau) 위에 stop No.1이 생긴다. 이곳에 빨간색 사인펜으로 표시를 하면(그림 3-128) 교합기를 닫아서 대합치의 상호적인 위치에 표시가 되게 할 수 있다(그림 3-129). 하악 제1대구치에서 stop No.1은 근심협측 교두의 원심측 변연융선 상에 위치한다(그림 3-130).

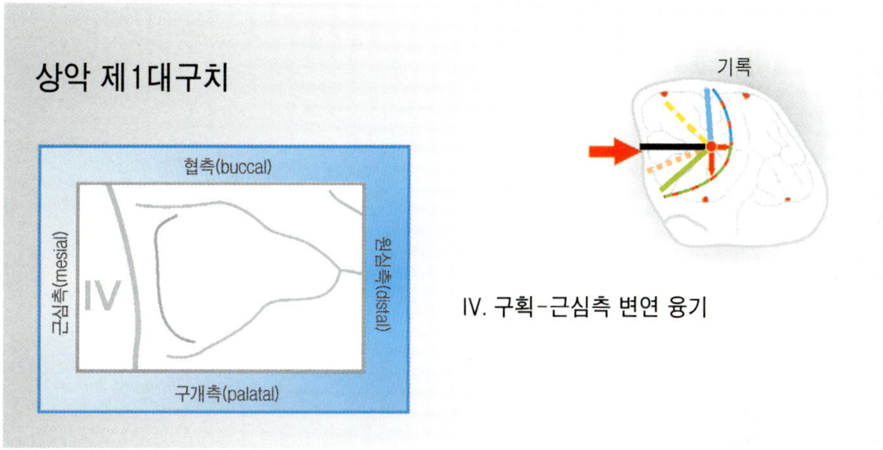


그림 3-121. 이 IV. 구획은 별도의 대지(plateau)로써 I. 구획과 III. 구획 사이를 연결하는 요소이다.

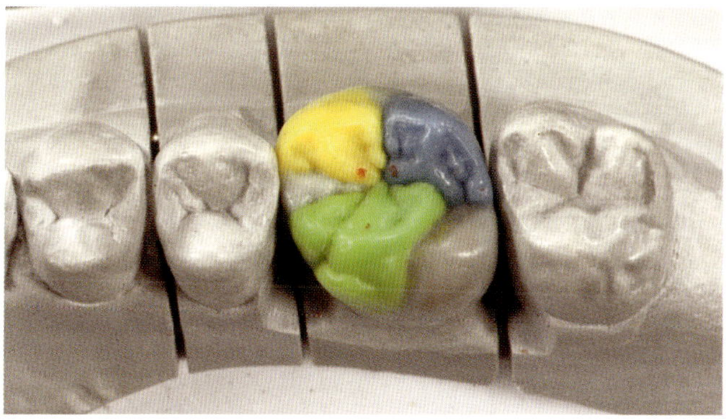

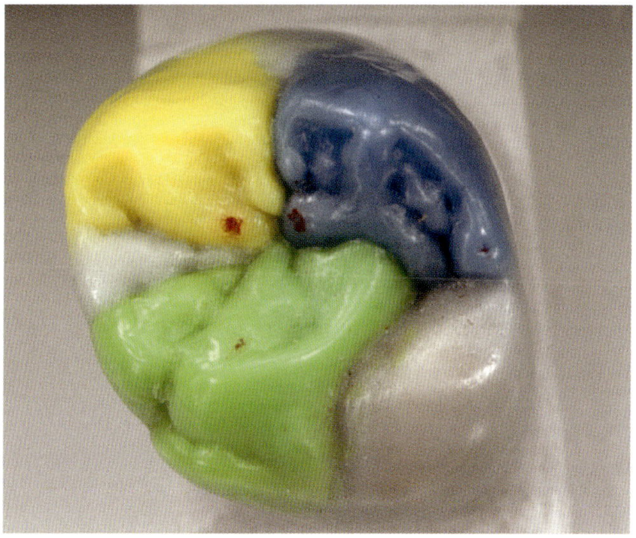

그림 3-122, 3-123. 근심인접측의 변연융기를 wax-up함으로써 상악 제1대구치의 근심측 부분을 보완한다.

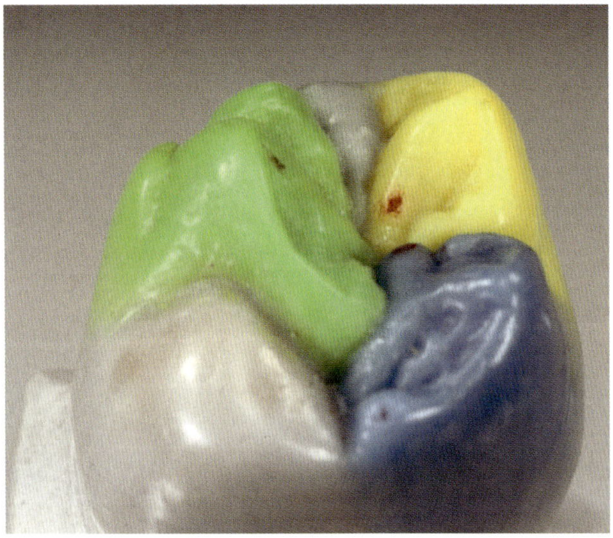

그림 3-124. 4개의 구획을 원심쪽에서 바라본 모습과…

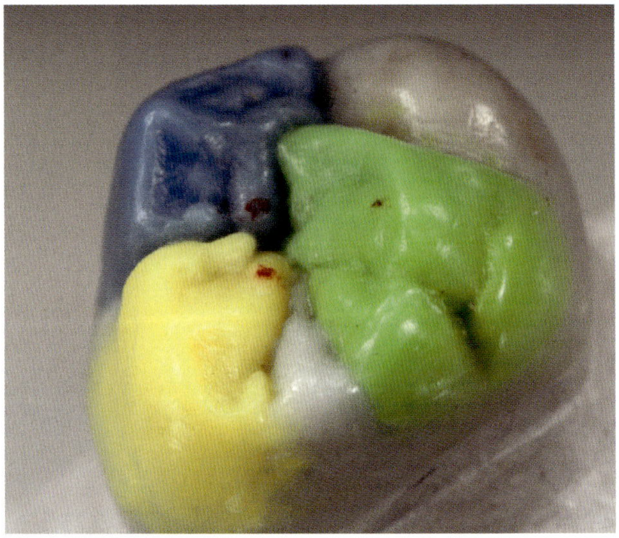

그림 3-125. …근심측에서 바라본 모습.

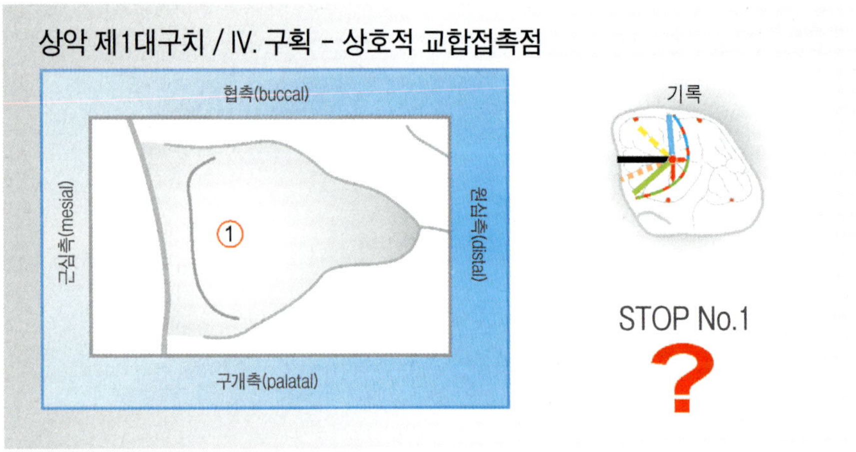


그림 3-126. 근심측의 변연융기 위에 stop No.1이 표시되어 있다. 얼른 볼 때뿐만 아니라 교합나침반의 도움을 받더라도 이곳에 어떠한 영향이 미칠 수 있는지 알기가 쉽지 않다. 이 점은 하악의 상호적인 stop을 분석해야 비로소 알 수 있다.

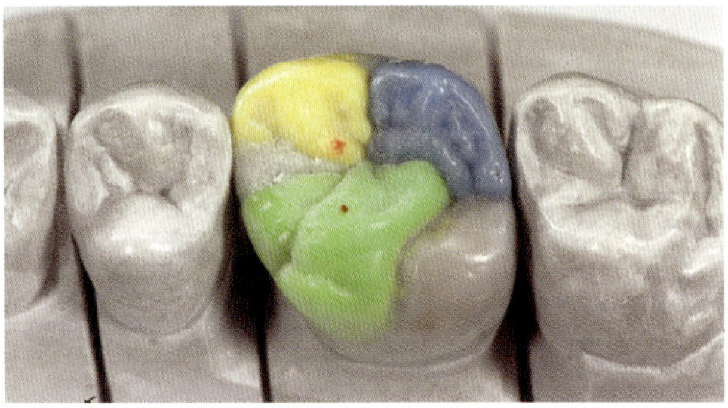

그림 3-127. 왁스 상에 희미하게 나와 있는 stop No.1의 흔적, 교합파우더가 뿌려져 있다.

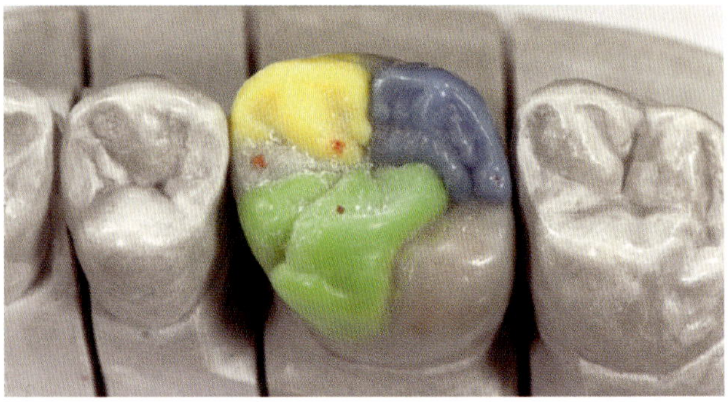

그림 3-128. 빨간색 사인펜으로 stop을 표시하고…

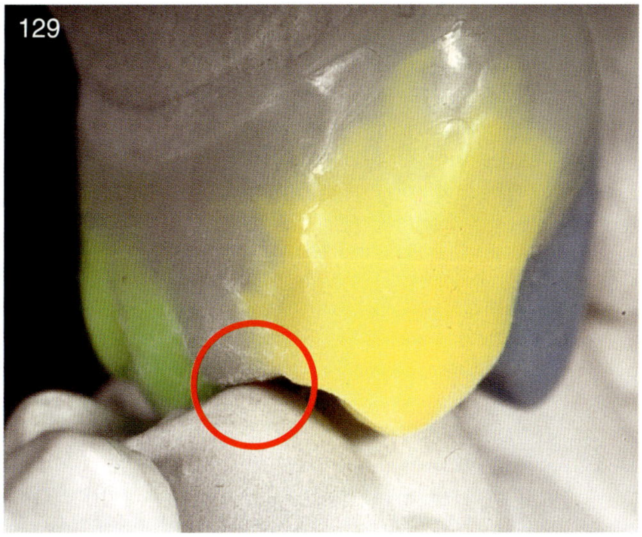

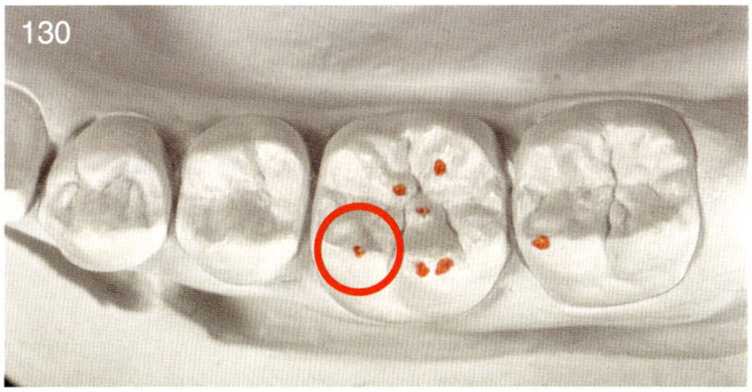

그림 3-129, 3-130. …잉크가 아직 마르지 않은 상태에서 교합기를 닫음으로써 이를 대합치로 옮길 수 있다. Stop No.1이 하악 제1대구치의 근심협측 교두의 원심측 변연융선 상에 표시되어 있다.

일반적으로 삼각융기나 변연융선과 같은 주요단어 앞에 근심측이나 원심측과 같은 단순한 개념이 오는 경우에 stop은 항상 융선이나 모서리 위에 위치한다!
주요단어 앞에 근심구개측이나 원심협측과 같은 이중 개념이 오는 경우 stop은 항상 사면 위에 위치한다.

## V. 구획 - 원심구개측(distopalatal) 교두

이 구획의 모든 요소는 그림 3-131에 나와 있다.

### 1. Hypoconus(회색)

원심구개측 왁스 대지 위에 회색 왁스를 사용해서 안정적인 형태의 교두를 wax-up한다(그림 3-132, 3-133). 하악에서 교두정은 하악 제1대구치와 제2대구치 사이의 인접공간으로 최대한 길게 들어가야 한다. 교두 자체에는 접촉관계가 일어나지 않고, 구성요소 위에서 비로소 형성된다.

### 2. 협측 삼각융기

지금까지의 삼각융기는 항상 교두정에서 시작해서 치아의 중앙 또는 중심와를 향해 만들어 주었었다. 이 구획의 삼각융기는 구성형태적으로 아직 접촉관계를 갖지 않는다(그림 3-134). 그렇기 때문에 납형제작 과정에서 어느 정도 변화를 줄 수 있다. 이번에는 crista transversa 뒤에 있는 깊은 열구를 wax-up하기 시작한다. 삼각융기의 아래 부분은 비교적 더 원심구개측 방향으로 향하며 교두정을 향하지는 않는다(그림 3-135). 위쪽 부분은 교두정에서 시작해서 가벼운 곡선을 그리며 삼각융기의 아래 부분과 연결된다(그림 3-136). 이렇게 해서 이 구성요소의 개별적인 형태가 만들어진다.

## 상악 제1대구치

V.구획 – 원심구개측(distopalatal) 교두

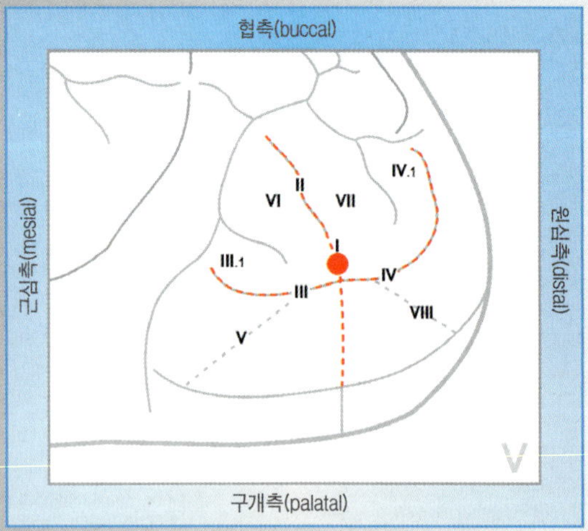


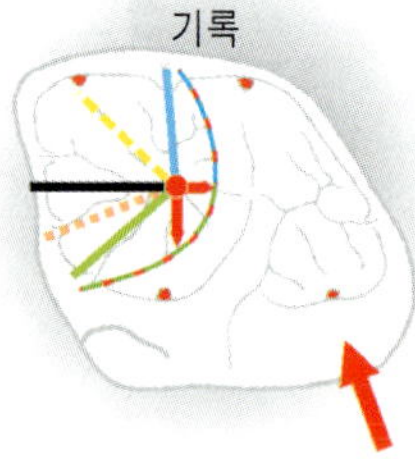


### 기본요소

I. Hypoconus

### 구성요소

II. 협측 삼각융기
III. 근심측 변연융선
III. 1 근심측 보조융기
IV. 원심 변연융선
IV. 1 원심 보조융기

V. 근심구개측 사면
VI. 근심협측 사면
VII. 원심협측 사면
VIII. 원심구개측 사면

그림 3-131. V.구획을 기본요소와 구성요소로 나누기.

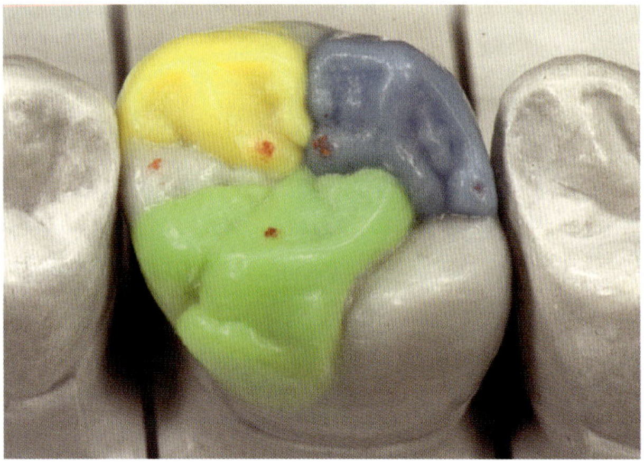

그림 3-132. 회색 왁스로 Hypoconus를 wax-up. 교합면 측에서 바라본 모습.

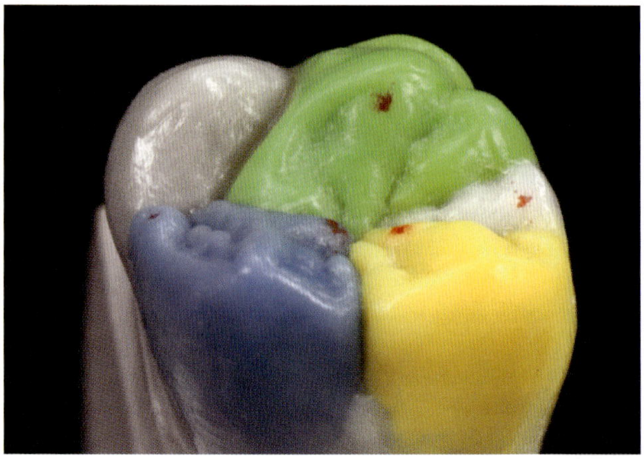

그림 3-133. 원심구개측 교두의 교합면 모습을 협측에서 바라본 모습.

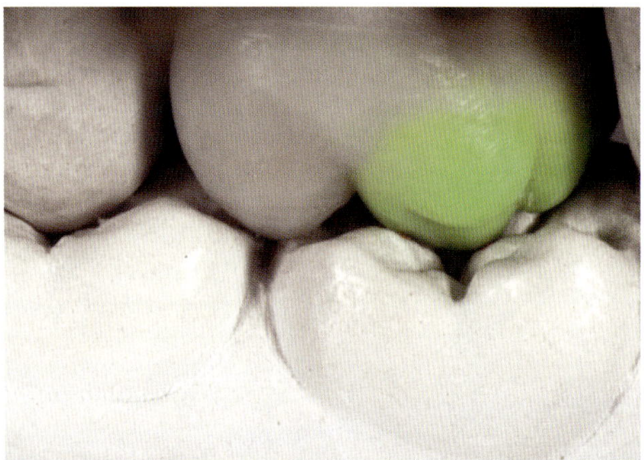

그림 3-134. 하악 제1대구치와 제2대구치 사이의 변연융선상에 깊게 위치한 교두정.

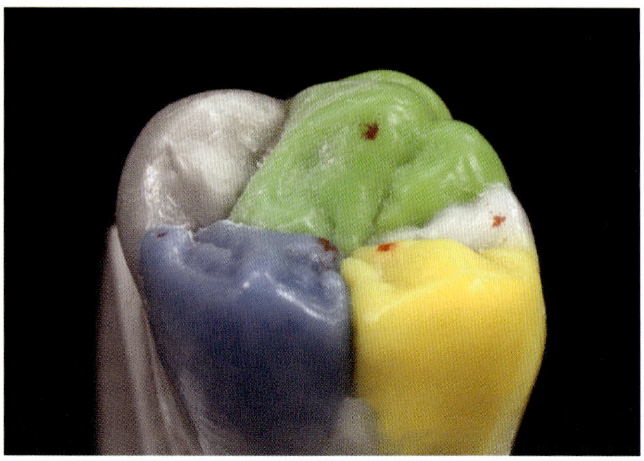

그림 3-135. 하악 삼각융기.

### *3. 근심측 변연융선*

근심측 변연융선은 교두정에서 시작해서 근심 방향을 향하며 근심측 보조융기로 바뀐다. 이 근심측 보조융기는 crista transversa 뒤에서 약간 원심협측으로 향하며 삼각융기의 아래 부분이 시작되는 지점에서 끝난다.

근심측 변연융선 위에 이 구획의 첫 번째 stop이 생겨난다. 이 stop이 No.8이며, 하악 제1대구치의 원심협측 교두의 원심인접측 보조융기 위에 상호적인 흔적을 남긴다(그림 3-137~3-139). 교합나침반을 가지고 분석해보면 이 stop에서는 후방운동에 유의해야 한다는 것을 알 수 있다(그림 3-140, 3-141).

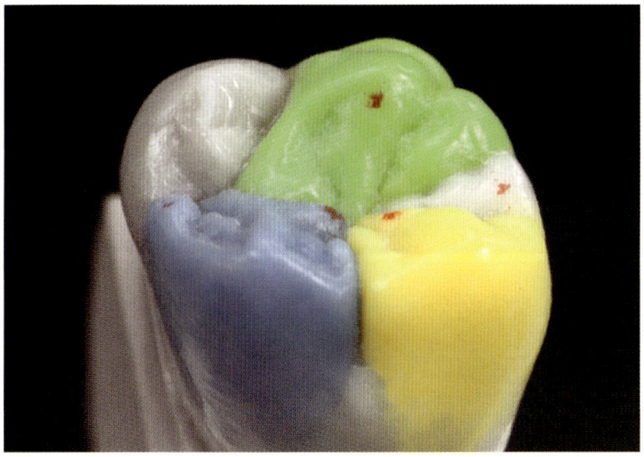

그림 3-136. 상악 삼각융기.

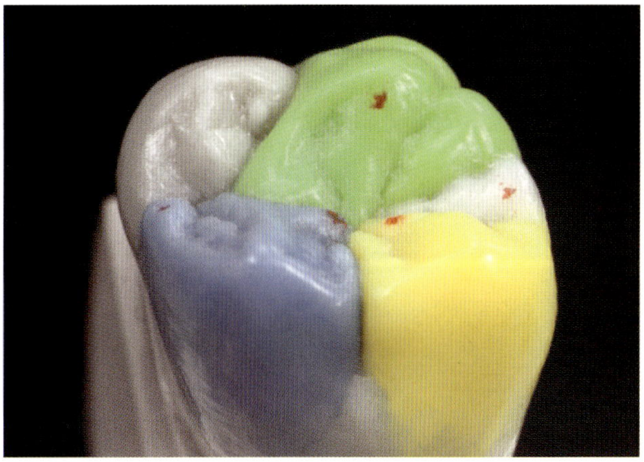

그림 3-137. 근심측 변연융선과 보조융기.

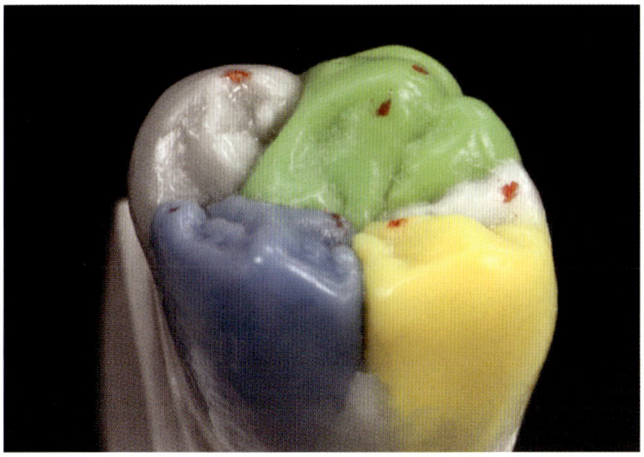

그림 3-138. Stop No.8의 표시.

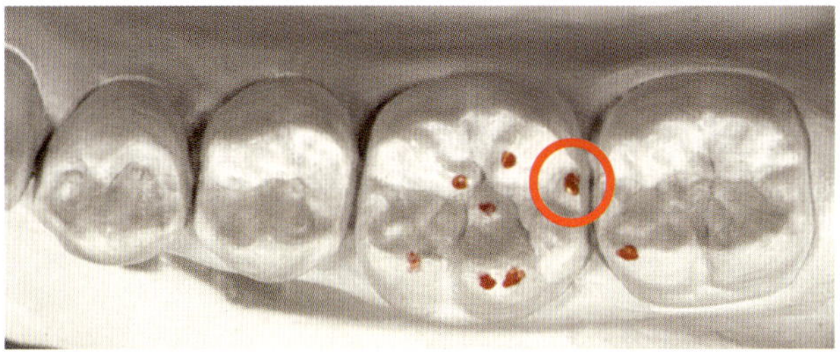

그림 3-139. Stop No.8을 하악으로 옮긴 모습.

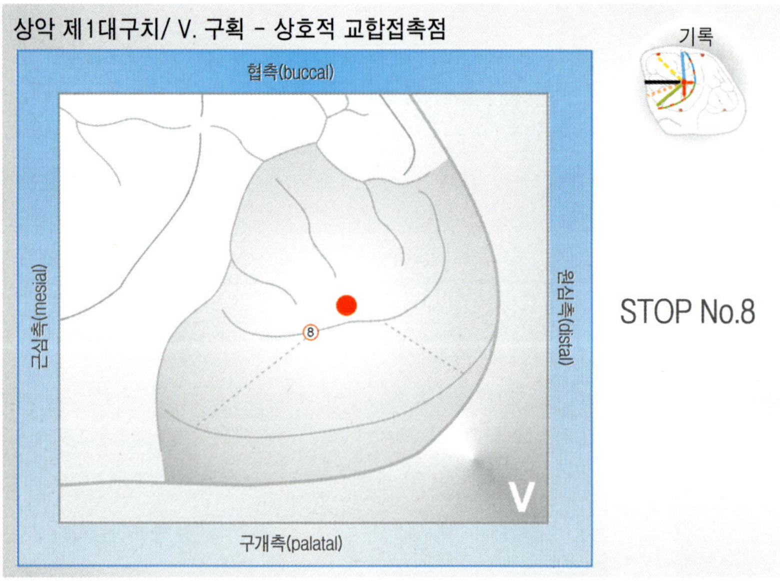


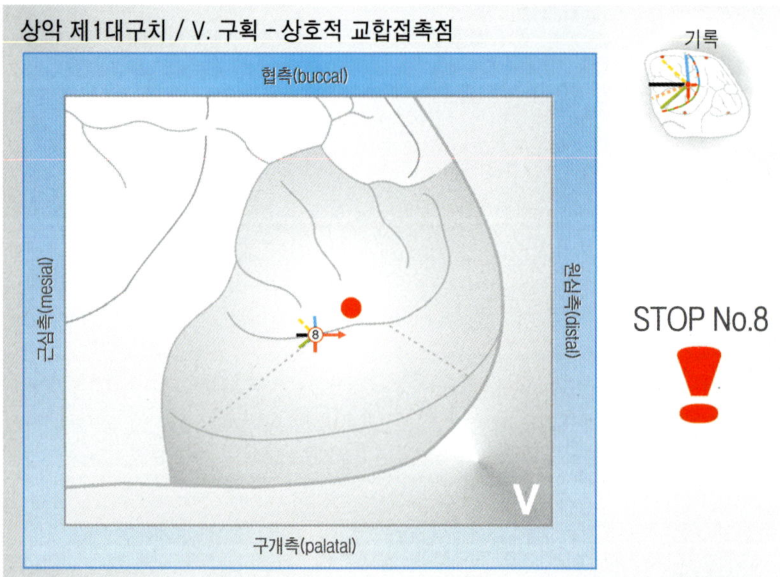


그림 3-140, 3-141. V. 구획의 도해에 stop No.8을 보완해 넣은 모습. Wax-up 과정에서 어느 기능에 특히 유의해야 하는지를 교합나침반을 이용해서 손쉽게 알아낼 수 있다. 색상부호에 의거해서 stop No.8은 후방운동을 나타내는 빨간색 느낌표가 부여되어 있다.

#### *4. 원심측 변연융선*

원심측 변연융선을 원심측 보조융기로 넘어가게 만들어 주면 V. 구획이 완성된다. 이 변연융선은 교두정에서 시작해서 원심쪽으로 향하며 만곡을 그리면서 원심측 보조융기로 바뀌며, II. 구획의 원심측 변연융기(원심측 보조융기)와 연결된다. 이 두 구획 사이에는 열구가 있다. 즉, 제1대구치가 원심측으로 개방되어 있다(그림 3-151 참조).

원심측 변연융선 위에는 stop이 발생한다. 이 stop이 No.7이며, No.37 치아의 IV. 구획의 근심측 보조융기 상에 상호적으로 흔적을 남긴다(그림 3-142~3-146).

교합나침반을 이용해서 기능분석을 해보면 다시금 중요한 기능방향이 전방운동이라는 결과를 얻는다. 이런 이유로 인해 stop No.7에게도 검은색 느낌표를 부여한다.

마지막으로 교합기 위에서 모든 기능운동이 장애 없이 진행되는지 다시 한 번 점검한다.

각 구획을 철저하고 논리적으로 납형제작할 경우 최종적인 수정작업이 필요하지 않게 된다.

기본요소를 올바르게 조성하고 구성요소를 차례대로 형

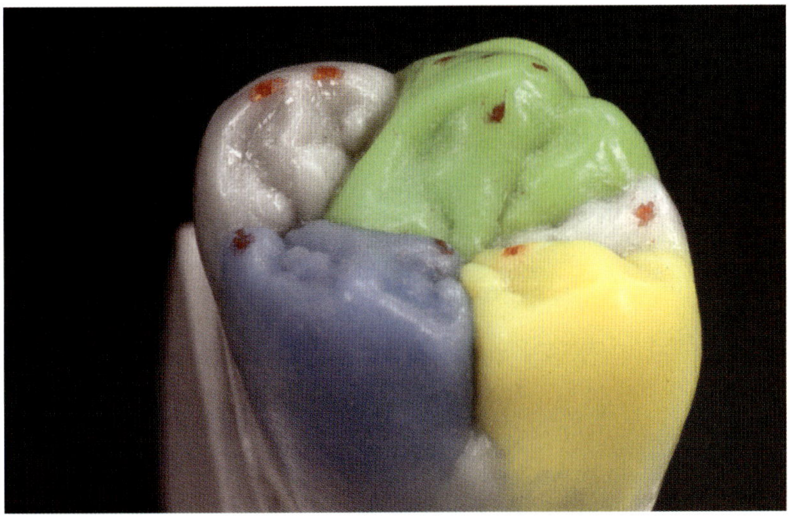

그림 3-142. V. 구획이 완성되었다.

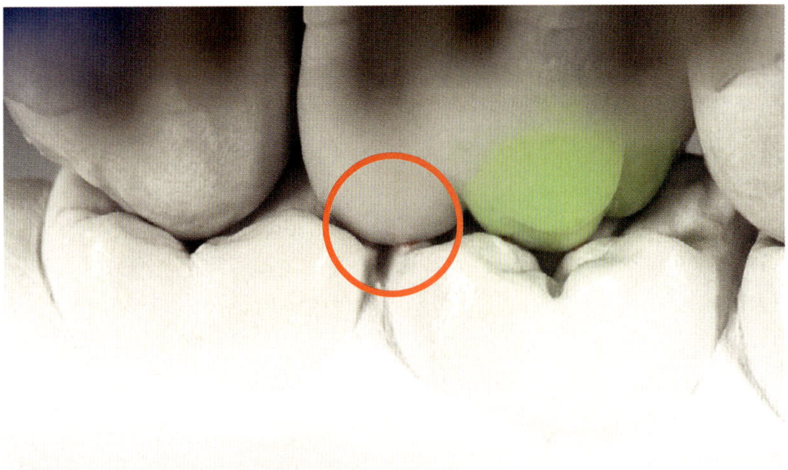

그림 3-143. 접촉점 No.8과 No.7이 근심측 변연융선과 원심측 변연융선 위에 생겨난다.

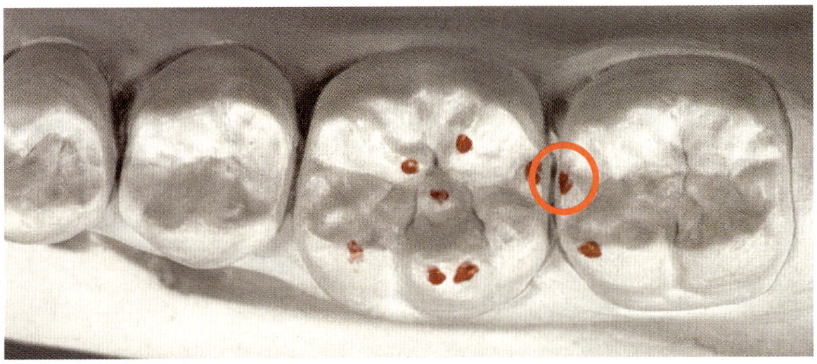

그림 3-144. 상호적인 stop No.7이 No.37 치아의 근심협측 교두의 근심측 보조융기(근심인접측 변연융기) 위에 위치한다.

성함으로써 모든 교합부위가 서로 명료하고 뚜렷이 경계를 이루고 있다. 색상 왁스와 세밀한 도구도 중요한 역할에 일부 기여하고 있다(그림 3-147~3-159).

나와 있는 전체 그림들 중에서 일부 구조가 너무 과도하게 형성되어 있는 것처럼 여겨진다면 이는 이들 구조가 눈에 더 잘 띄게 하기 위해 의도적으로 그렇게 한 것이다.

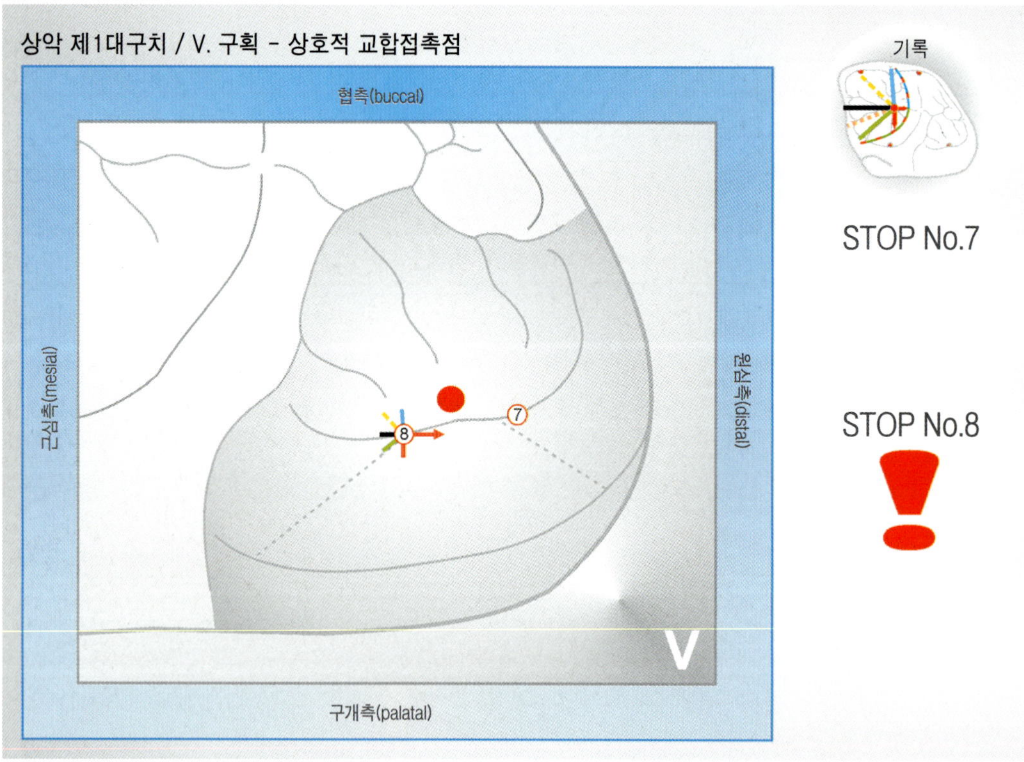


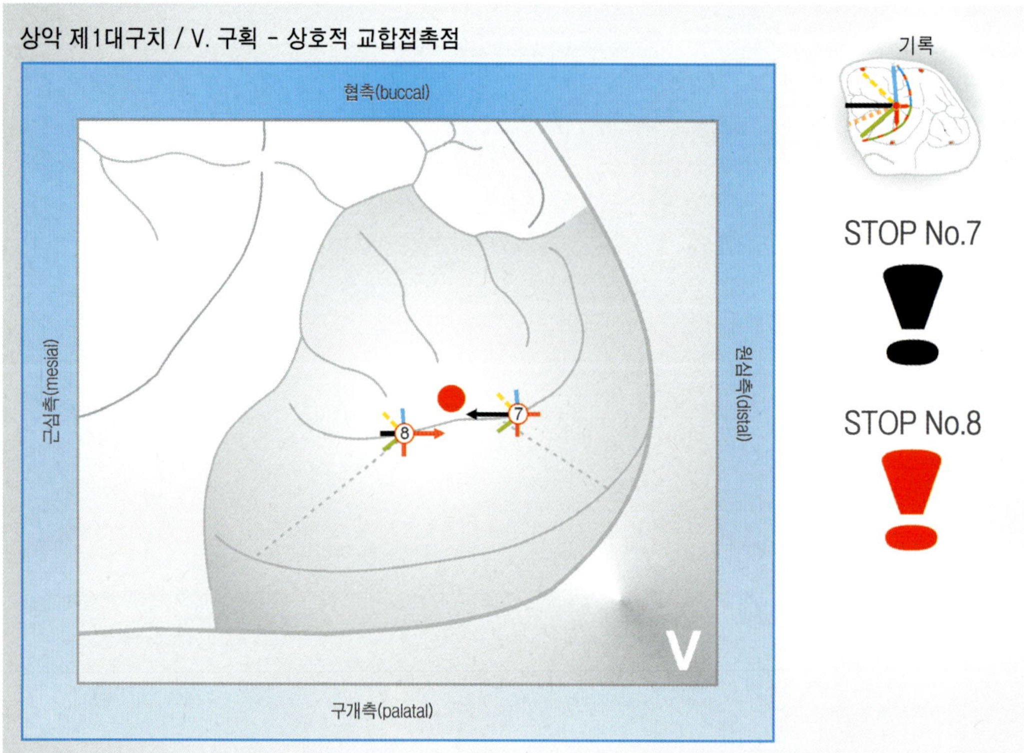


그림 3-145, 3-146. Stop No.7과 더불어 V. 구획의 도해가 완성되었다. 다시금 교합나침반을 이용해서 wax-up 과정에서 어느 기능에 특히 유의해야 하는지를 쉽게 알 수 있다. 색상부호에 의거해서 stop No.7에 전방운동을 나타내는 검은색 느낌표가 붙어있다.

147

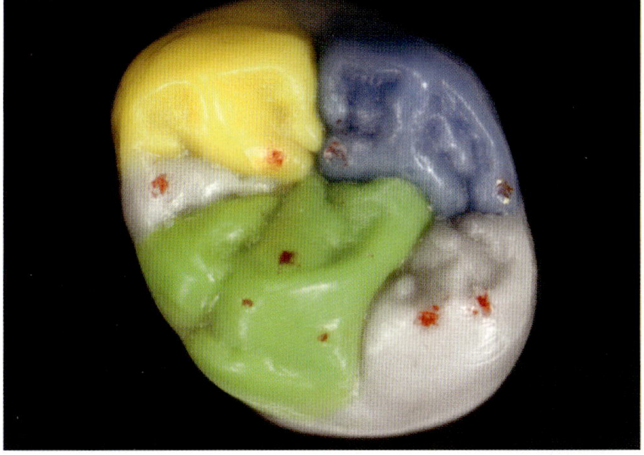

148

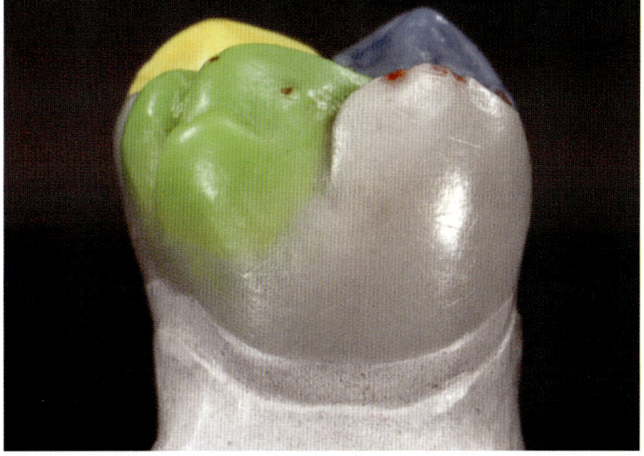

149

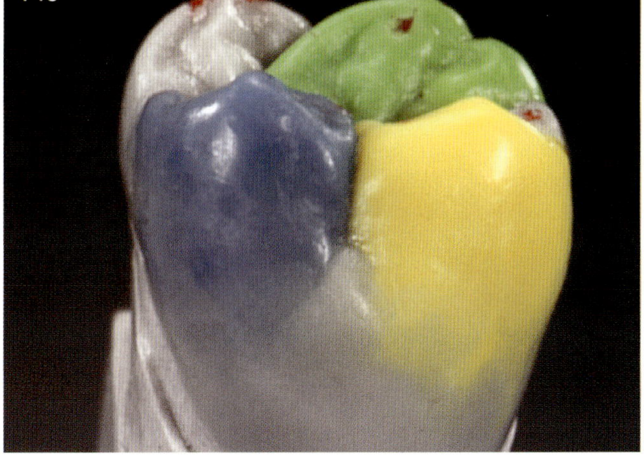

150

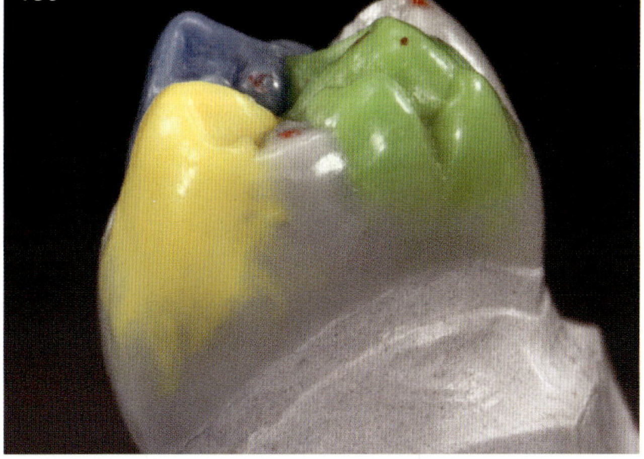

151

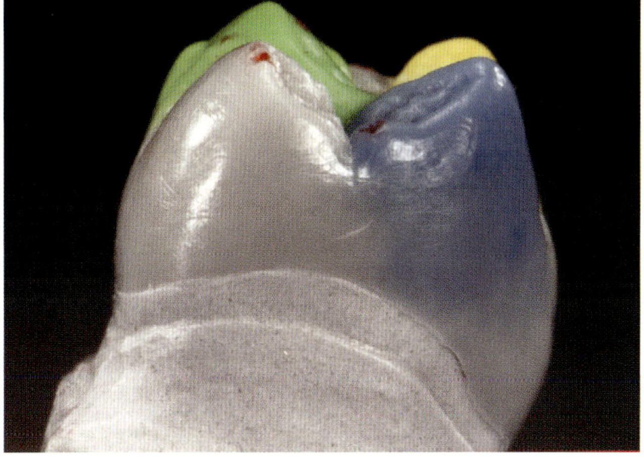

그림 3-147~3-151. 다양한 모습을 통해서 여러 색상으로 형성된 치관을 정적인 교합 상태에서의 접촉관계와 더불어 전체적으로 둘러볼 수 있다.

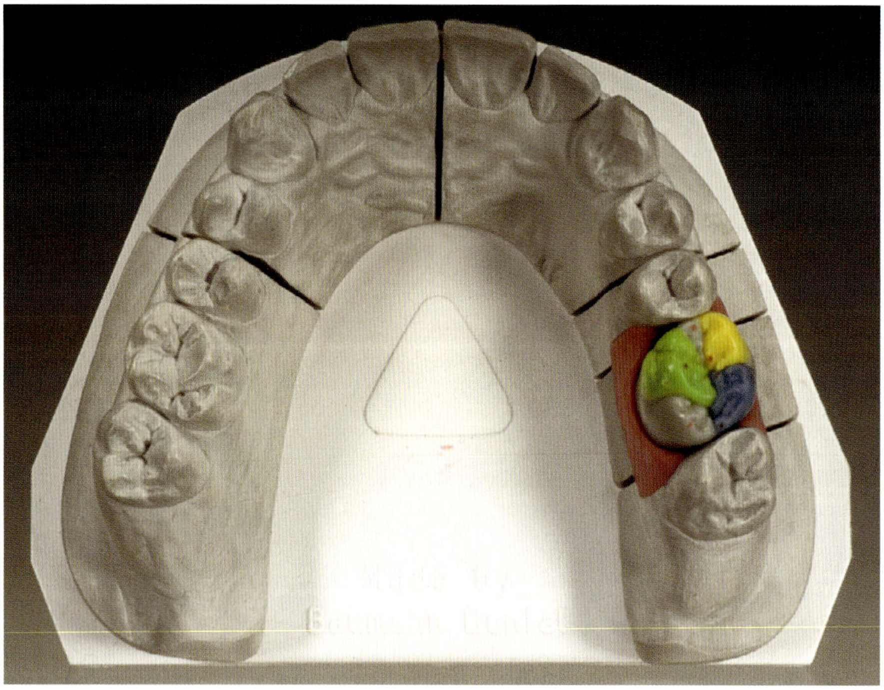

그림 3-152. Wax-up이 완료되고 치은마스크가 장착된 상악 모형.

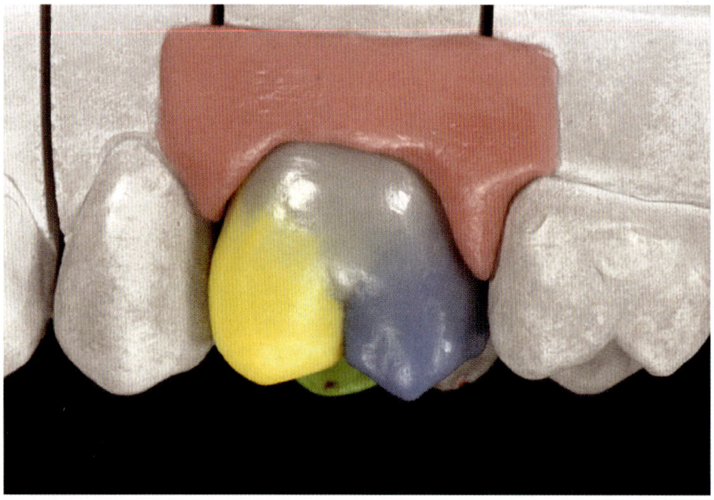

그림 3-153. 완성된 작업을 협측에서 바라본 모습.

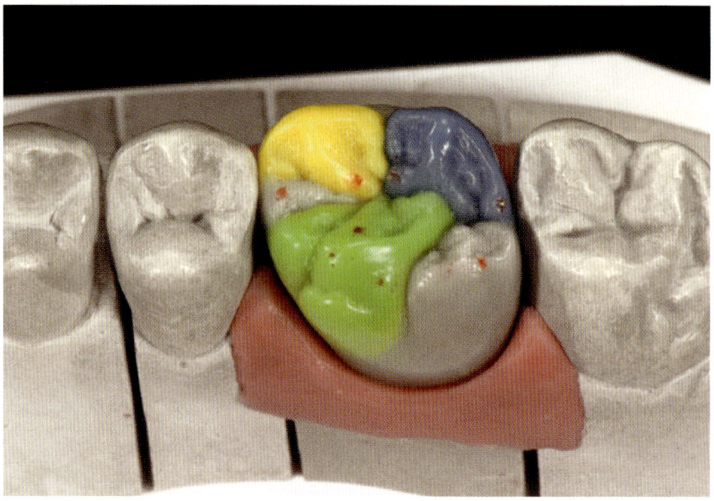

그림 3-154. 상악 좌측 구치부가 아직 사용한 적이 없는 본래의 형태로 완성되어 있다.

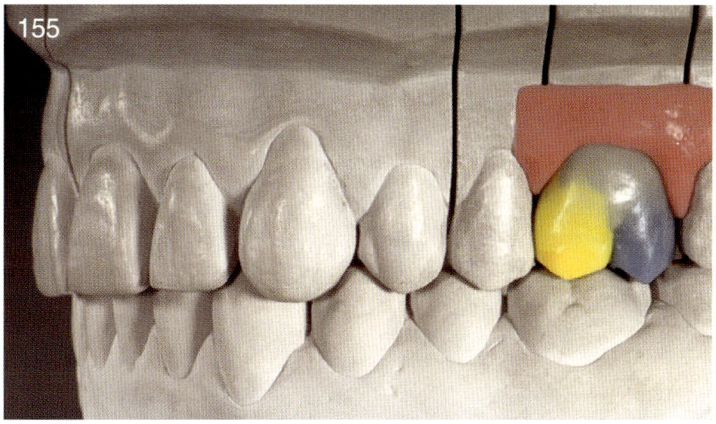


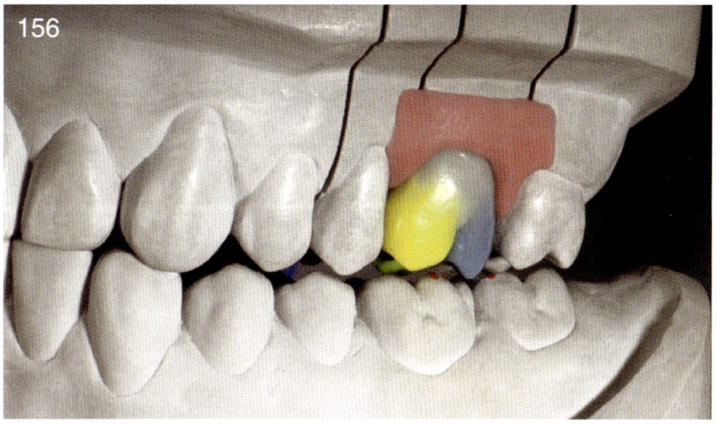


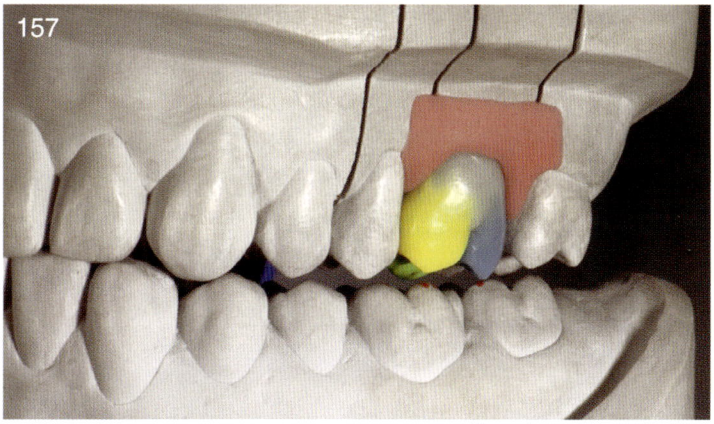


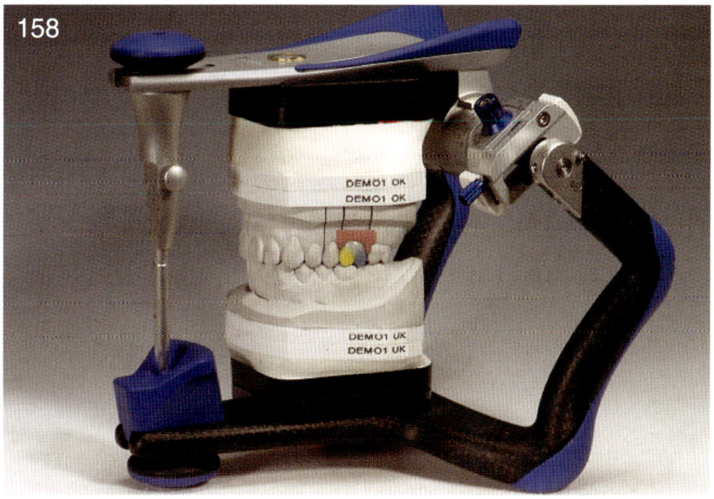


그림 3-155~3-158. 중심위로부터 모든 기능운동이 아무런 장애 없이 실시될 수 있다. 그림 3-156은 측방운동을 보여주며, 그림 3-157은 내측방운동을 보여준다.

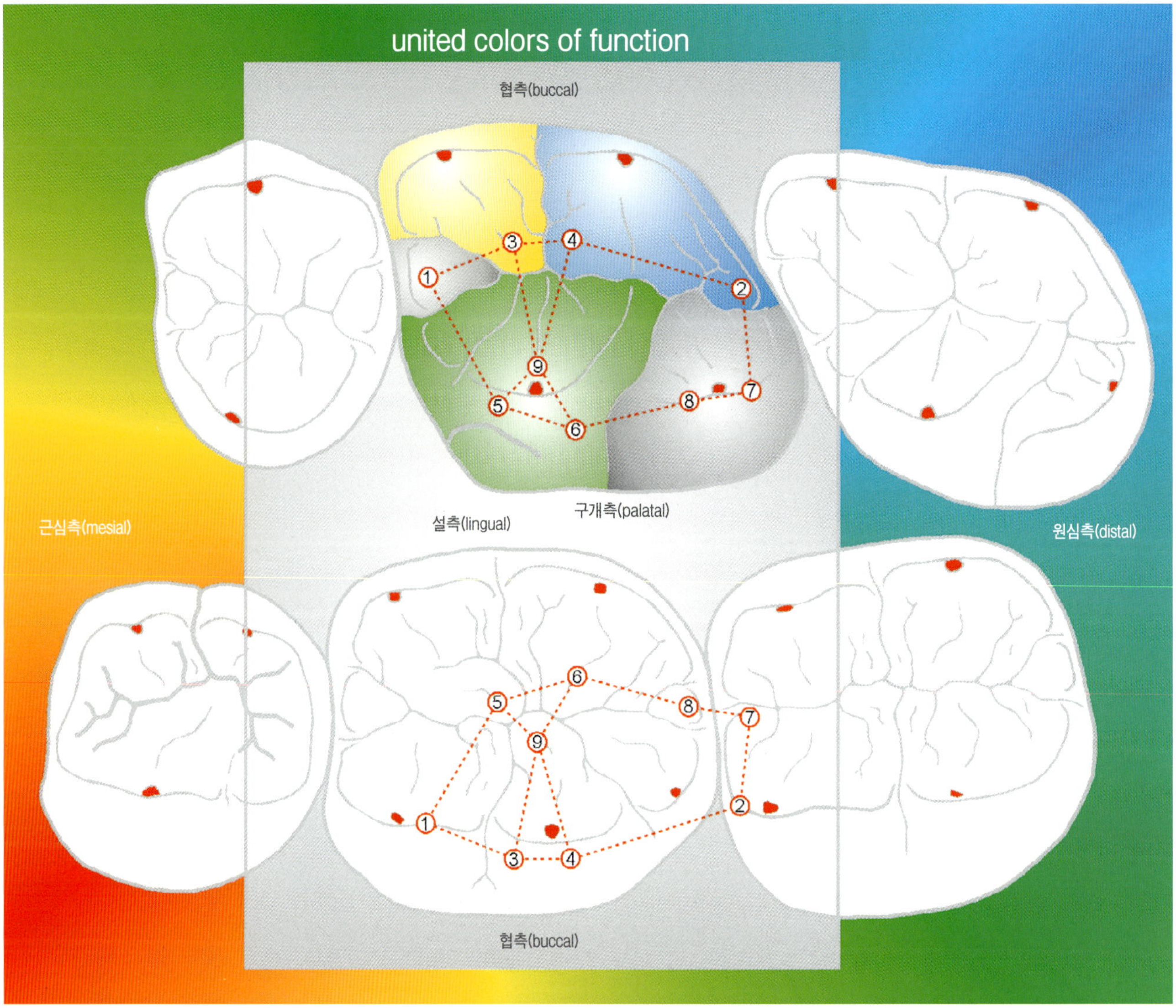


그림 3-159. 마지막 상호적인 stop 또는 접촉점은 No.8과 No.7이다. 상악에서 stop No.8은 원심구개측 교두의 근심측 변연융선 위에 위치한다. 상호적인 stop은 하악에서 원심교두의 원심 변연융기 위에 위치한다. Stop No.7은 상악에서 원심구개측 교두의 원심측 변연 융선 위에 위치하며, 하악에서는 제2대구치의 근심협측 교두의 근심측 보조융기 위에 위치한다.

# 제4장
# 실제 임상에서의 NAT

## 실제임상

치의학과 치과기공학에서의 이론과 실제임상은 상악과 하악의 제1대구치에 비할 수 있다:

이 두 개는 한 쌍을 이루며, 일상적인 요구조건에서 서로 조화를 이루어야 한다.

즉, 이론은 실제 임상에서 입증되어야 하는 것이다.

오랜 강연활동과 수많은 워크샵에서 저자는 NAT와 관련해 다음과 같은 고집 센 반대의견에 봉착했었다:

- 이 개념은 너무 복잡하다.
- 작업 비용이 너무 많이 든다.
- 실제 임상에 적용할 수 없다.
- 공간이 좁은 경우에는 구현이 불가능하다.

워크샵에서 보철물의 결과에 대해서는 거의 항상, 우수 또는 매우 우수하다고 평가를 하지만, 배운 것을 구현할 기회를 원장인 치과의사가 주지 않는다는 추가적인 언급이 있었다.

모든 반대의견과 위에 나와 있는 의견들은 한 가지 문제점을 언급하고 있다: 그 문제점은 아마도 기능적인 교합면의 올바른 제작보다는 보철물의 가격이 우선되는 것으로 보인다.

하지만 우리 모두는 다음과 같은 평범한 진리를 알고 있다: "우수한(그리고 올바른) 제품은 헐값에 구할 수 없다."

다음의 매우 일상적인 임상증례를 통해, 다르게도 가능하다는 사실을 보여주고자 한다. 이 수복물의 경우에는 공간이 매우 협소하기 때문에 이는 4번째 반대의견에 대한 반증이 될 수도 있을 것이다.

**치과의사인 Johannes Heiman과의 협력작업에서 발췌한 내용임**

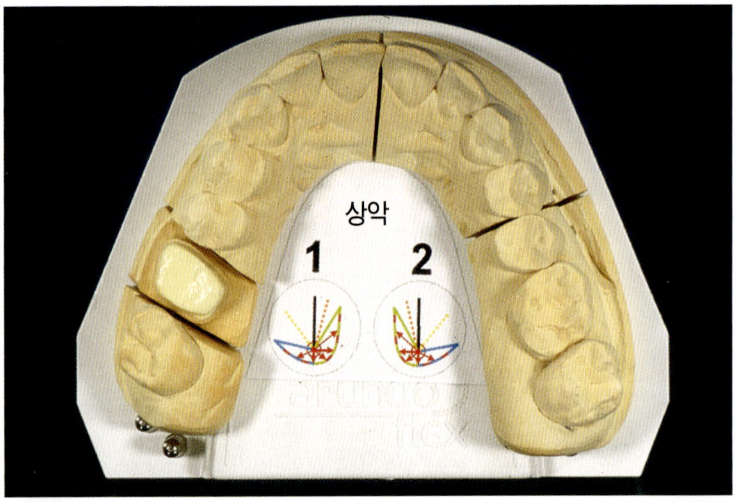


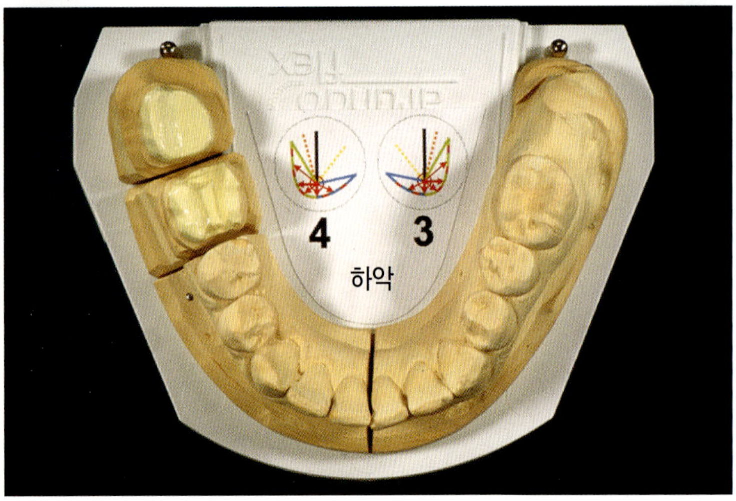


그림 4-1, 4-2. 석고모형의 형태로 초진상태를 최대한 정밀하게 재현하는 과정에서 모형시스템은 매우 중요한 역할을 한다. 모형은 기반을 형성하며 그 위에서 보철물이 제작된다. 이 두 그림에서 wax-up을 하기 위해 준비된 주모형을 볼 수 있다.

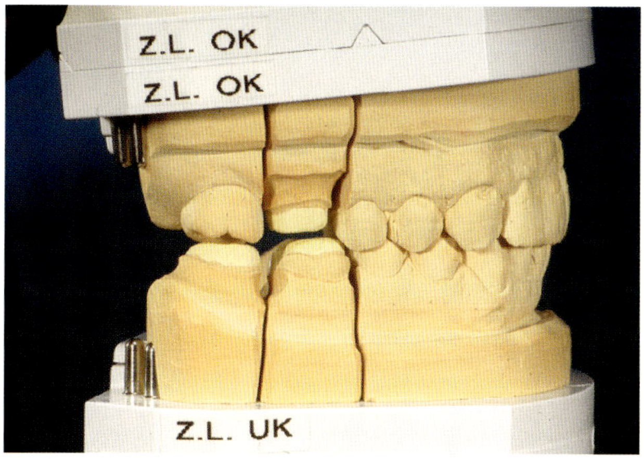


그림 4-3. 상 · 하악 우측 대합치 사이의 교합관계와 접촉관계의 전체적인 모습.

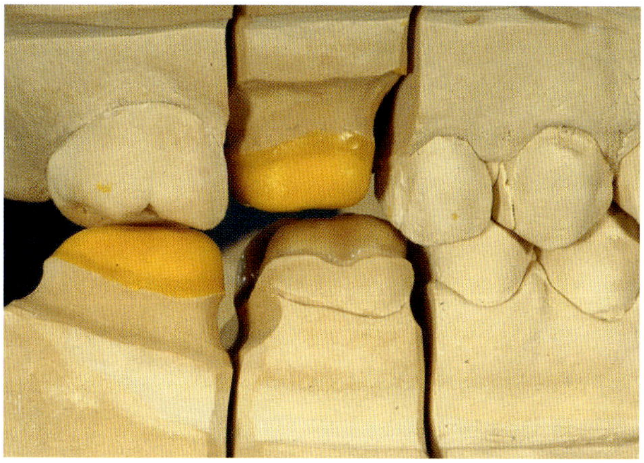

그림 4-4. 디핑 왁스(dipping wax)로 먼저 얇게 형성해 보면 wax-up 할 공간이 조금 더 많았으면 하는 아쉬움이 든다.

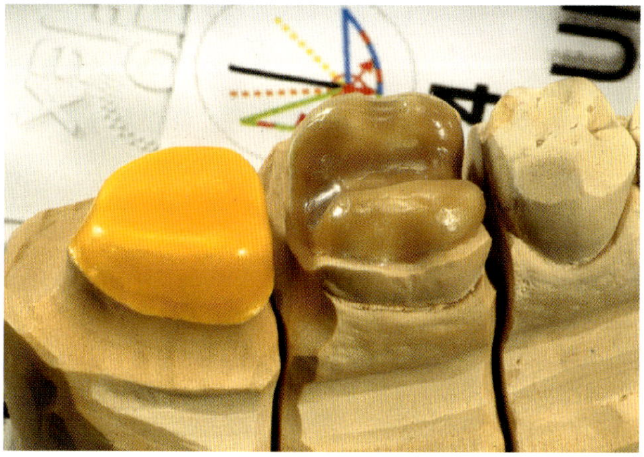

그림 4-5. 하악 우측 제1대구치(No.46 치아)상에 베이스플레이트왁스(카라멜색)가 납형제작되어 있으며…

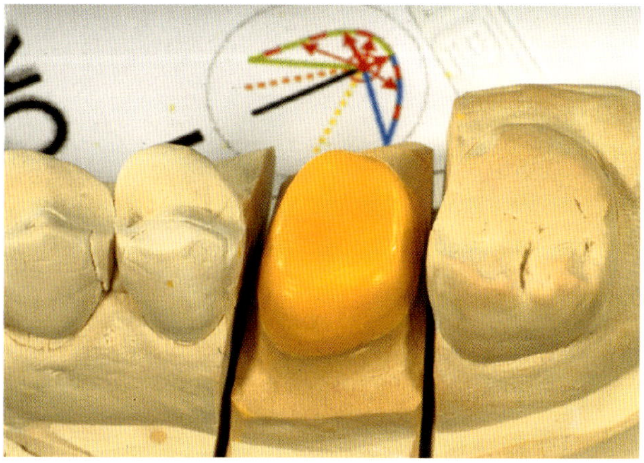

그림 4-6. …하악 우측 제2대구치(No.47 치아) 및 상악 우측 제1대구치(No.16 치아)에는 얇은 디핑 왁스가 납형 제작되어 있다.

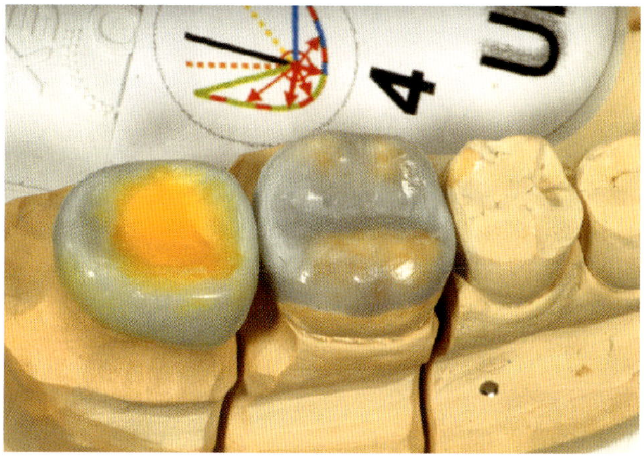

그림 4-7. 두 개의 대구치에 왁스를 첨가해서 대지(plateau)를 형성. 교합면에는 왁스를 최소한으로만 납형 제작했다.

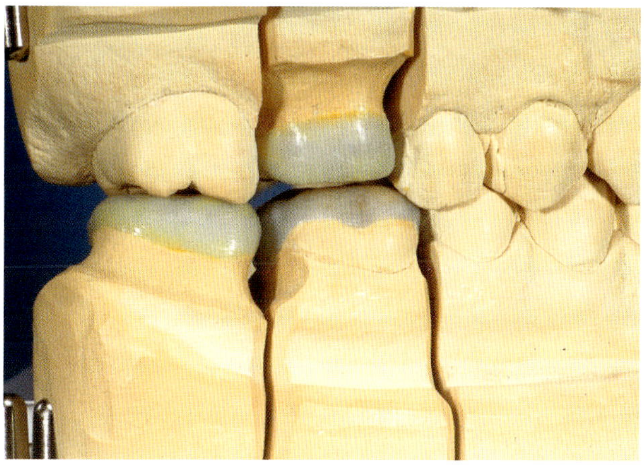

그림 4-8. 대지(plateau)까지 모든 치아를 형성한 후 교합관계와 여유공간 관계를 살펴보는 모습.

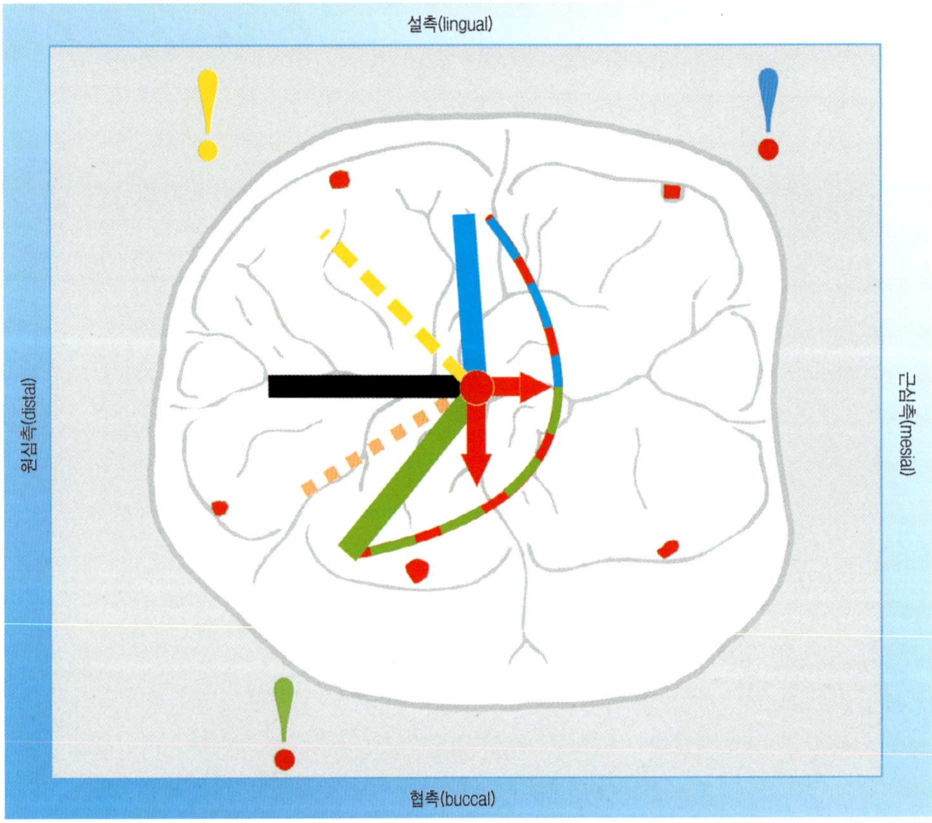


그림 4-9. 대합치의 가운데 교두의 운동방향 색상부호를 각 구획에 옮긴 다음 느낌표를 붙인 모습.

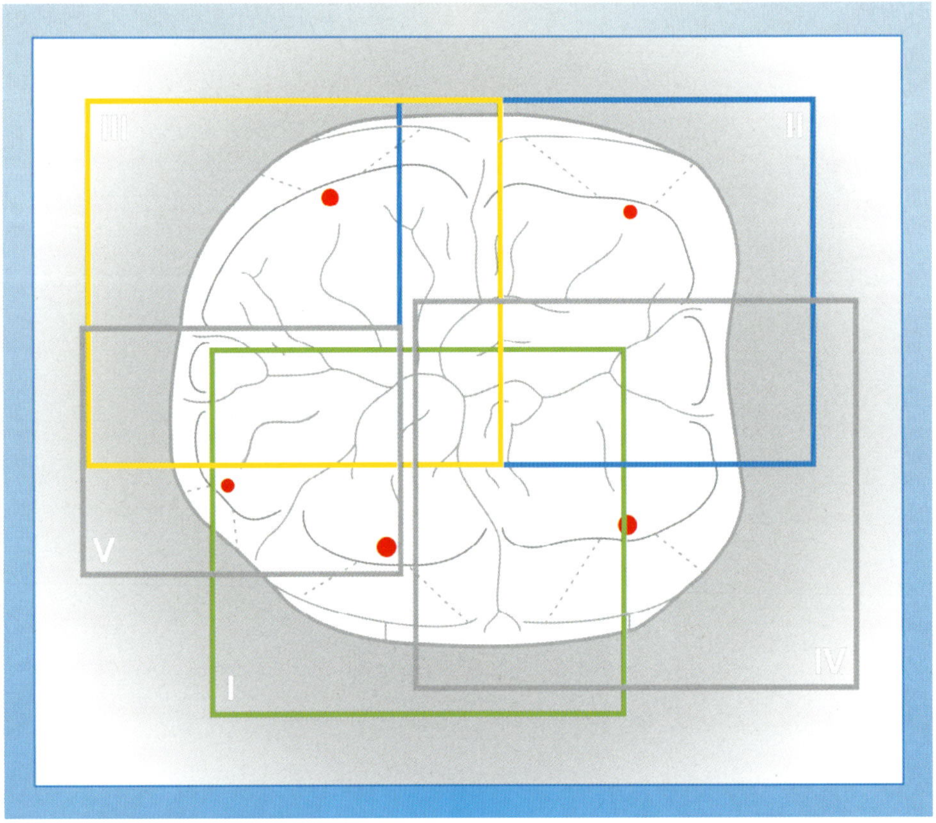


그림 4-10, 4-11. 하악 제1대구치(No.46 치아)의 구획화 및 색상부호화. *(계속)*

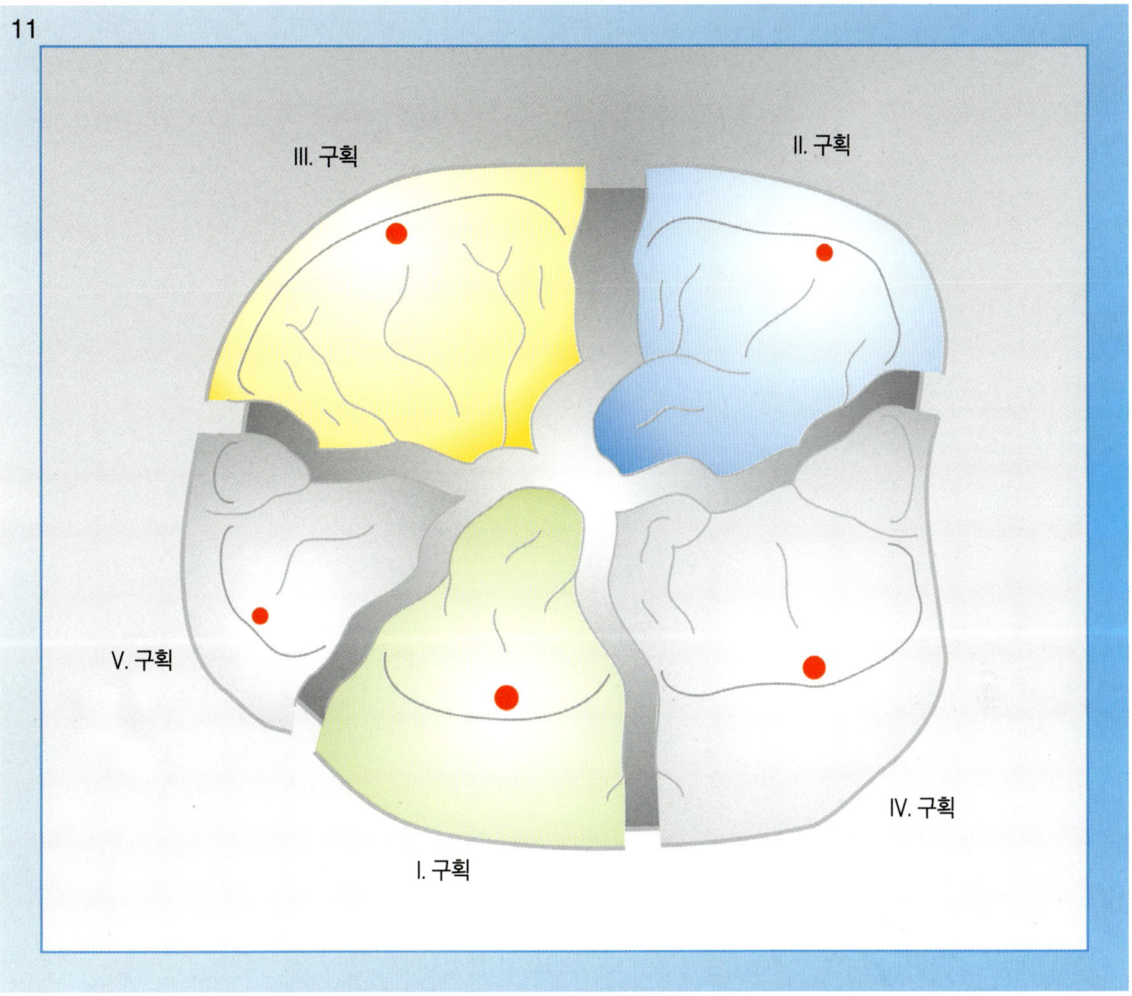


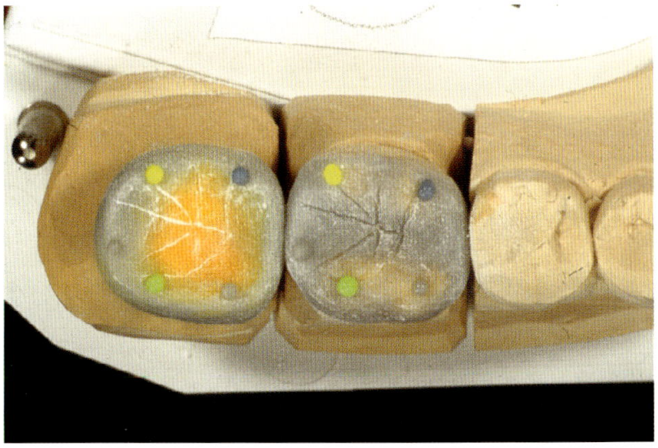

그림 4-12. 교두정의 위치선정과…

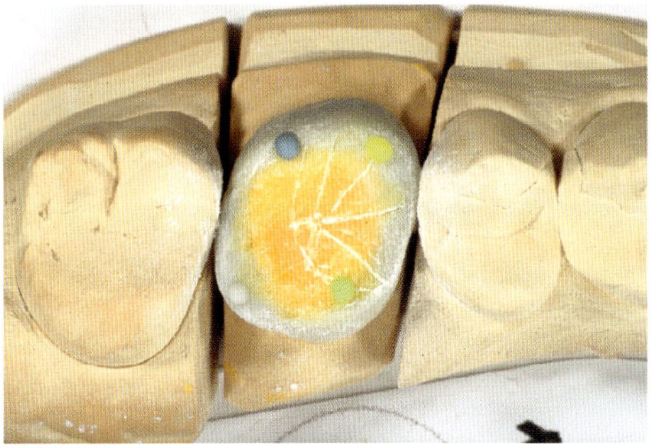

그림 4-13. …나침반에 의거한 색상부호를 사용하기 위한 준비.

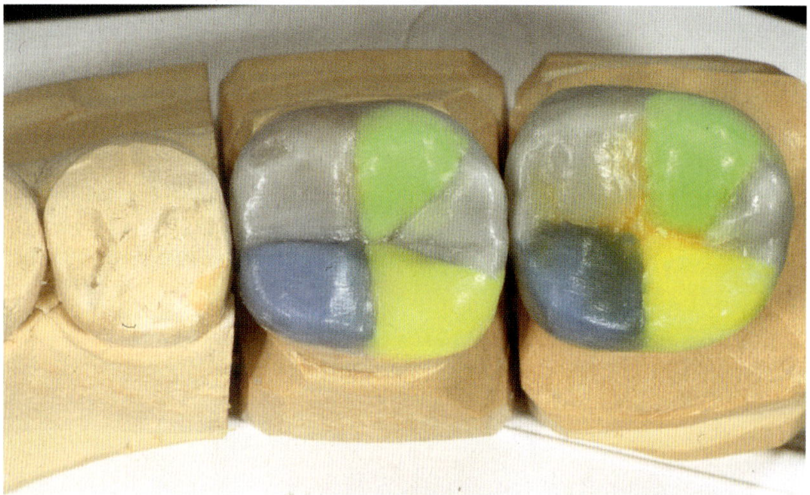
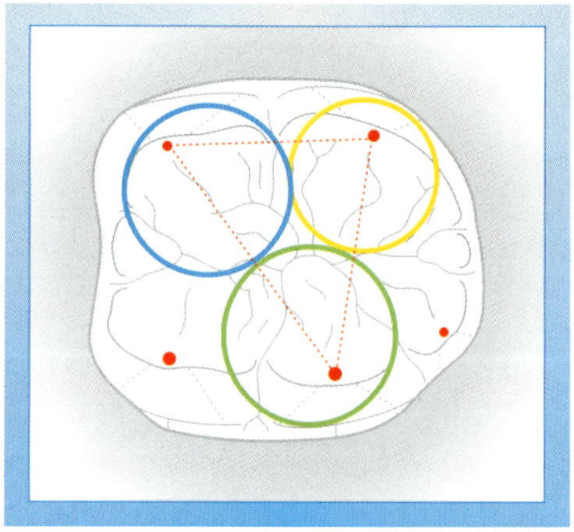

그림 4-14a, b. 수평면에 주구획의 기본요소를 납형 제작. 이들 기본요소는 오목한 형태를 형성할 수 있게 해주며, 이 오목한 홈에서 상악 대구치의 중심교두(절구-절구통 원리)가 일할 수 있다.

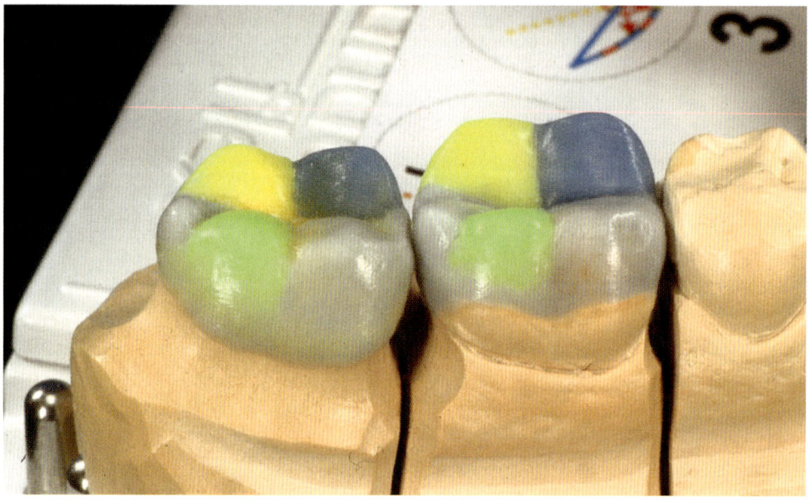

그림 4-15. 납형제작한 기본요소의 협측 모습.

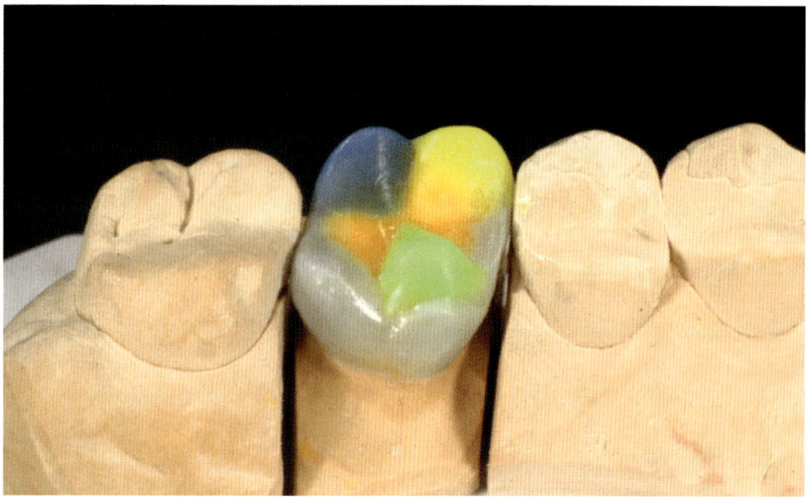

그림 4-16. 상악 제1대구치의 기본요소.

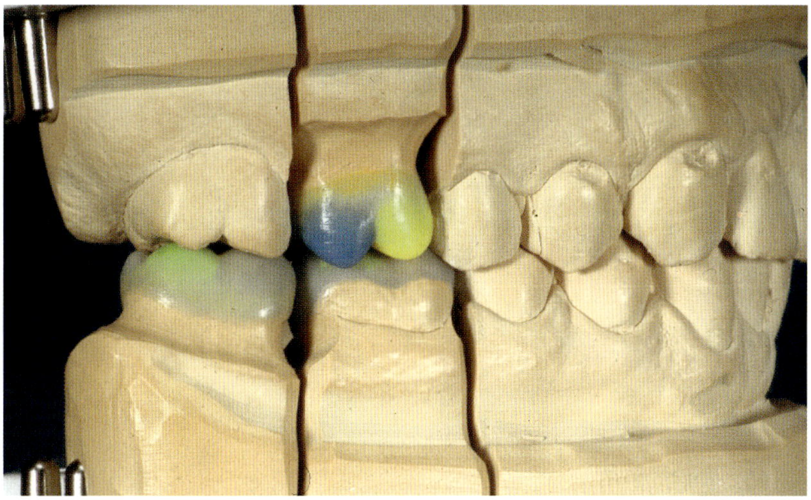

그림 4-17. 납형제작한 기본요소의 교합 모습.

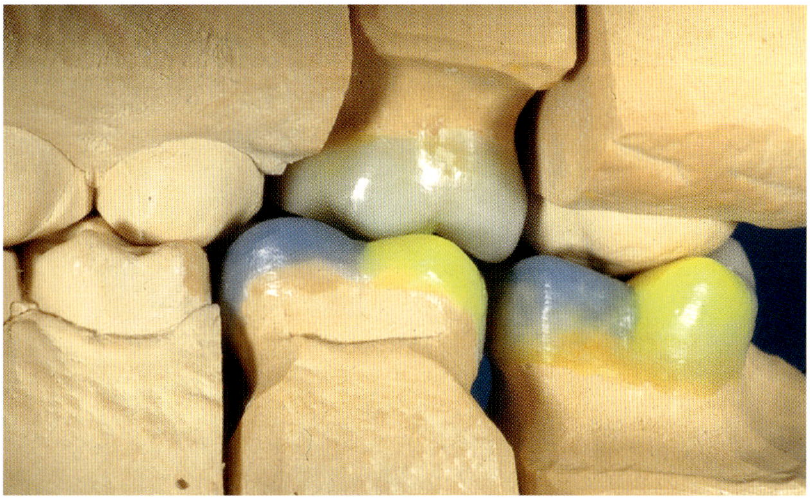

그림 4-18. 교합관계를 구개측/설측에서 바라본 모습.

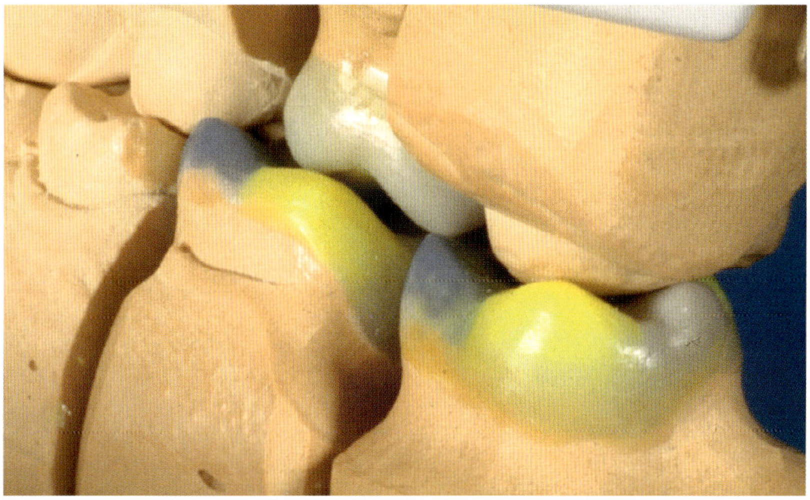

그림 4-19. 기본요소가 대합치의 요소와 아직 접촉하지 않는다.

## 하악 제1대구치

I. 구획 – 원심협측(distobuccal) 교두

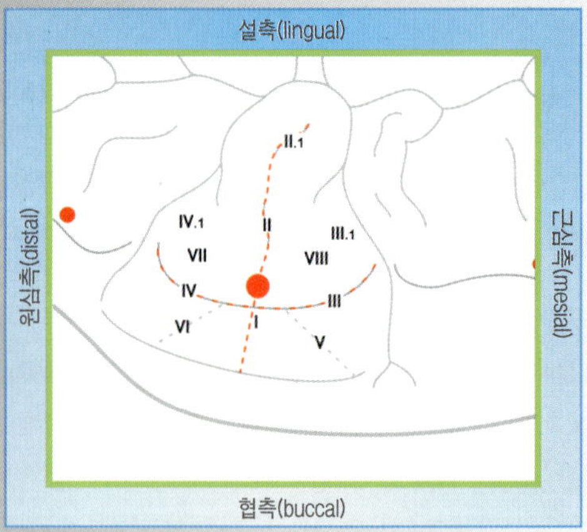


기록

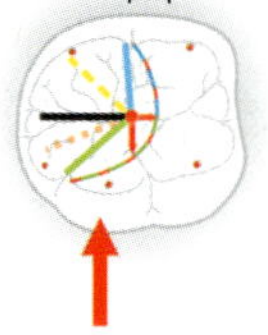

**기본요소**

I. Hypoconid

**구성요소**

II. 설측 삼각융기
II. 1 Rucksack element
III. 근심 변연융선
III. 1 근심 보조융기
IV. 원심 변연융선
IV. 1 원심 보조융기

V. 근심협측 사면
VI. 원심협측 사면
VII. 원심설측 사면
VIII. 근심설측 사면

그림 4-20. 하악 제1대구치의 I. 구획을 기본요소와 구성요소로 나눈 모습.

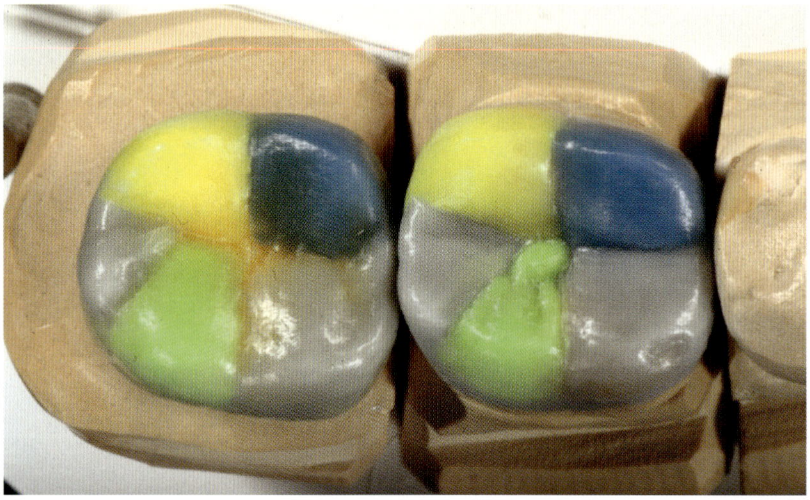

그림 4-21. No.46 치아의 I. 구획의 기본요소를 rucksack element와 작은 구성요소로 보완한 모습.

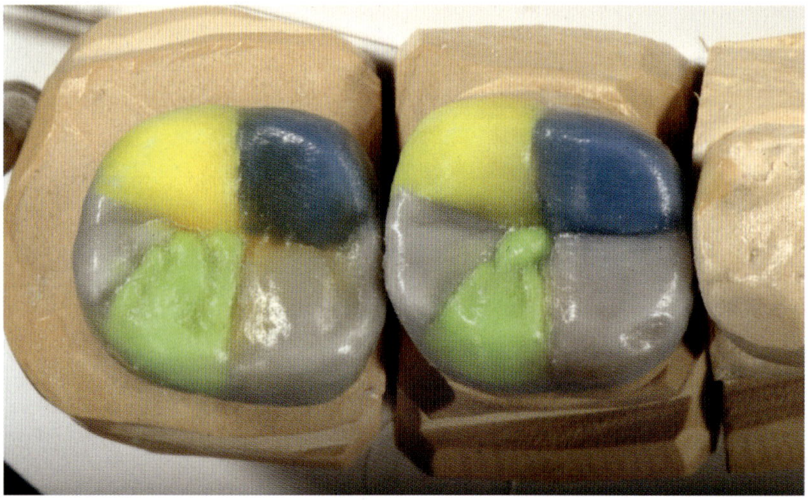

그림 4-22. No.47 치아의 I. 구획이 완성된 모습.

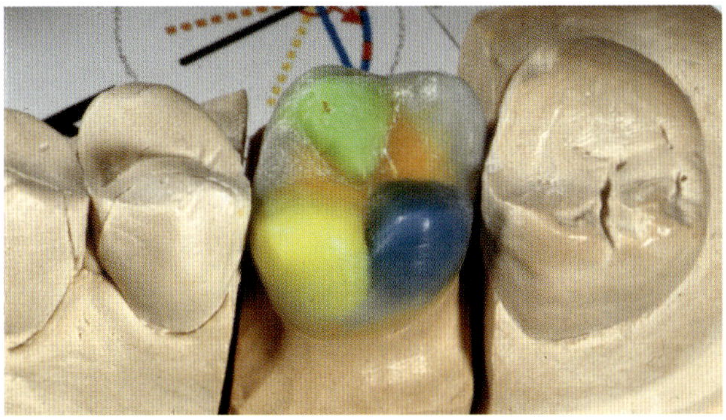

그림 4-23. 삼각융기와 더불어 첫 번째 교합접촉관계가 발생한다.

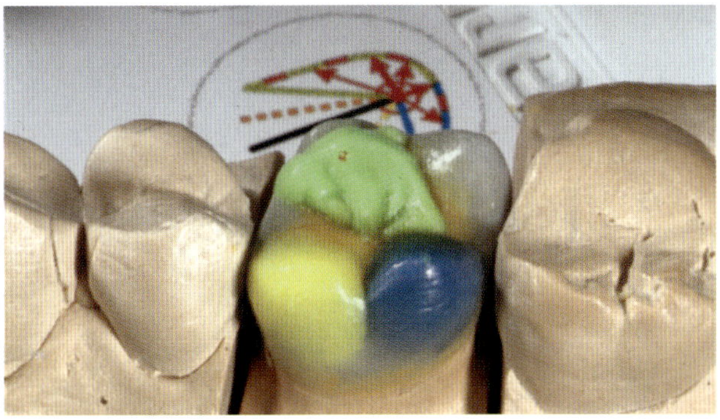

그림 4-24. I. 구획의 납형제작이 완료되었다.

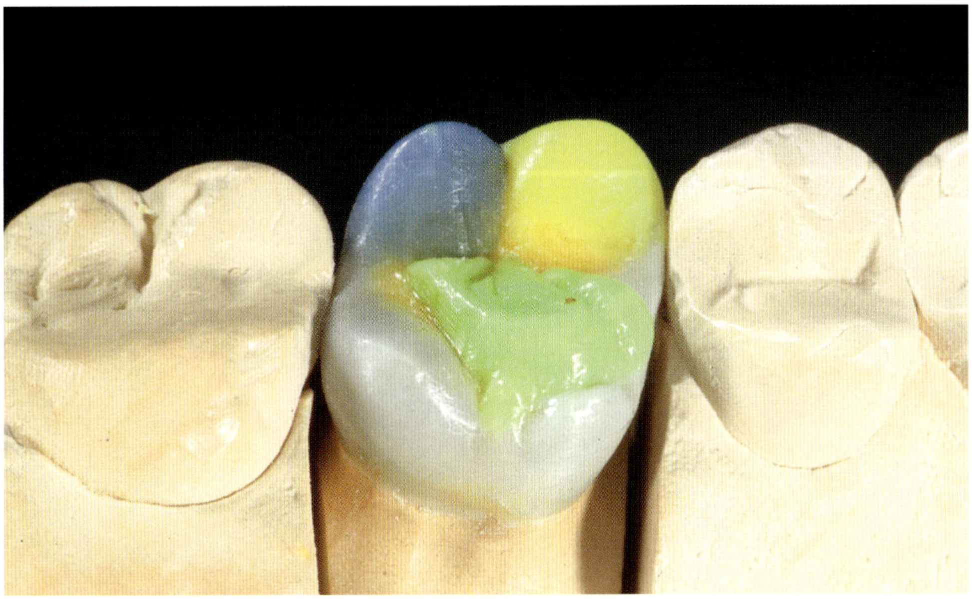

그림 4-25. 원심구개측 교두와 근심구개측 교두 사이의 부위와 tuberculum carabelli가 매우 얇다. 안정을 꾀하기 위해서 작은 융기를 미약하게 만들어주었다.

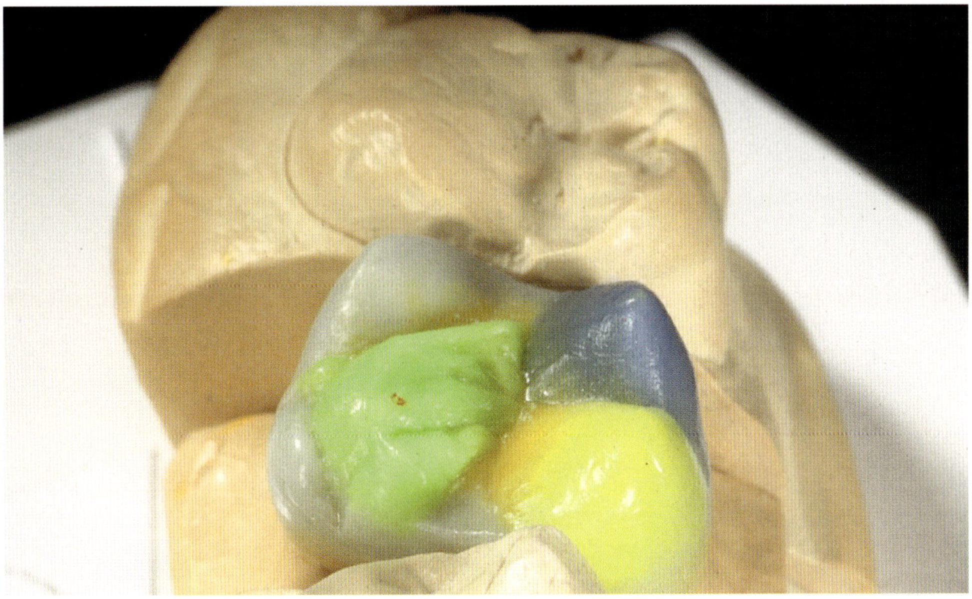

그림 4-26. 이 모습에서 근심측 보조융기가 삼각융기와 분리되어 있다는 사실을 볼 수 있다. 삼각융기와 커다란 근심측 보조융기 사이의 오목한 공간은 하악 대구치가 내측방운동을 할 때 움직일 수 있는 공간을 제공한다.

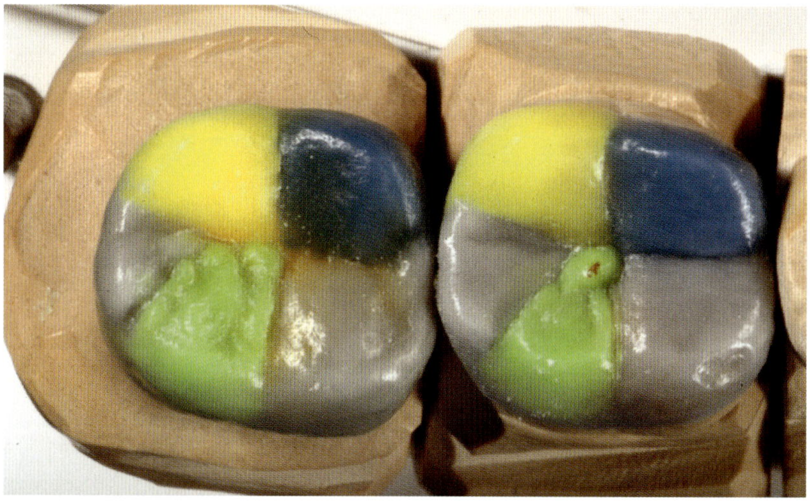

그림 4-27. 이 구획의 첫 번째 stop은 rucksack element 위에 위치한다. No.47 치아에는 stop이 I. 구획의 근심측 보조융기의 아래 부위에 위치하는 것이 가장 좋다.

하악 제1대구치 / I. 구획 - 상호적 교합접촉점

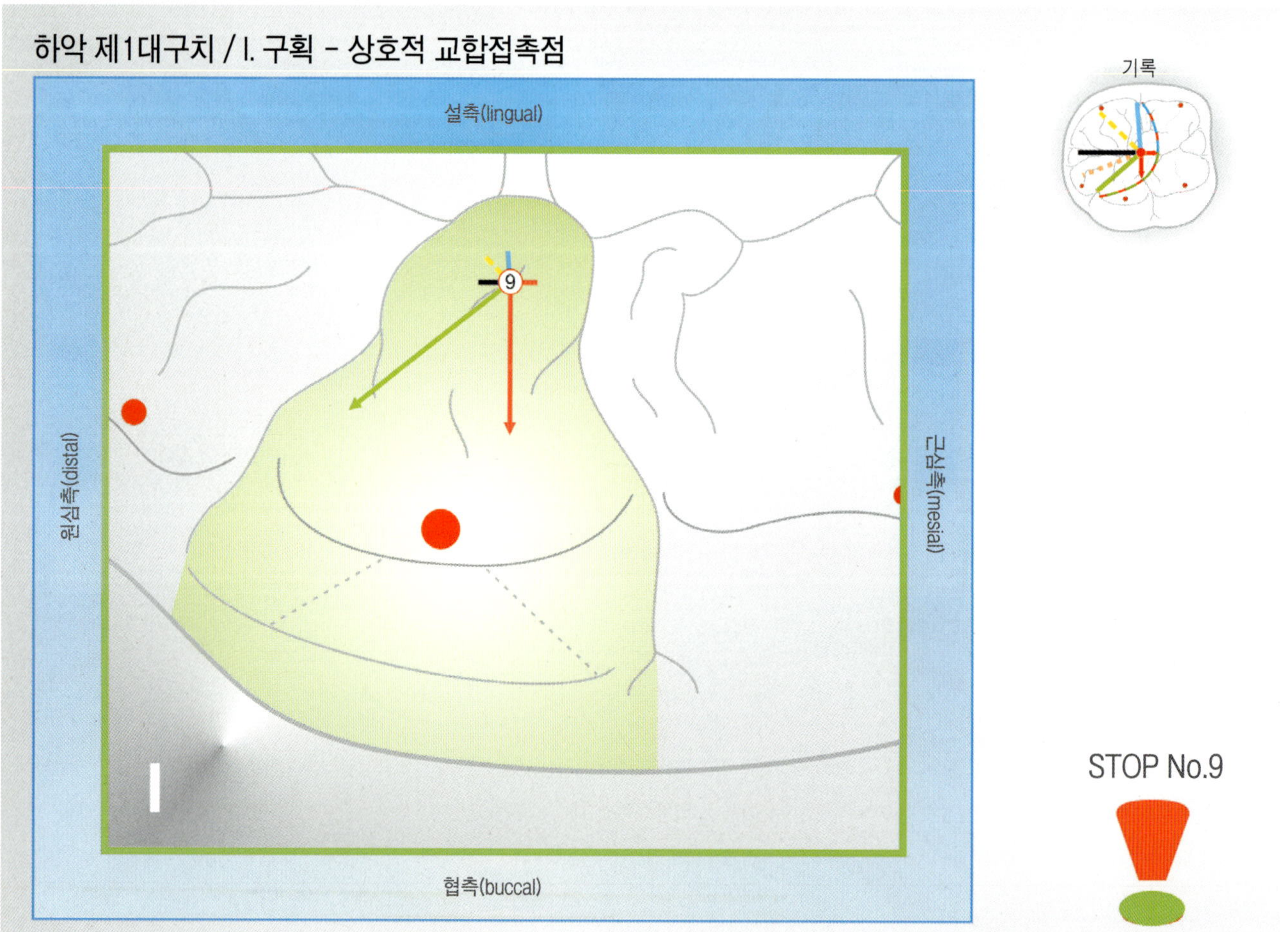


그림 4-28. I. 구획의 도해에서 stop에 No.9을 붙였다. 다시금 교합나침반을 이용해서 이 stop에 어느 기능방향을 특히 유의하고 점검해야 하는지 분석할 수 있다. 기억을 되살리는 의미에서 다시 한 번 말하면 나침반은 항상 빠짐없이 완전하게 나와 있지만 각각의 방향은 그 길이가 다르게 표시되어 있다. 이를 통해 해당 stop에 어느 기능이 중요하고 중요하지 않은지 구분이 된다. 짧은 것은 중요치 않으며, 이 stop에서는 긴 것이 내측방운동과 동시 immediate side shift(ISS)를 지적하고 있다. 느낌표도 교합나침반의 색상부호에 의거해서 색상부호화되어 있다.

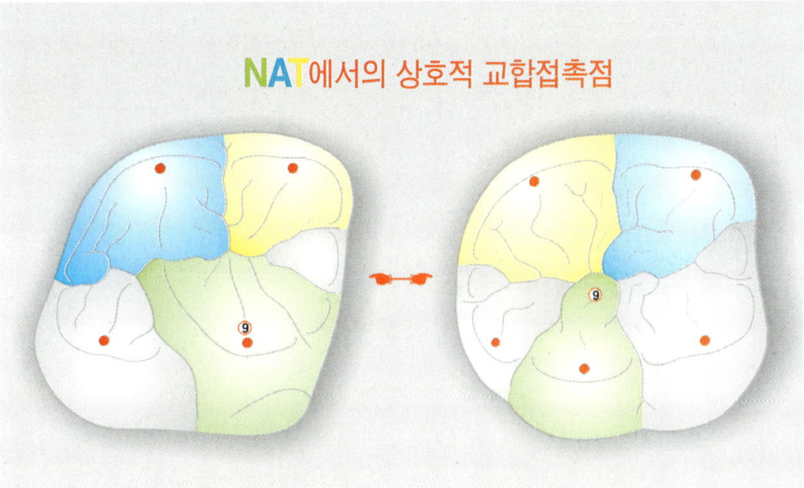


그림 4-29. 상악과 하악에서의 상호적인 stop No.9 의 위치 표시.

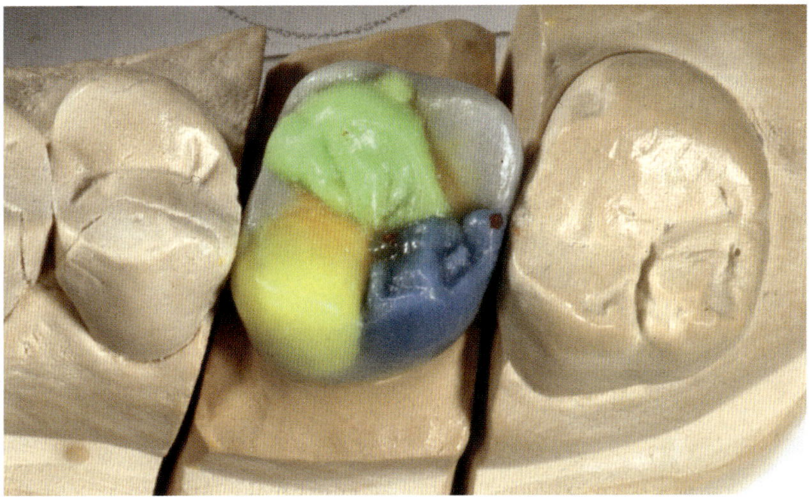

그림 4-30. 접촉관계를 2개 함유하고 있는 상악 II. 구획의 납형제작.

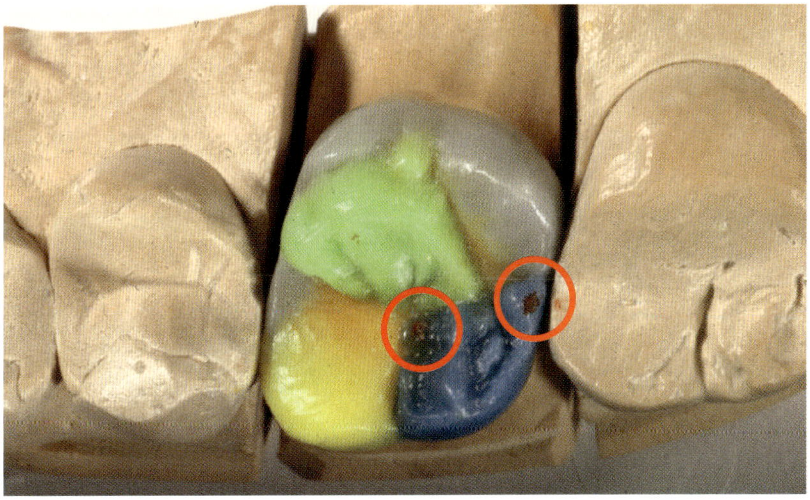

그림 4-31. Stop 하나는 rucksack element 위에, 나머지 하나는 원심측 보조융기 위에 위치한다.

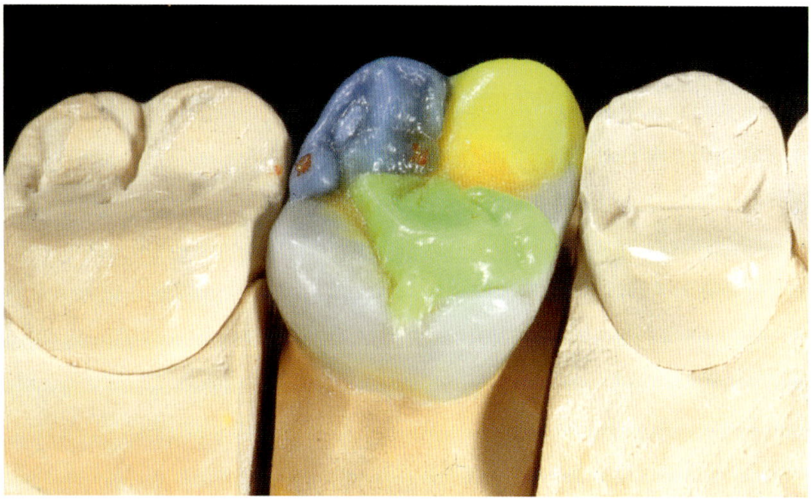

그림 4-32. 상악 제1대구치의 II. 구획의 구개측 모습.

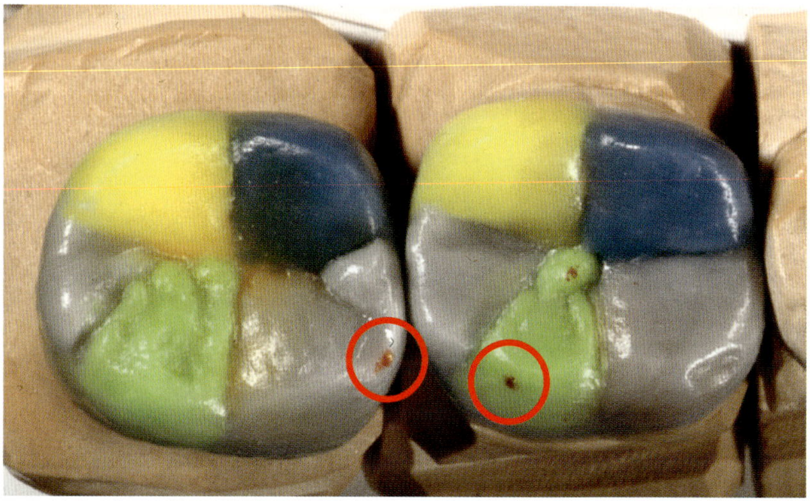

그림 4-33. No.46 치아의 I. 구획의 원심협측 사면 위와 No.47 치아의 IV. 구획의 근심측 변연융선 상에 위치하는 상호적인 stop들.

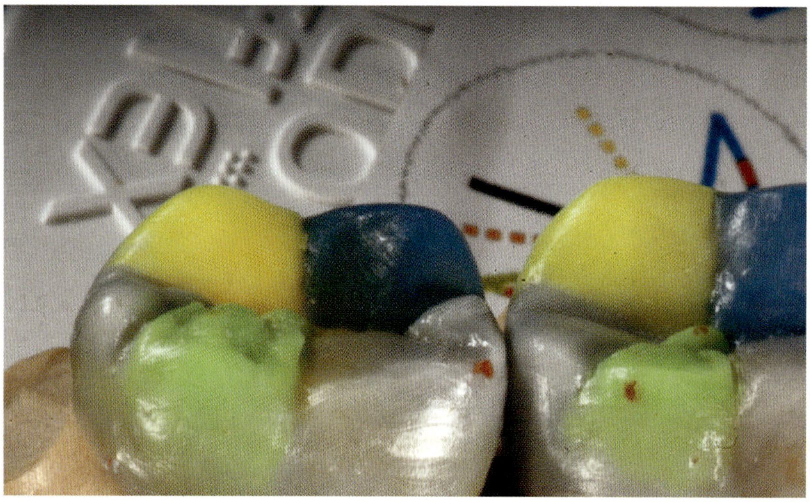

그림 4-34. 새로운 접촉관계의 협측 모습.

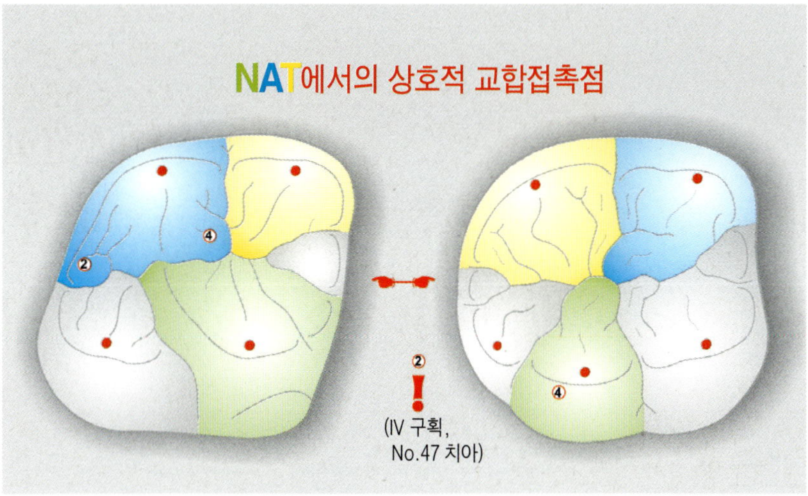


그림 4-35. 상악과 하악에서의 상호적인 stop No. 4와 stop No.2의 위치를 기록한 모습.

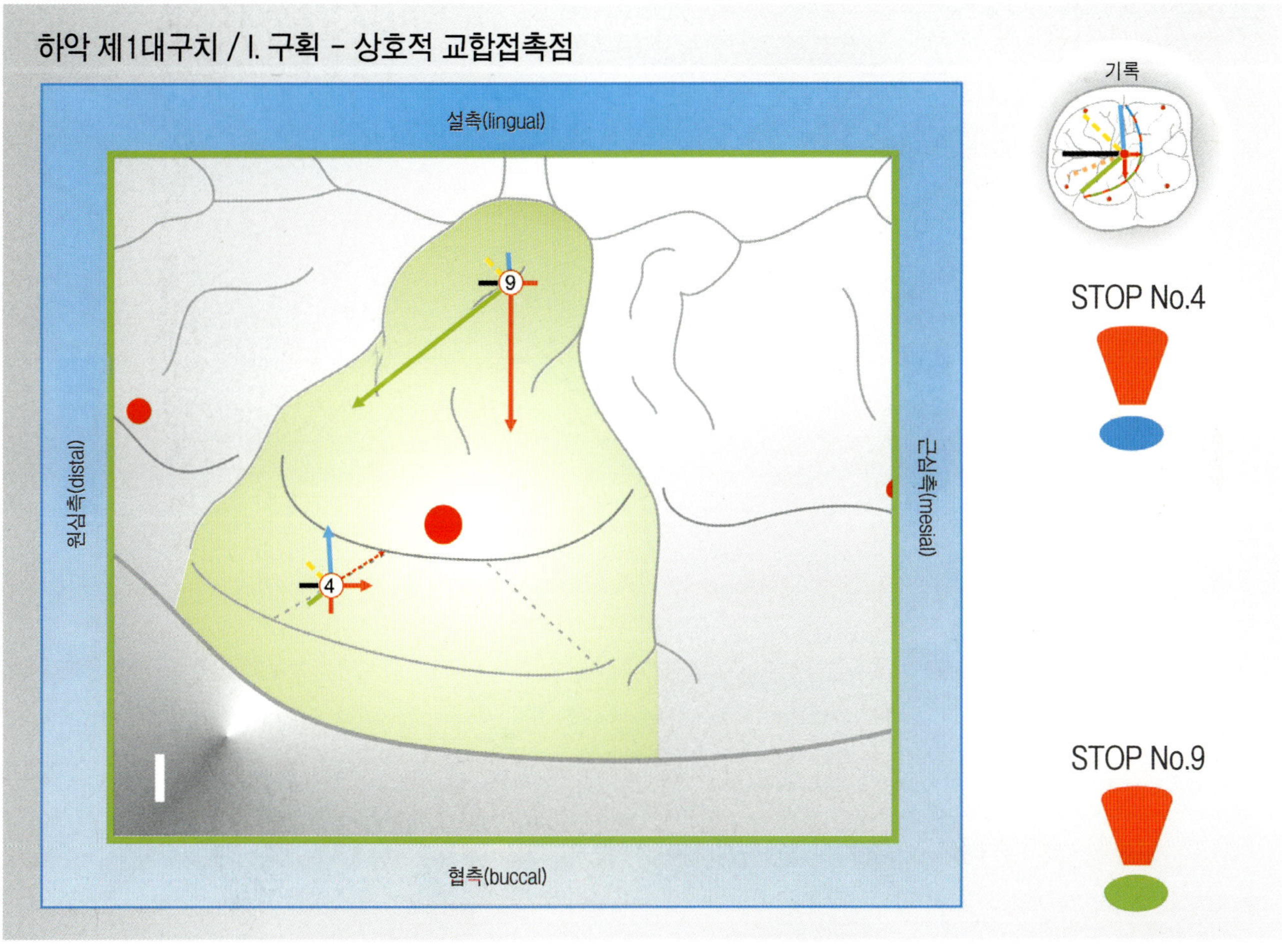


그림 4-36. I. 구획의 도해에서 두 번째 stop은 No.4로 기록한다. 다시금 교합나침반을 이용해서 분석한다. 이 stop에서는 측방운동과 후방운동의 기능운동에 특히 유의하고 점검해야 한다는 사실을 알 수 있다. 교합나침반의 색상부호에 의거해서 이 느낌표도 색상으로 부호화한다.

## 하악 제1대구치

II. 구획 – 근심설측(mesiolingual) 교두

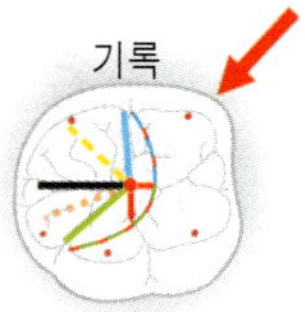


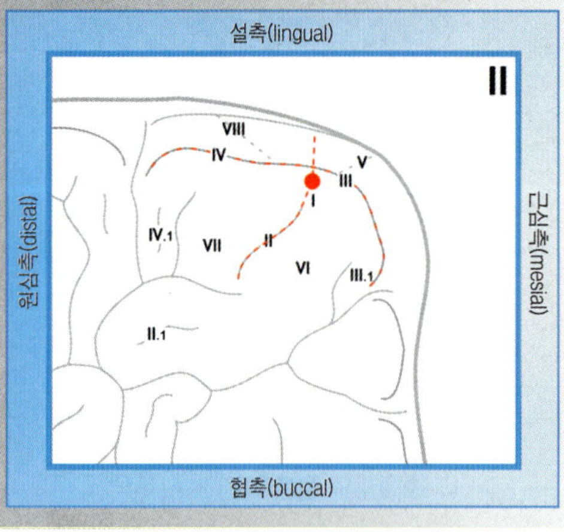


### 기본요소

I. Metaconid

### 구성요소

II. 협측 삼각융기
II. 1 Rucksack element
III. 근심 변연융선
III. 1 근심 보조융기
IV. 원심 변연융선
IV. 1 원심 보조융기

V. 근심설측 사면
VI. 근심협측 사면
VII. 원심협측 사면
VIII. 원심설측 사면

그림 4-37. II. 구획을 기본요소와 구성요소로 나눈다. 언제나처럼 가장 중요한 요소인 삼각융기부터 시작한다.

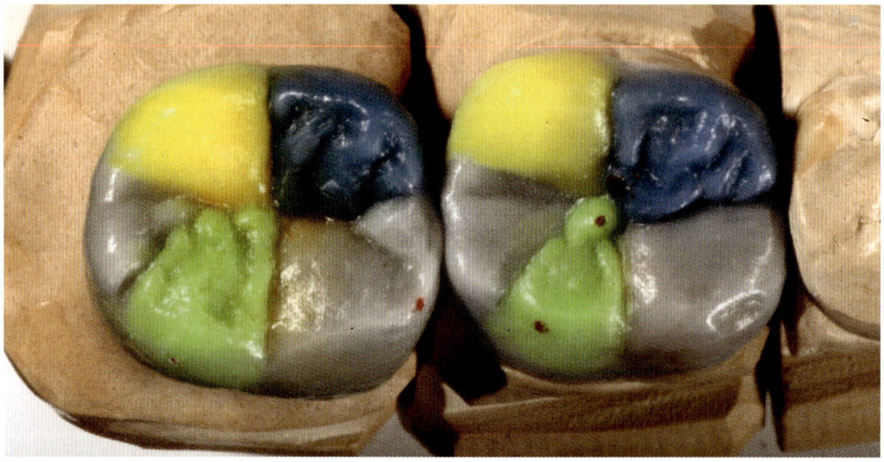

그림 4-38. II. 구획의 납형제작.

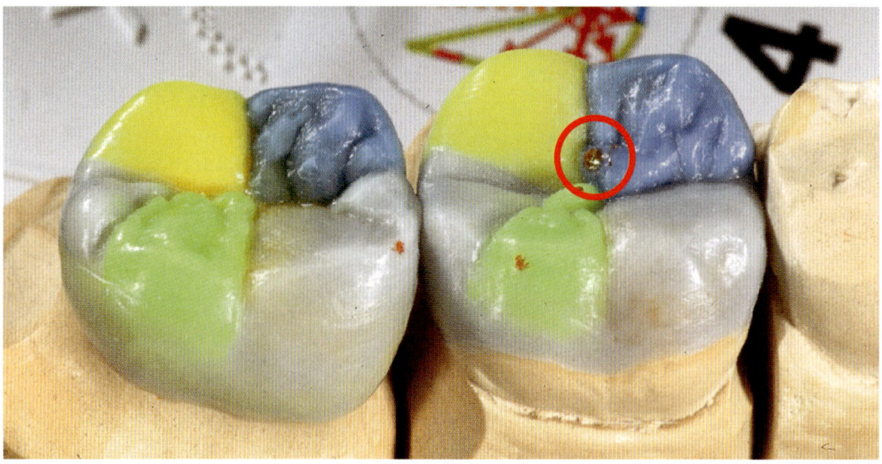

그림 4-39. No.46 치아의 rucksack element 위에 위치한 stop을 협측에서 바라본 모습.

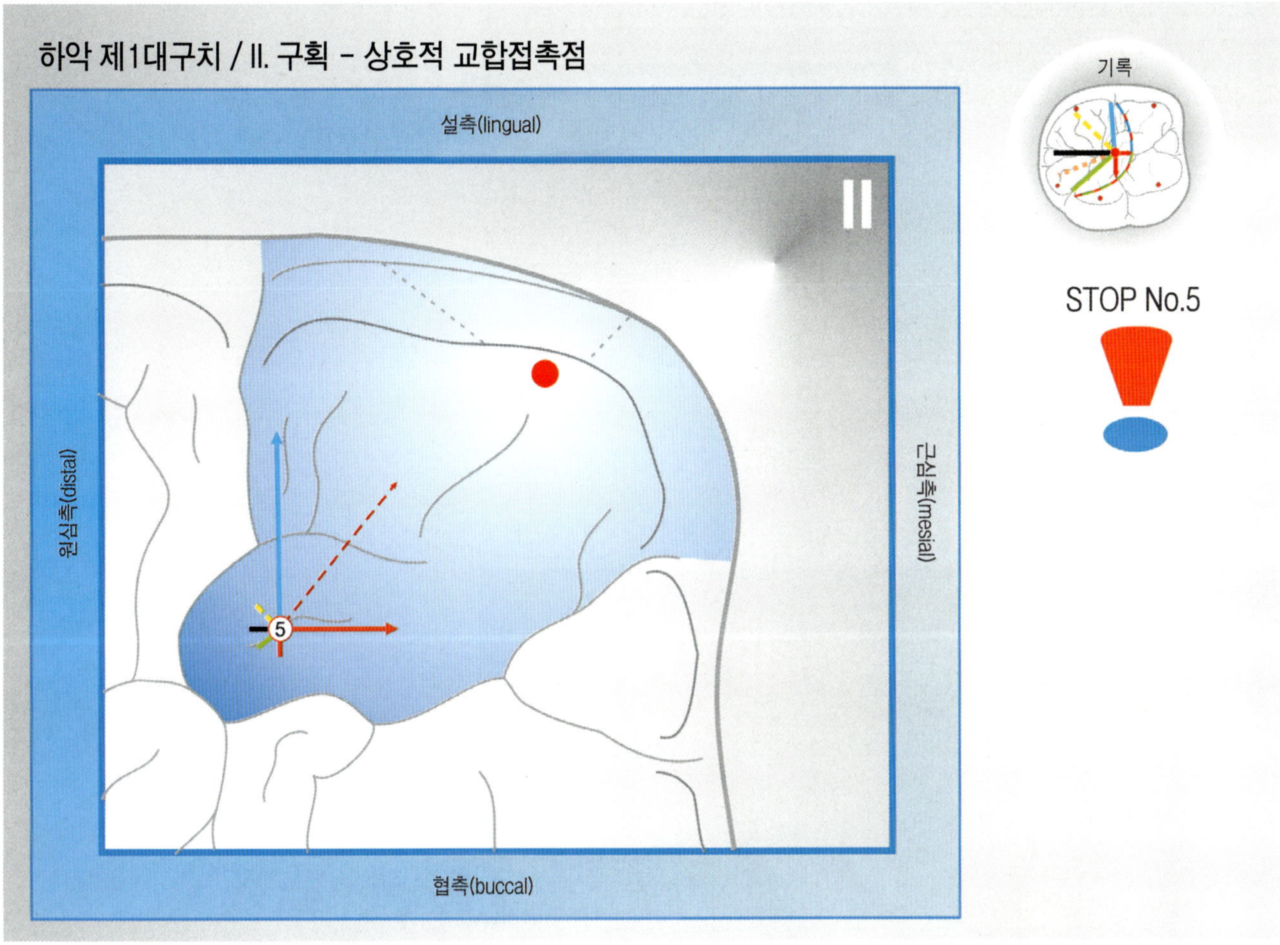


그림 4-40. Stop No.5를 동반한 II. 구획의 도해. 또 다시 교합나침반을 이용해서 어느 기능방향이 중요한지를 분석할 수 있다. 이 stop에서는 측방운동과 후방운동의 기능방향에 특히 유의하고 점검해야 한다. 교합나침반의 색상부호에 의거해서 이 느낌표도 색상부호로 표시되어 있다. 파란색 점을 가진 빨간색의 느낌표로 표시되어 있다. 주기능방향인 측방운동을 하는 과정에, 특히 측후방운동(lateroretrusion)이나 순수한 후방운동(retrusion) 혹은 상후방운동(surtrusive retrusion)도 가능하다.

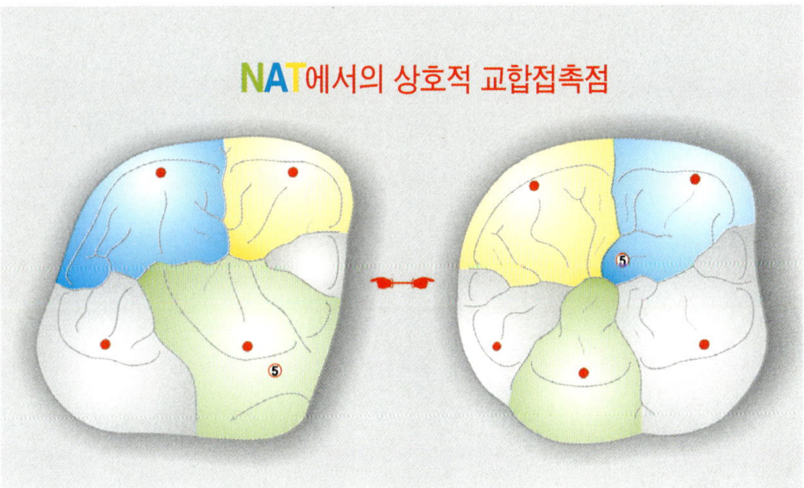


그림 4-41. 상악과 하악에서의 상호적인 stop No.5의 위치를 표시한 모습.

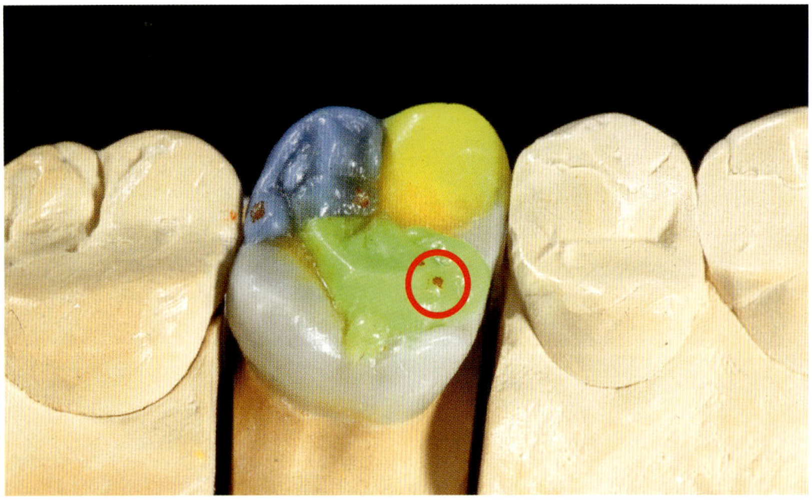

그림 4-42. Stop No.5는 상악 I. 구획의 근심구개측 사면 위에 위치한다.

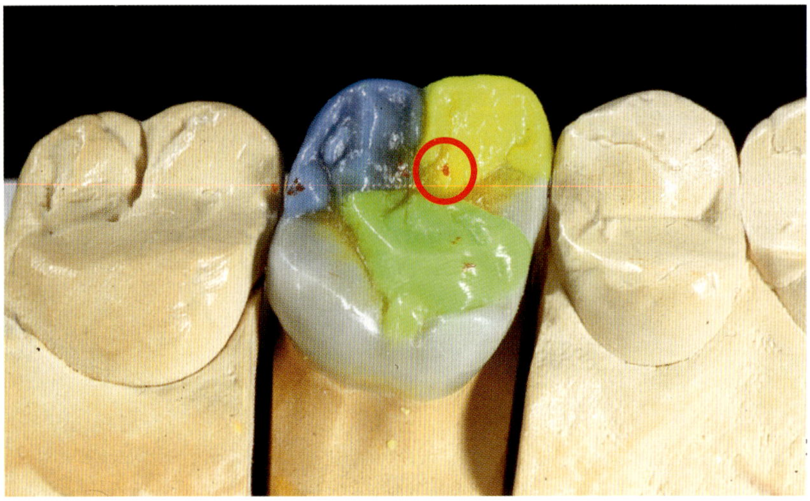

그림 4-43. 상악 대구치의 III. 구획의 wax-up이 완성되었다. 교합접촉은 삼각융기 상에서 발생한다.

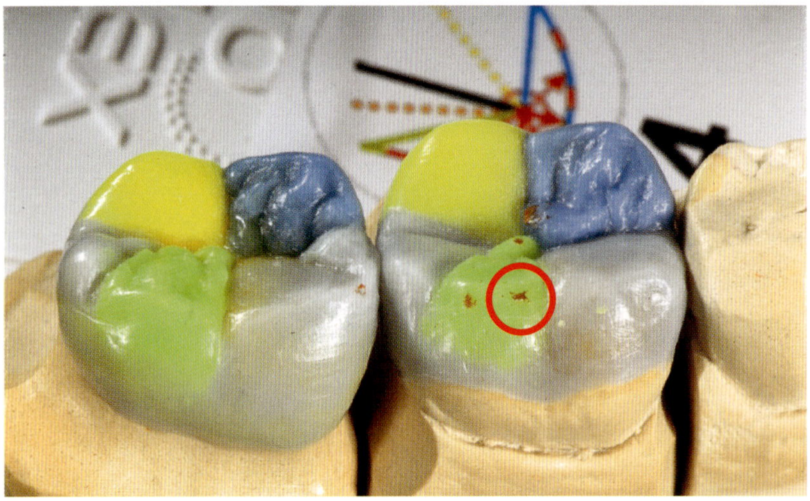

그림 4-44. 하악 제1대구치의 I. 구획 상에서는 원심협측 사면에 세 번째 접촉이 발생한다.

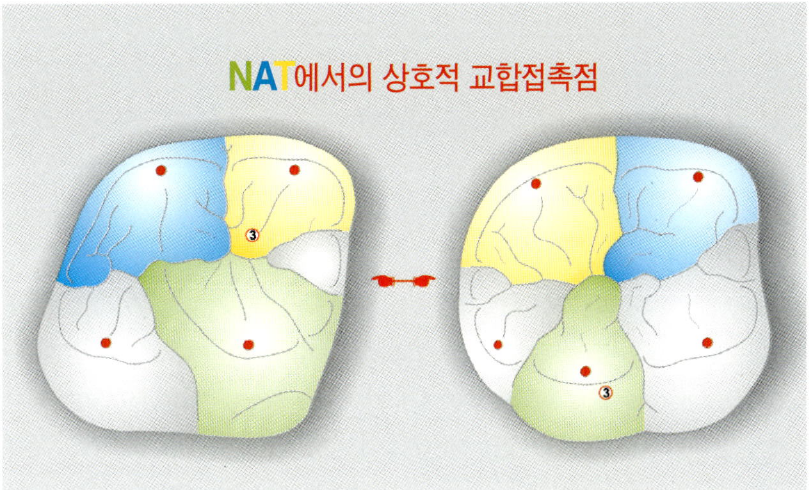


그림 4-45. 상악과 하악에서의 상호적인 stop No.3의 위치를 표시한 모습.

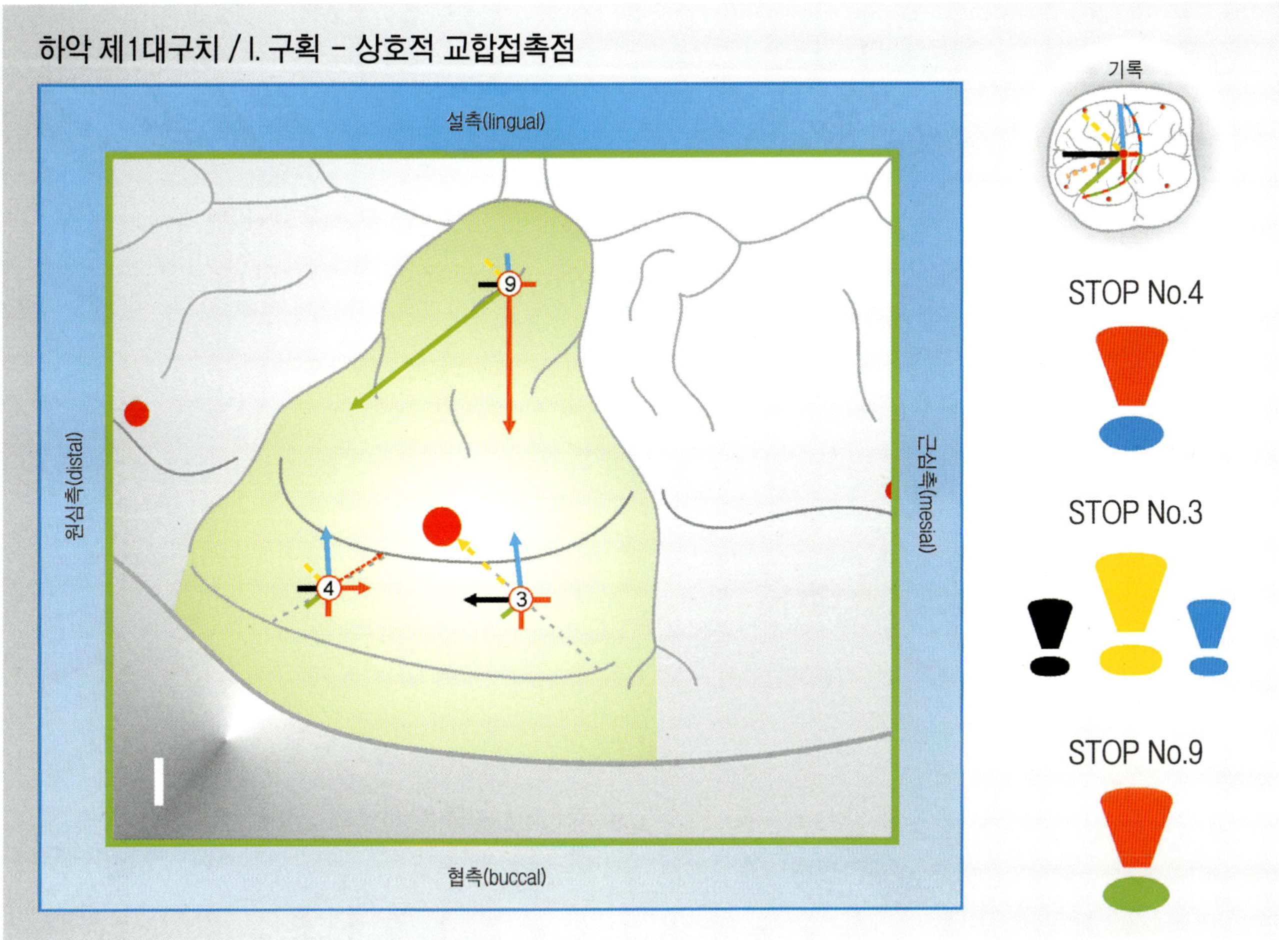


그림 4-46. I. 구획의 도해에 stop No.3를 추가했다. 교합나침반을 이용해서 기능방향을 분석한다. 전측방운동(latero-protrusion)의 기능방향이 다시금 직접 교두정을 향한다. 교합나침반의 색상부호에 의거해서 이 느낌표가 노란색으로 부호화되어 있다. 파란색과 검은색의 느낌표 2개가 전측방운동을 항상 동반한다.

## 하악 제1대구치

III. 구획 - 원심설측(distolingual) 교두

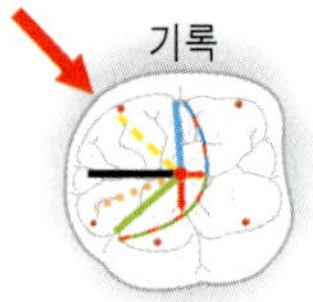


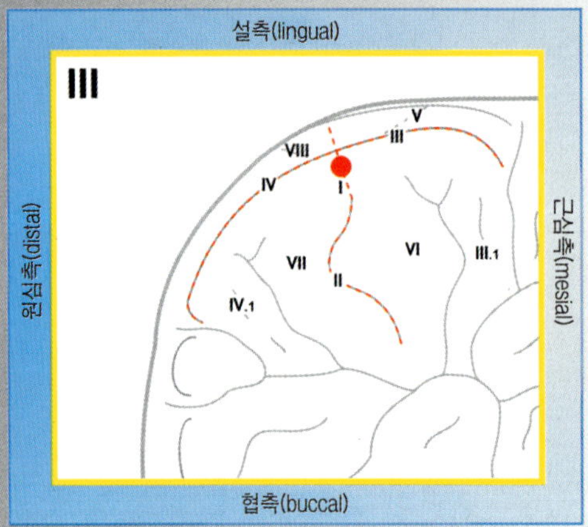


**기본요소**

I. Entoconid

**구성요소**

II. 협측 삼각융기
III. 근심 변연융선
III. 1 근심 보조융기
IV. 원심 변연융선
IV. 1 원심 보조융기

V. 근심설측 사면
VI. 근심협측 사면
VII. 원심협측 사면
VIII. 원심설측 사면

그림 4-47. III. 구획을 기본요소와 구성요소로 나눔.

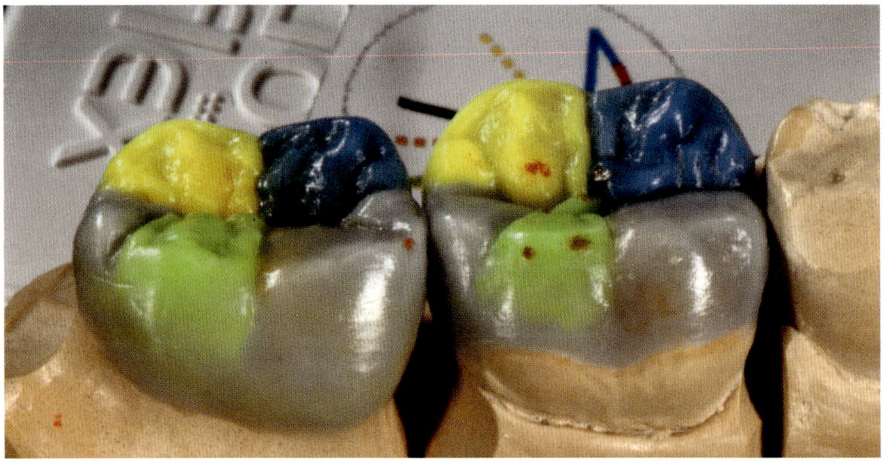

그림 4-48. No.46 치아와 No.47 치아의 III. 구획을 납형제작한 모습.

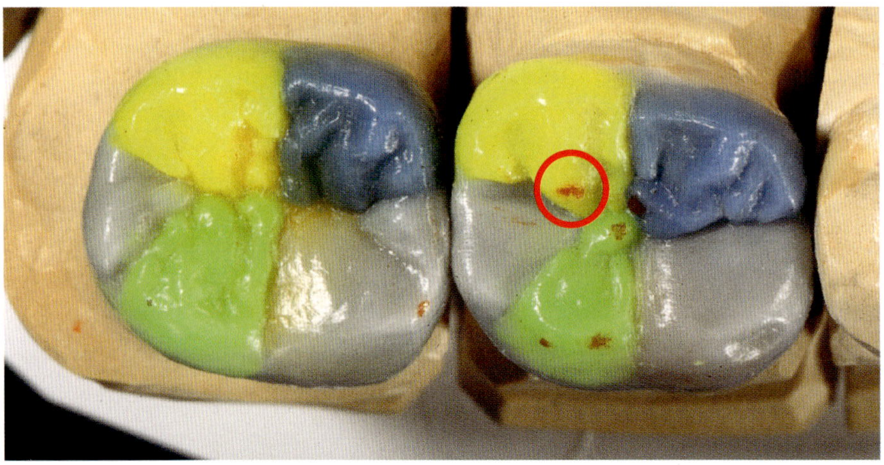

그림 4-49. No.46 치아의 원심설측 교두의 삼각융기 상에 위치하는 stop을 동반하는 III. 구획을 교합면 쪽에서 바라본 모습.

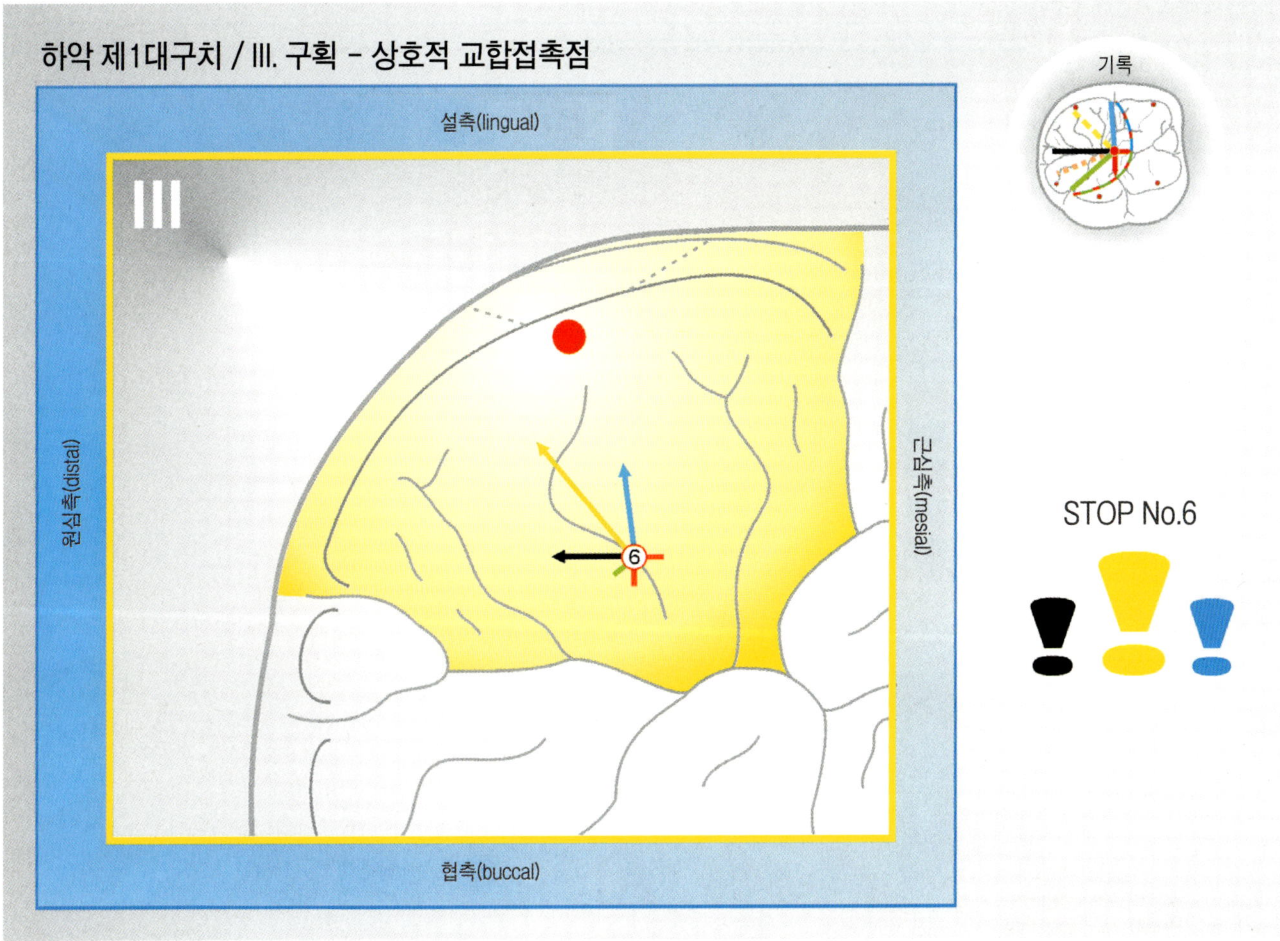


그림 4-50. Stop No.6를 표시해서 III. 구획의 도해가 완성되었다. 다시금 전측방운동(latero-protrusion)의 기능방향이 직접 교두정을 향하고 있다. 교합나침반의 색상부호에 의거해서 이 느낌표가 노란색으로 부호화되어 있다. 파란색과 검은색의 느낌표가 항상 동반하며 형태에 따라 영향을 미친다.

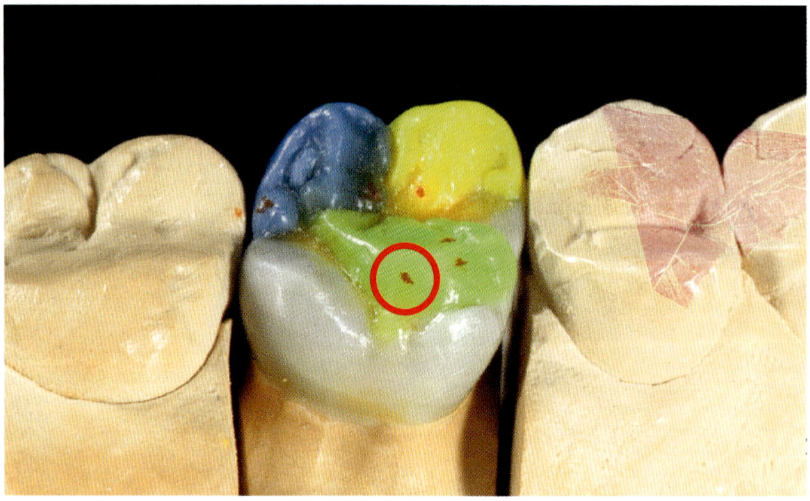

그림 4-51. 상호적인 stop No.6가 상악 제1대구치의 원심구개측 사면 위에 위치한다.

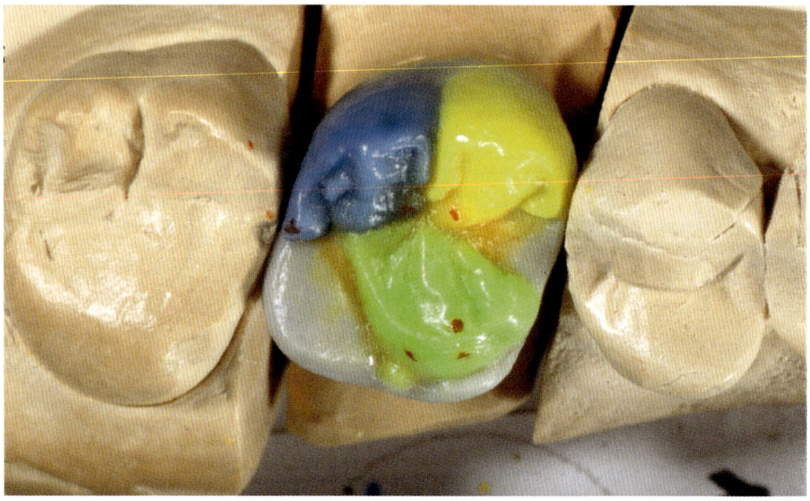

그림 4-52. 납형제작이 완료된 주구획의 교합측 모습.

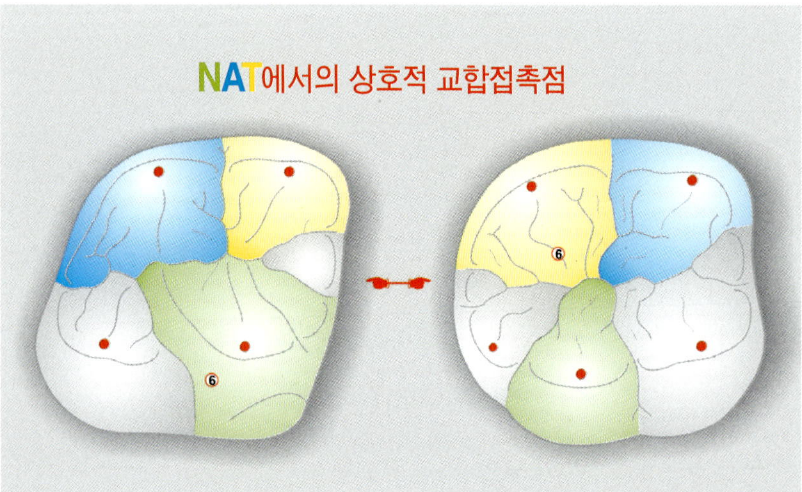


그림 4-53. 상악과 하악에서의 상호적인 stop No.6의 위치를 표시.

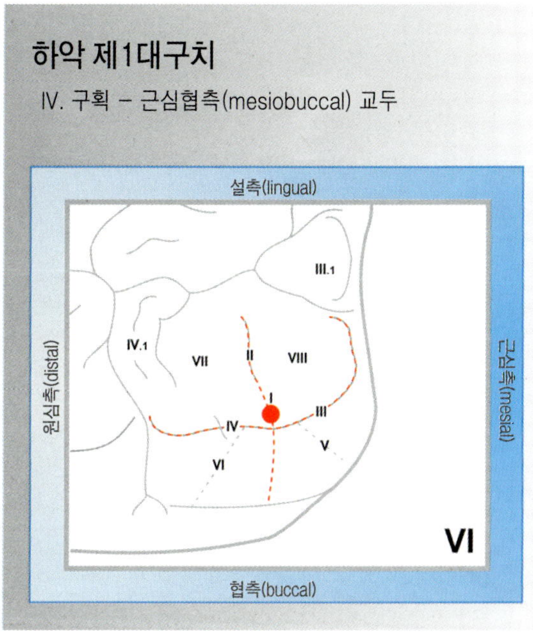


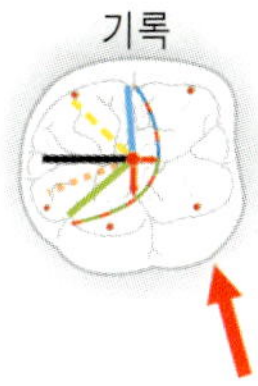


**기본요소**

I. Protoconid

**구성요소**

III. 설측 삼각융기
III. 근심 변연융선
III. 1 근심 보조융기
IV. 원심 변연융선
IV. 1 원심 보조융기

V. 근심설측 사면
VI. 원심협측 사면
VII. 원심협측 사면
VIII. 근심설측 사면

그림 4-54. IV. 구획을 기본요소와 구성요소로 나눔.

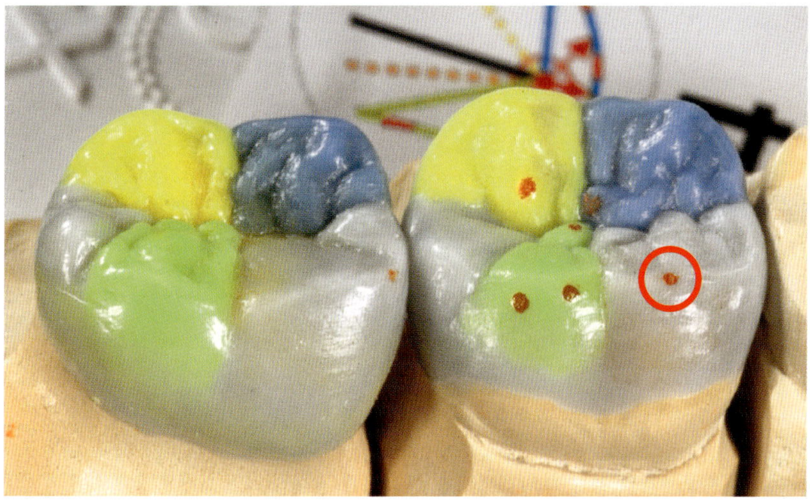

그림 4-55. Stop을 가진 IV. 구획의 협측 모습.

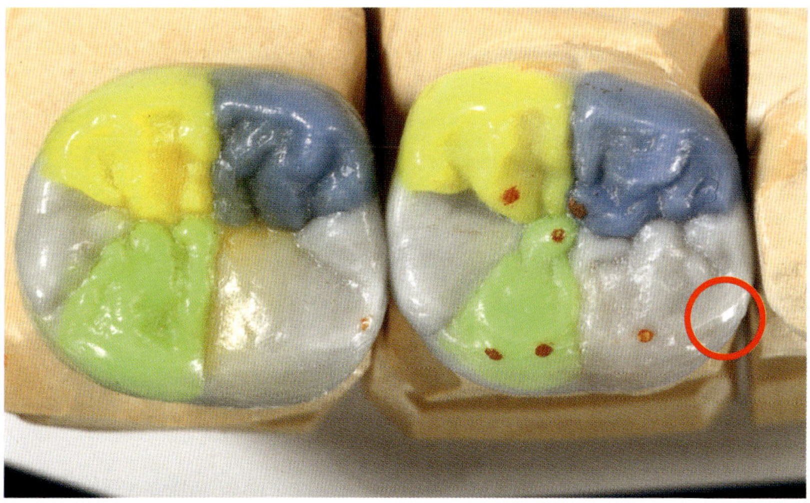

그림 4-56. 두 번째 stop이 넓은 면의 형태로 표시되어 있으며 상악 제2소구치의 원심측 부위로 인해 생겼다.

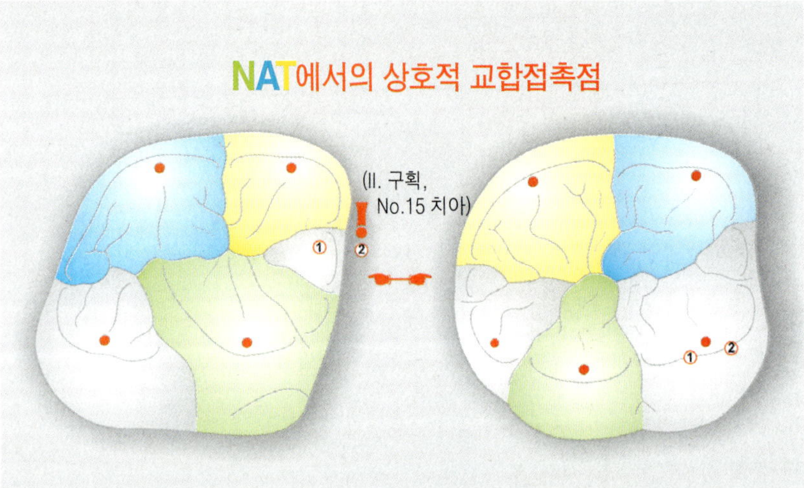


그림 4-57. 상악과 하악에서의 상호적인 stop No.1과 stop No.2의 위치를 표시한 모습.

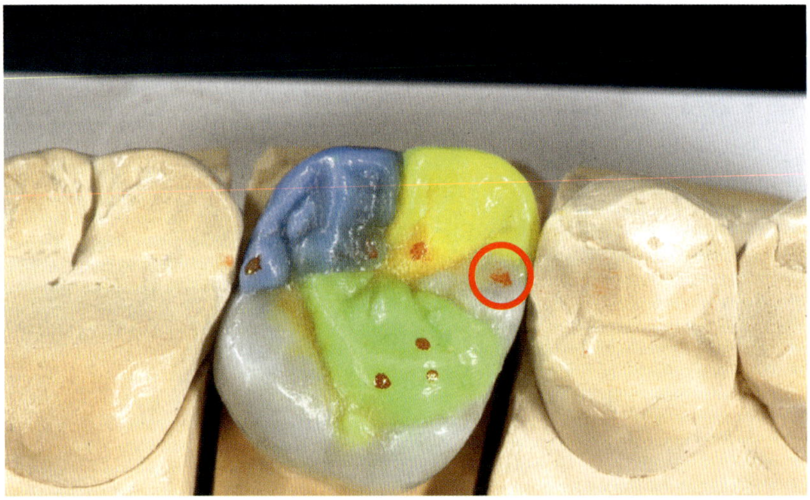

그림 4-58. 상악 대구치에서는 stop No.1이 IV. 구획 위에 위치한다.

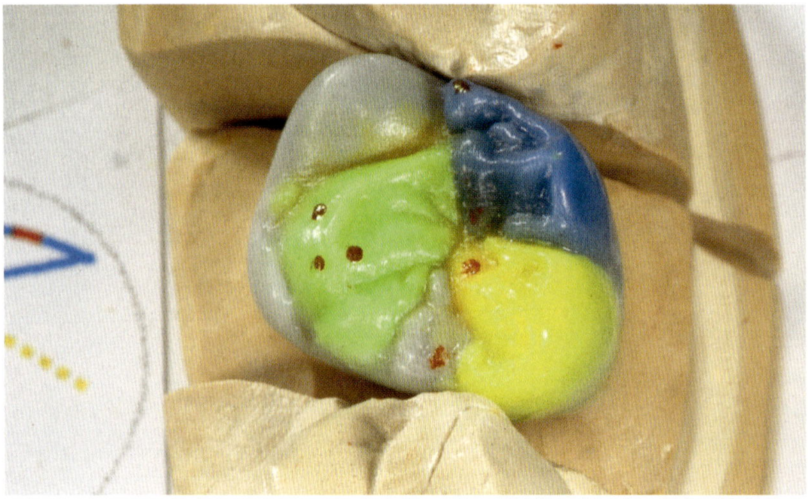

그림 4-59. 근심측 변연융기가 중심와의 근심쪽을 경계짓고 있다.

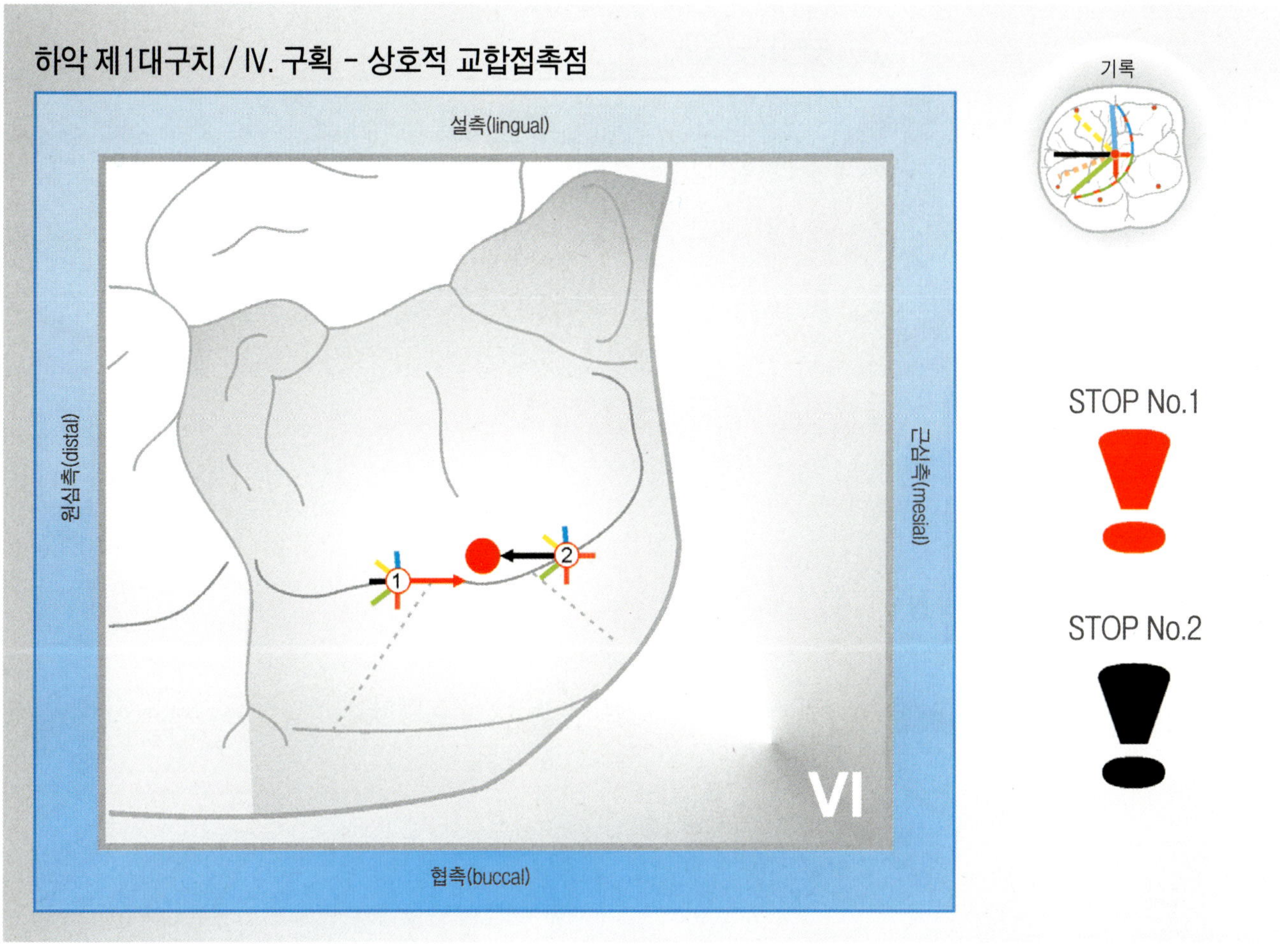


그림 4-60. IV.구획의 도해에 stop No.1과 stop No.2가 표시되어 있다. 다시금 교합나침반을 이용해서 wax-up 과정에서 어느 기능에 특히 유의해야 하는지를 분석한다. 색상부호에 의거해서 stop No.1은 후방운동을 표시하는 빨간색 느낌표, 그리고 stop No.2는 전방운동을 나타내는 검은색 화살표를 가진다.

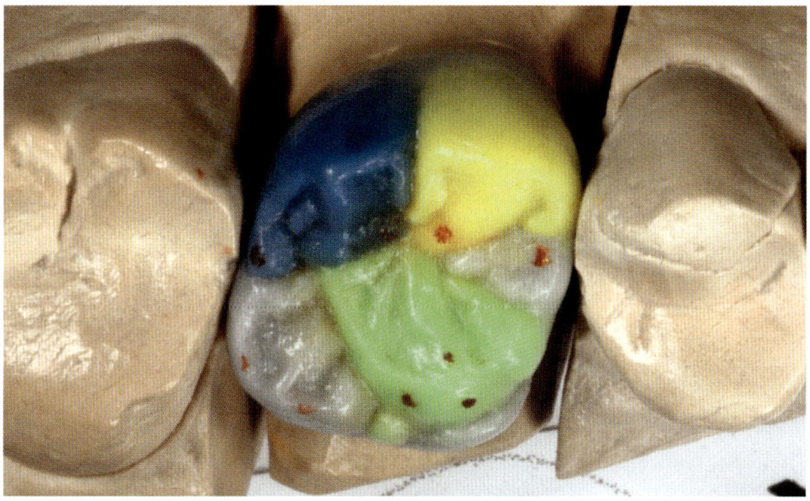

그림 4-61. V.구획과 더불어 상악 대구치가 완성되었다. 교합상태에서 여유공간이 별로 없었음에도 불구하고 모든 구조가 서로 뚜렷이 구분되어 있다.

## 하악 제1대구치

V. 구획 – 원심(distal) 교두

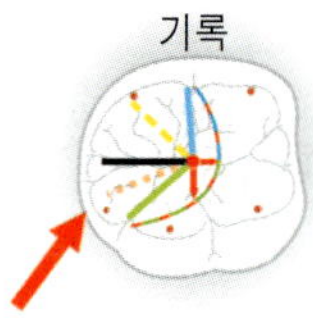


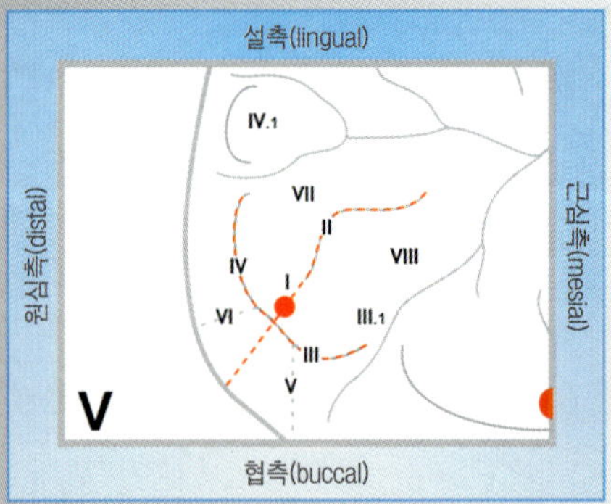


**기본요소**

I. Hypoconid

**구성요소**

II. 설측 삼각융기
III. 근심 변연융선
III. 1 근심 보조융기
IV. 원심 변연융선
IV. 1 원심 보조융기

V. 근심협측 사면
VI. 원심협측 사면
VII. 원심설측 사면
VIII. 근심설측 사면

그림 4-62. V. 구획을 기본요소와 구성요소로 나눈 모습.

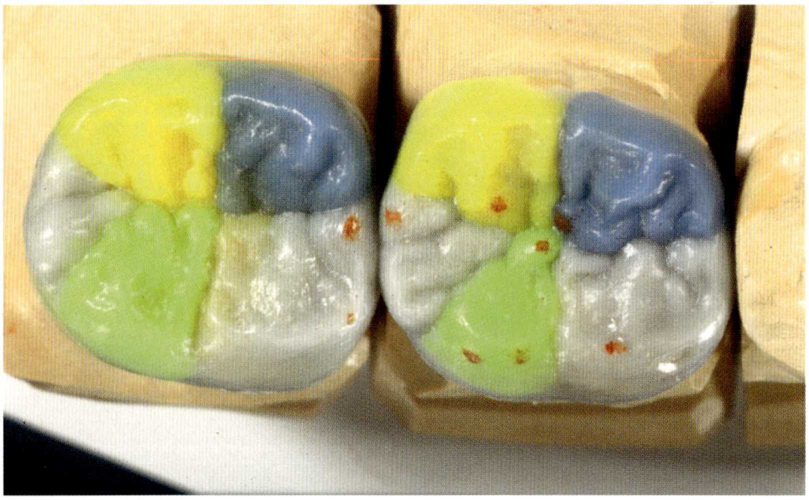

그림 4-63. No.46 치아와 No.47 치아가 완성되었다.

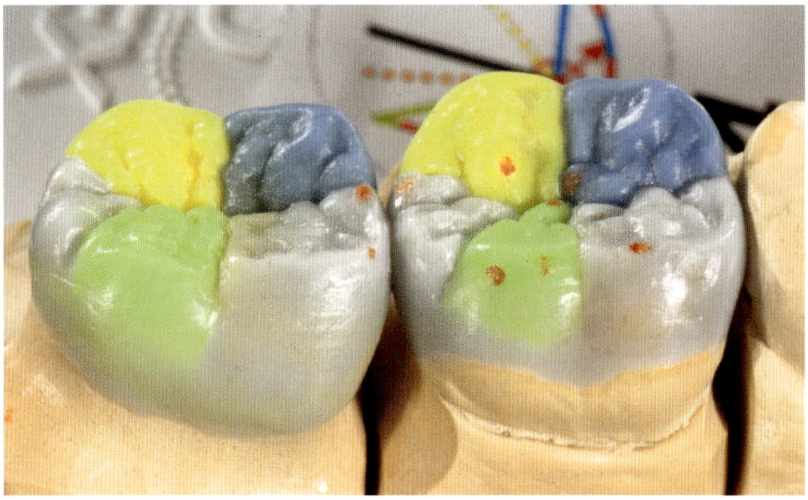

그림 4-64. 납형제작이 끝난 치아의 협측 모습.

## 하악 제1대구치 / Ⅲ. 구획 - 상호적 교합접촉점

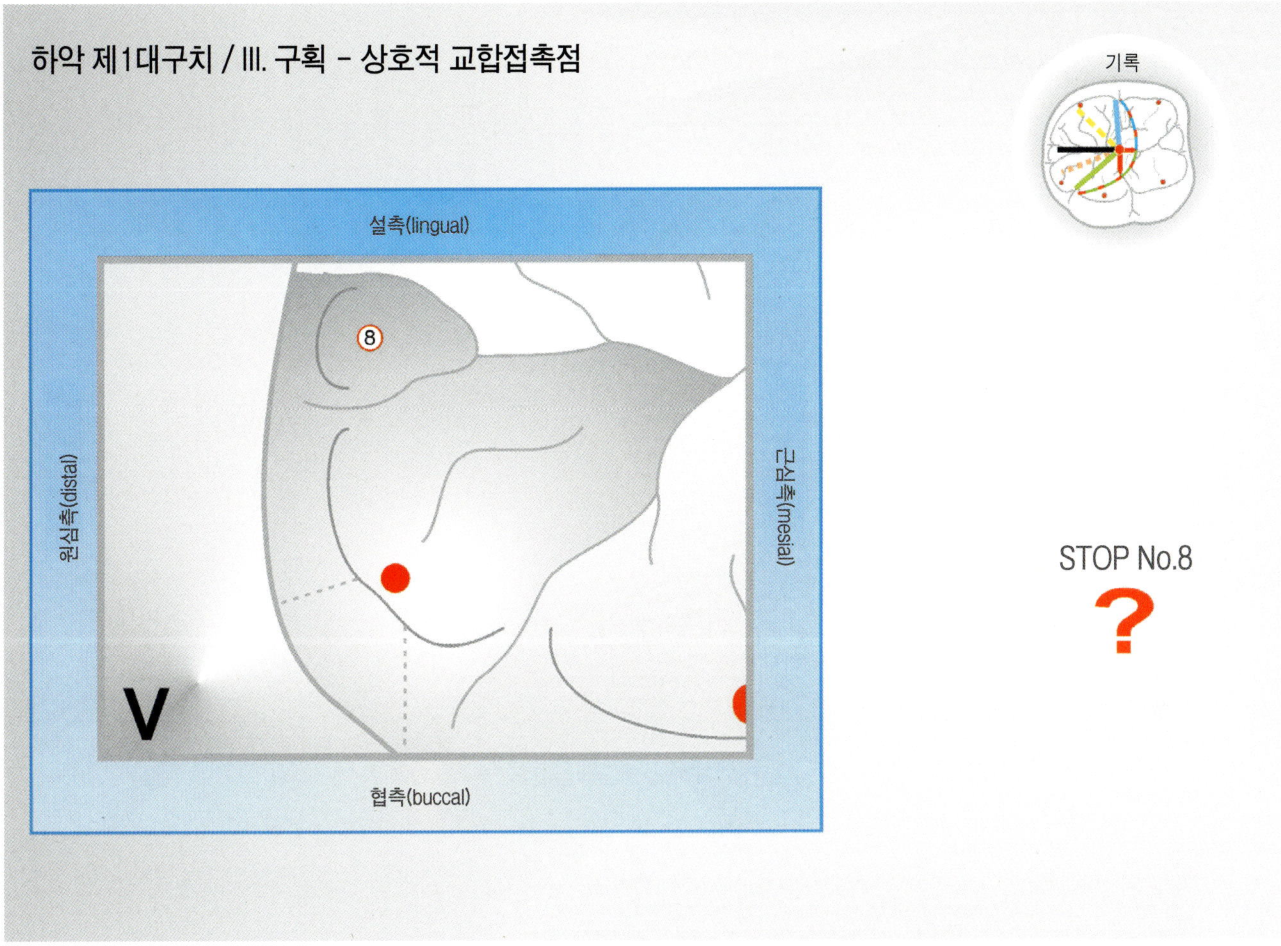


그림 4-65. V.구획의 원심측 변연융선 위에 stop No.8이 표시되어 있다. 얼핏 볼 때뿐만 아니라 교합나침반을 이용하더라도 어떤 기능이 영향을 미칠 가능성이 있는지를 알 수 없다. 하지만 상악에서의 상호적인 stop No.7 살펴보면 이해가 된다.

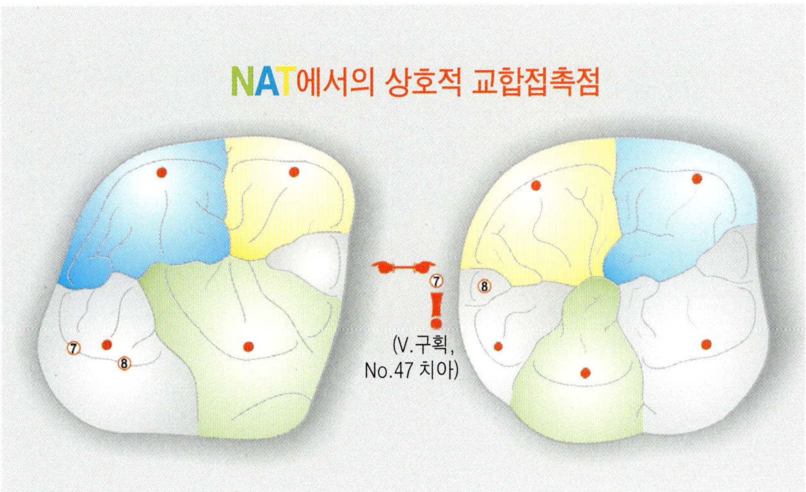


그림 4-66. 상악과 하악에서의 상호적인 stop No.8과 stop No.7의 위치를 표시한 모습.

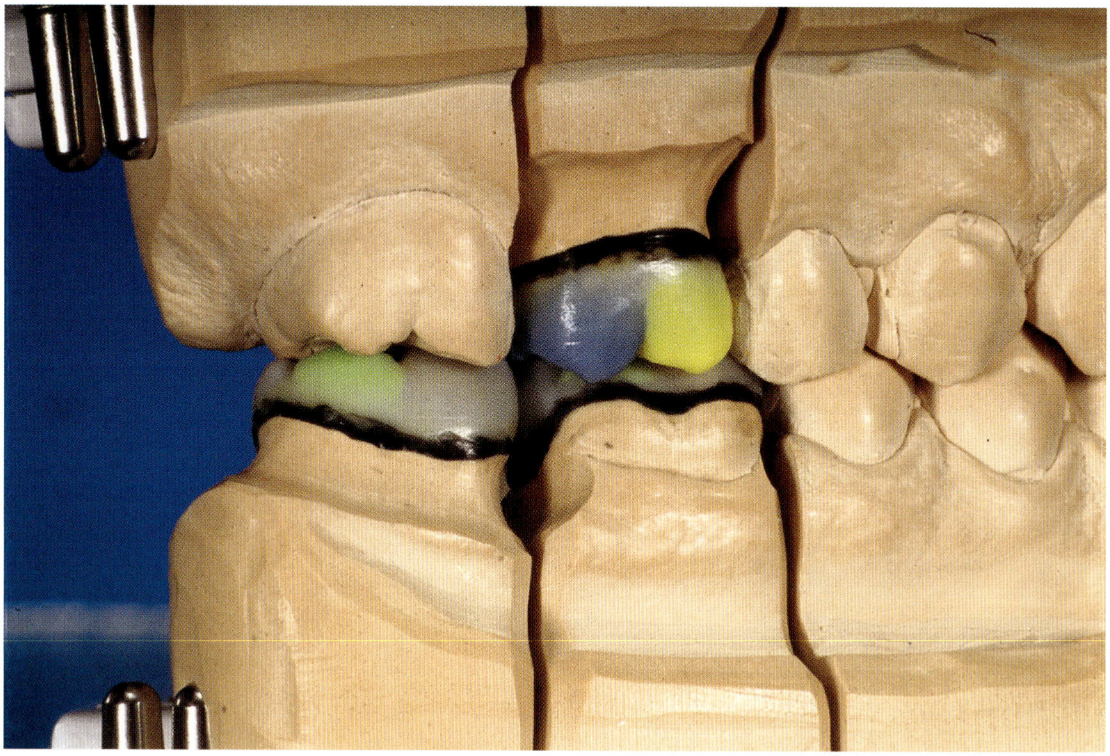

그림 4-67. 치경부 변연을 특별한 cervical wax를 사용해 다시 작업해주었다.

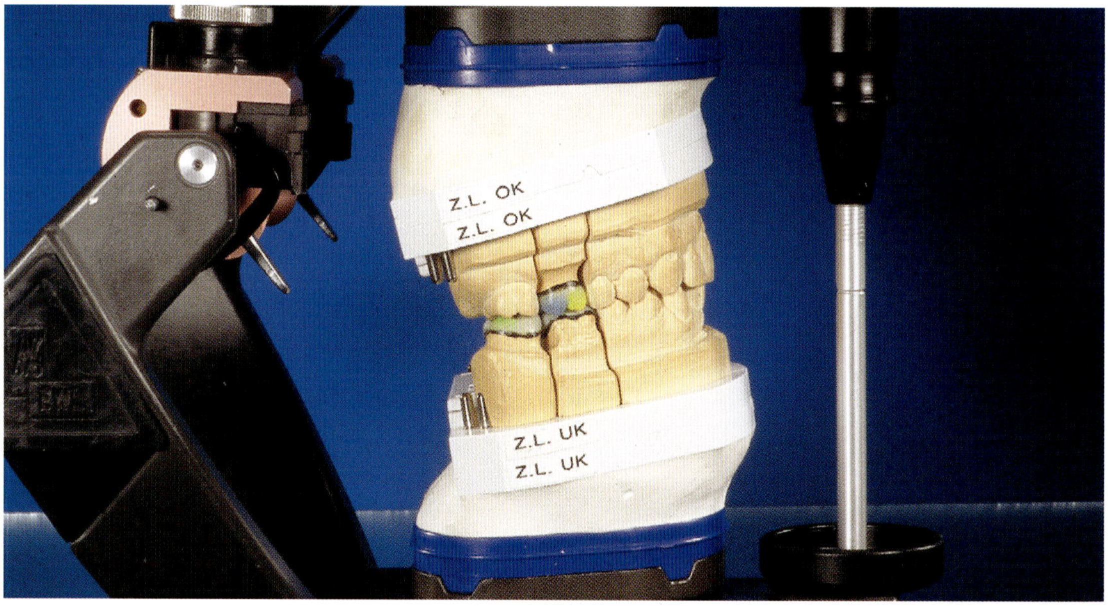


그림 4-68. 마지막으로 전치부위와 구치부위, "교합기 관절(articulator condyle)" 사이의 기능과정을 다시 한 번 점검한다.

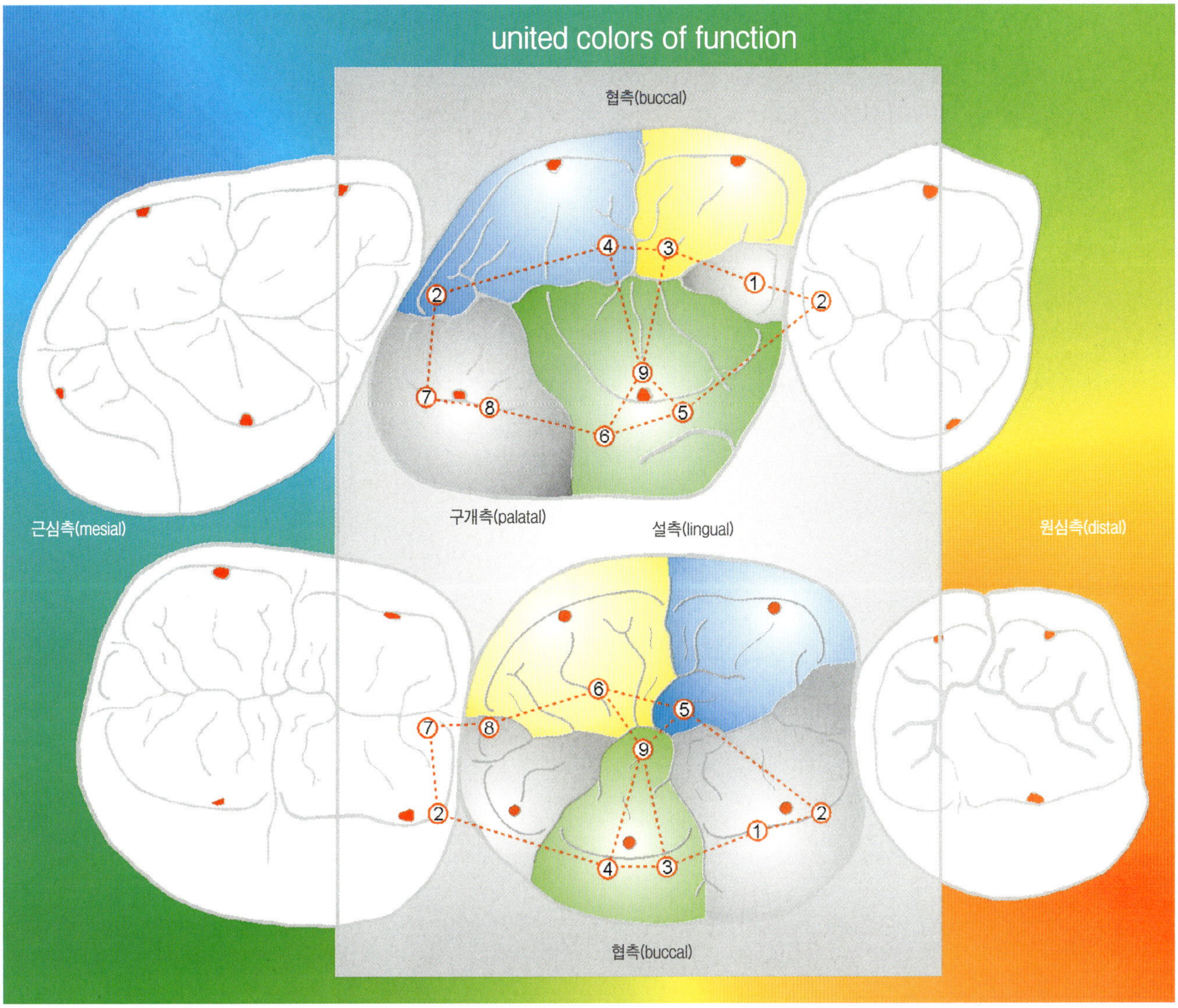


그림 4-69. 마지막 상호적인 stop 또는 접촉점이 No.8과 No.7로 표시되어 있다.

**NAT의 기본이론에는 상호적인 교합접촉점과 위치가 정확하게 규정되어 있어서 정역학에서 정확한 지지가 되도록 배려한다. 매우 복잡한 사례인 제1대구치 쌍의 분석과 더불어 시작한다.**

**Stop No.1**은 상악 제1대구치*에서 근심측 변연융선 위에 위치하며, 대합치에서는 하악 제1대구치의 근심협측 교두의 원심측 변연융선 위에 표시된다.

**Stop No.2**는 상악 제1대구치의 원심측 변연융선 위에 위치하며, 대합치에서는 하악 제2대구치의 근심협측 교두의 근심측 변연융선 위에 표시된다.

**Stop No.3**은 상악 제1대구치의 근심협측 교두의 구개측 삼각융기 위에 위치하며, 대합치에서는 원심협측 교두의 근심협측 사면 위에 표시된다 .

**Stop No.4**는 상악 제1대구치의 원심협측 교두의 구개측 삼각융기 위에 위치하며, 대합치에서는 하악 제1대구치의 원심협측 교두의 원심협측 사면 위에 표시된다.

**Stop No.5**는 상악 제1대구치의 근심구개측 교두의 근심구개측 사면 위에 위치하며, 대합치에서는 하악 제1대구치의 근심설측 교두의 협측 삼각융기의 rucksack element 위에 표시된다.

**Stop No.6**은 상악 제1대구치의 근심구개측 교두의 원심구개측 사면 위에 위치하며, 대합치에서는 하악 제1대구치의 협측 삼각융기 위에 표시된다.

**Stop No.7**은 상악 제1대구치의 원심구개측 교두의 원심측 변연융선 위에 위치하며, 하악 제2대구치의 근심협측 교두의 근심측 변연융선 위에 표시된다.

**Stop No.8**은 상악 원심협측 교두의 근심측 변연융선 위에 위치하며, 대합치에서는 하악 제1대구치의 원심측 변연융선 위에 표시된다.

**Stop No.9**는 상악 근심구개측 교두의 협측 삼각융기 위에 위치하며, 대합치에서는 하악 원심협측 교두의 rucksack element 위에 표시된다.

**두 번째 대구치쌍인 No.27 치아와 No.37 치아에서는 다음과 같은 접촉관계가 일어난다:**

**Stop No.1**은 상악 제2대구치의 근심측 변연융선 위에 위치하며, 대합치에서는 하악 제2대구치의 근심협측 교두의 원심측 변연융선 위에 표시된다.

**Stop No.3**은 상악 제2대구치의 근심협측 교두의 구개측 삼각융기 위에 위치하며, 대합치에서는 하악 제2대구치의 원심협측 사면 위에 표시된다.

**Stop No.4**는 상악 제2대구치의 원심협측 교두의 구개측 삼각융기의 rucksack element 위에 위치하며, 대합치에서는 하악 제2대구치의 원심협측 교두의 원심협측 사면 위에 표시된다.

**Stop No.5**는 상악 제2대구치의 구개측 교두의 근심구개측 사면 위에 위치하며, 하악 제2대구치에서는 근심설측 교두의 원심측 보조융기 위에 표시된다.

**Stop No.6**은 상악 제2대구치의 구개측 교두의 원심구개측 사면 위에 위치하며, 하악 제2대구치에서는 원심설측 교두의 협측 삼각융기 위에 표시된다.

**Stop No.9**는 상악 제2대구치의 구개측 교두의 협측 삼각융기 위에 위치하며, 대합치에서는 하악 제2대구치의 원심협측 교두의 삼각융기 위에 표시된다.

하악 제2대구치의 **stop No.2와 No.7**은 상악 대구치와 접촉하며, 이와 관련해서 이미 설명했었다.

**두 번째 소구치쌍(P4)인 No.15 치아와 No.45 치아 사이에는 다음과 같은 접촉상황이 존재한다:**

**Stop No.1**은 상악 제2소구치(P4)의 협측 교두의 근심측 변연융선 위에 위치하며, 대합치에서는 하악 제2소구치(P4)의 협측 교두의 원심측 변연융선 위에 표시된다.

**Stop No.2**는 상악 제2소구치(P4)의 협측 교두의 원심측 변연융선 위에 위치하며, 대합치에서는 하악 제1대구치의 근심협측 교두의 근심측 변연융선 위에 표시된다.

**Stop No.9**는 상악 제2소구치(P4)의 구개측 교두의 협측 삼각융기 위에 위치하며, 대합치에서는 하악 제2소구치(P4)의 협측 교두의 설측 삼각융기 위에 표시된다.

**Stop No.5**는 상악 제2소구치(P4)의 구개측 교두의 근심구개측 사면 위에 위치하며, 대합치에서는 하악 제2소구치(P4)의 근심설측 교두의 원심측 보조융기 위에 표시된다.

**Stop No.6**은 상악 제2소구치(P4)의 구개측 교두의 원심구개측 사면 위에 위치하며, 대합치에서는 하악 제2소구치의 원심설측 교두의 협측 삼각융기 위에 표시된다.

**첫 번째 소구치쌍(P3)인 No.24 치아와 No.34 치아에는 다음과 같은 접촉관계가 존재한다:**

**Stop No.1**은 상악 제1소구치(P3)의 협측 교두의 근심측 변연융선 위에 위치하며, 대합치에서는 하악 제1소구치(P3)의 협측 교두의 원심측 변연융선 위에 표시된다.

**Stop No.2**는 상악 제1소구치의 협측 교두의 원심측 변연융선 위에 위치하며, 대합치에서는 하악 제2소구치(P4)의 협측 교두의 근심측 변연융선 위에 표시된다.

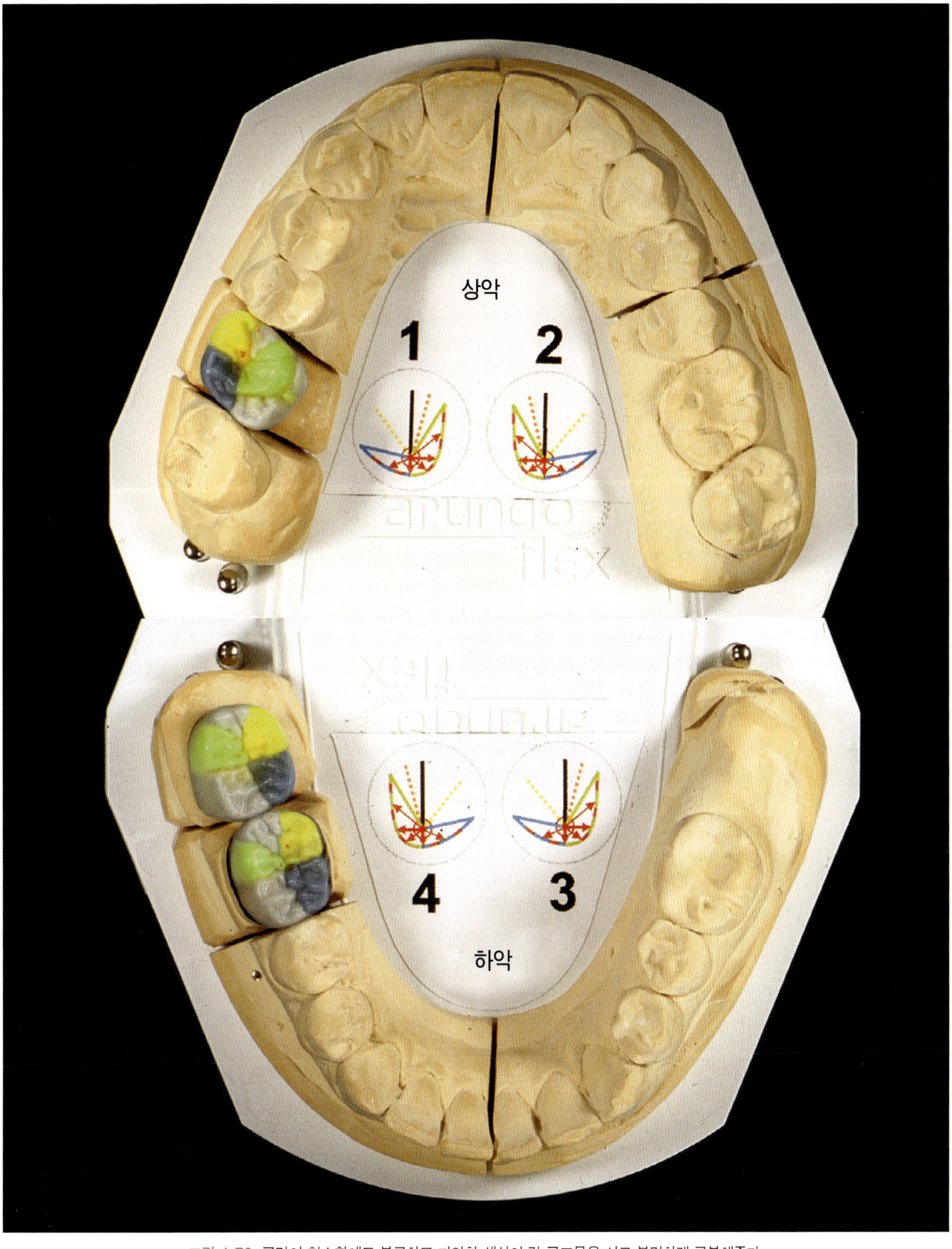


그림 4-70. 공간이 협소함에도 불구하고 다양한 색상이 각 구조물을 서로 분명하게 구분해준다.

## 실제 보철물의 구현

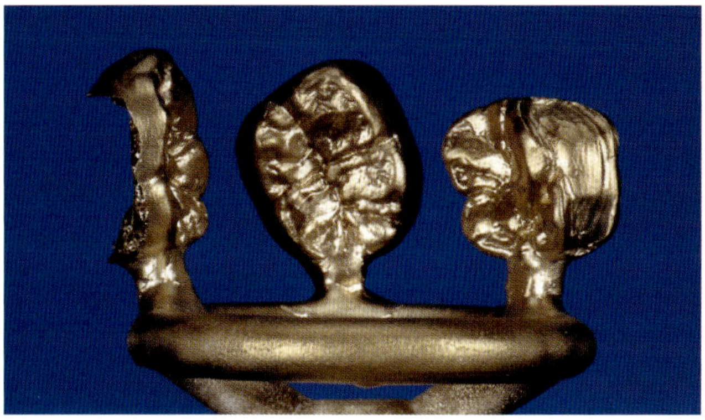

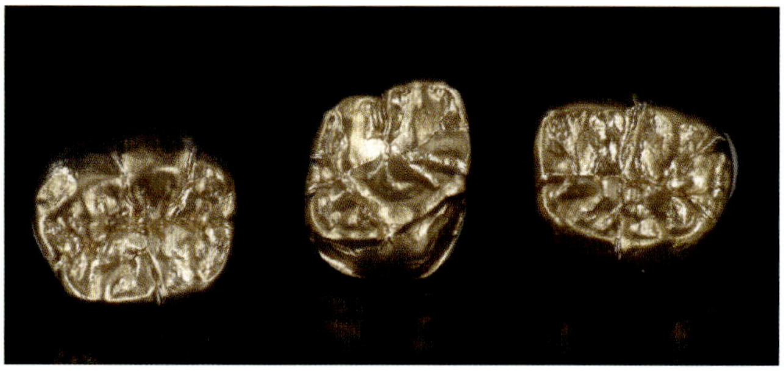

그림 4-71, 4-72. 석고를 결합재로 사용한 매몰재가 사용되었다. 주조물은 샌드블래스팅하지 않고 단지 세척만 한 상태이다.

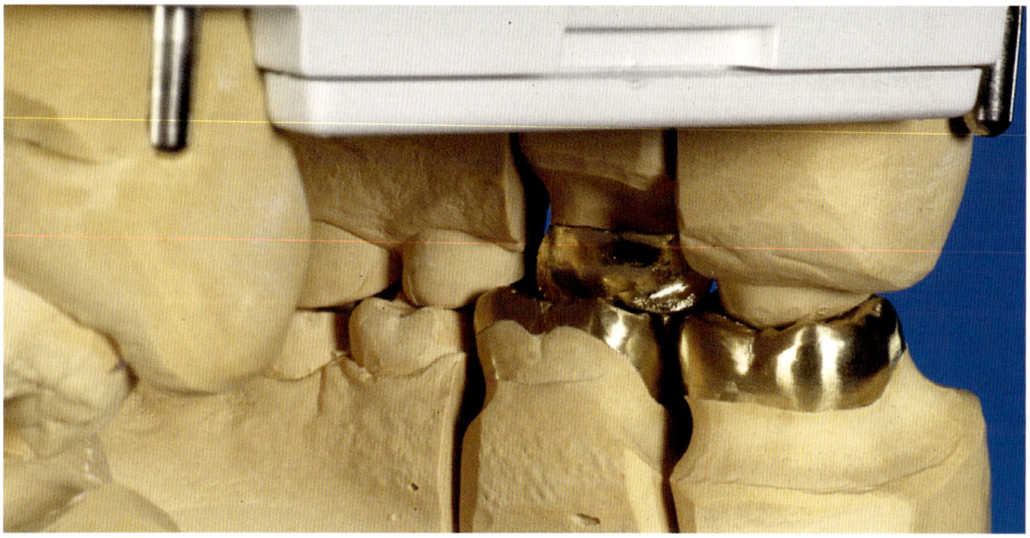

그림 4-73. 왁스로부터 금으로 정밀하게 구현했다. 상악 대구치는 협측과 구개측에 도재로 비니어 작업한다.

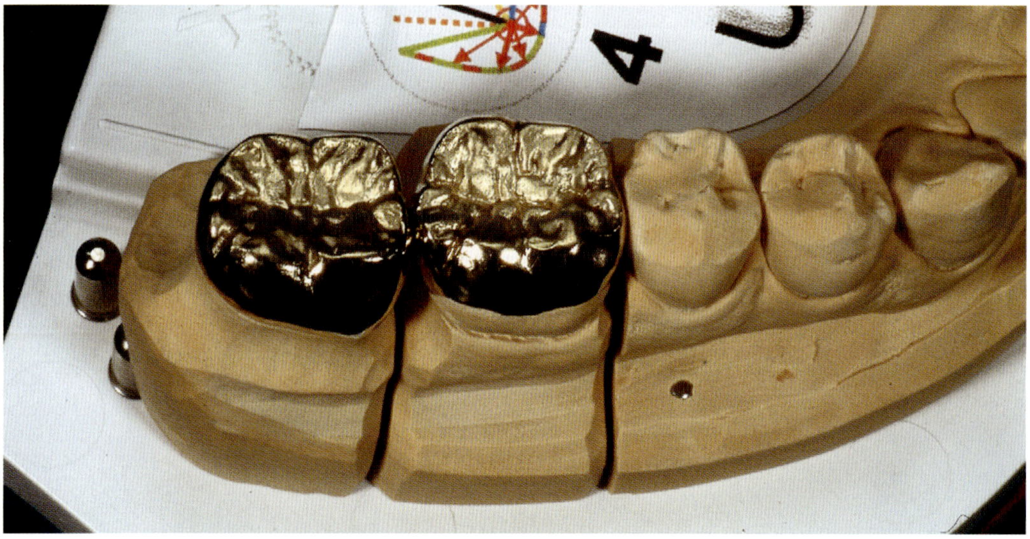

그림 4-74. 교합면은 손 대지 않는다. 즉, 마무리 가공을 하지 않는다.

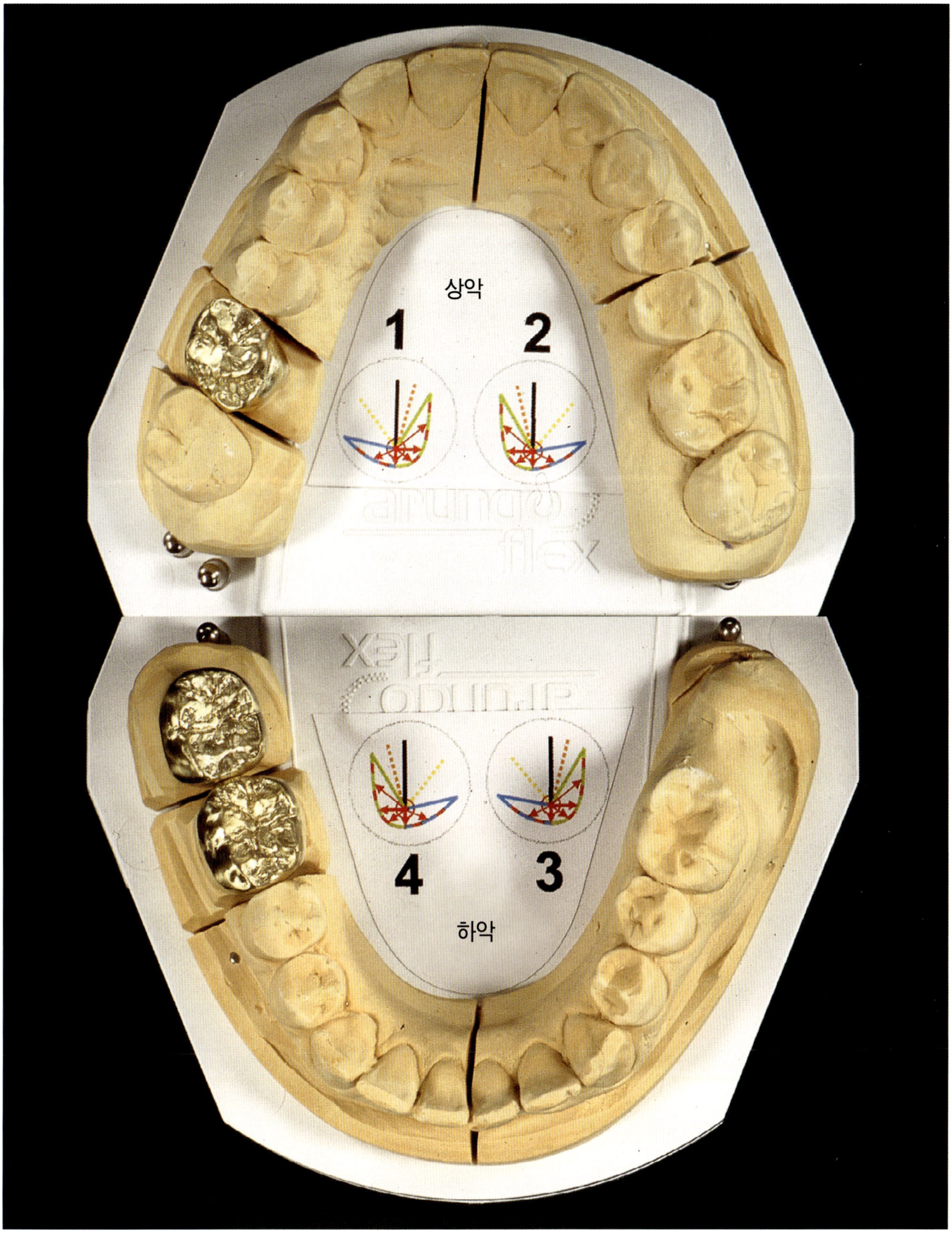


그림 4-75. 왁스모형을 금으로 구현해서 교합면을 수정하지 않은 전체 모습.

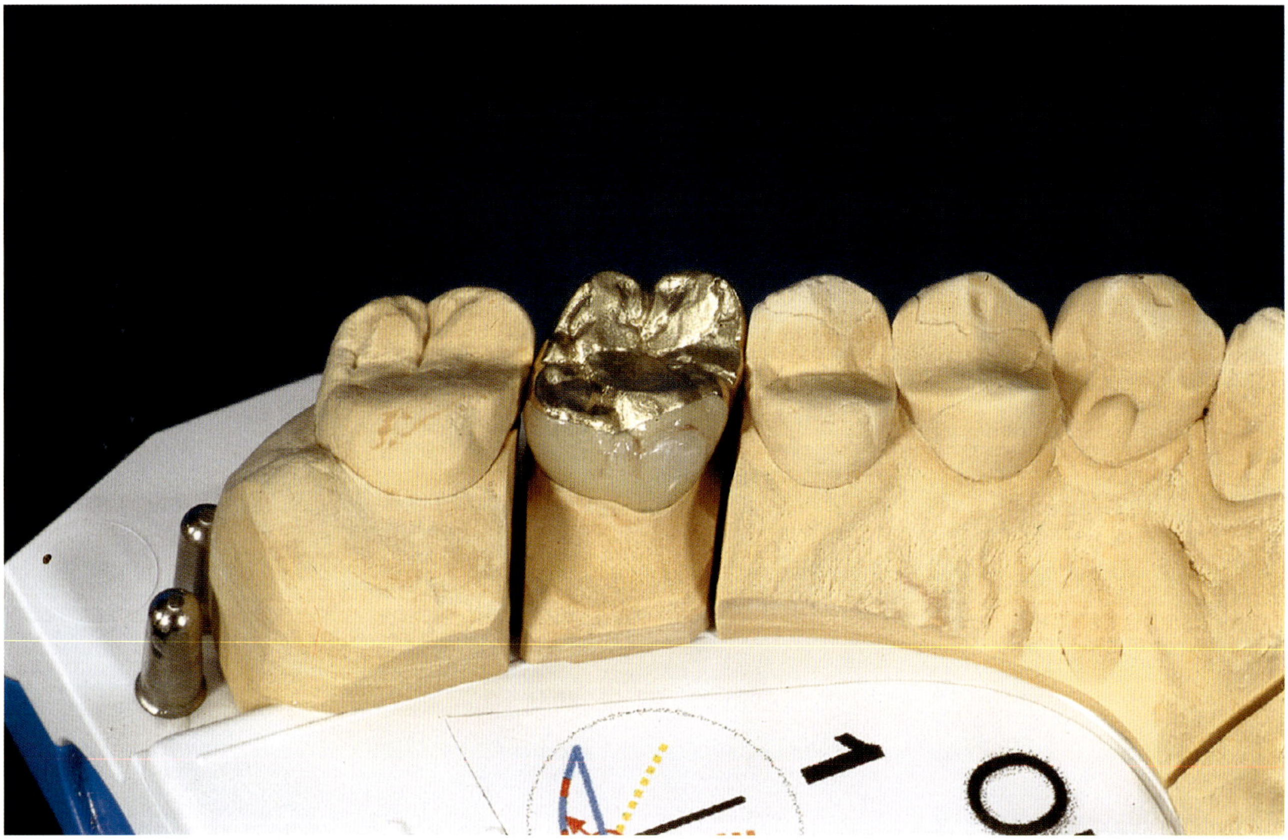

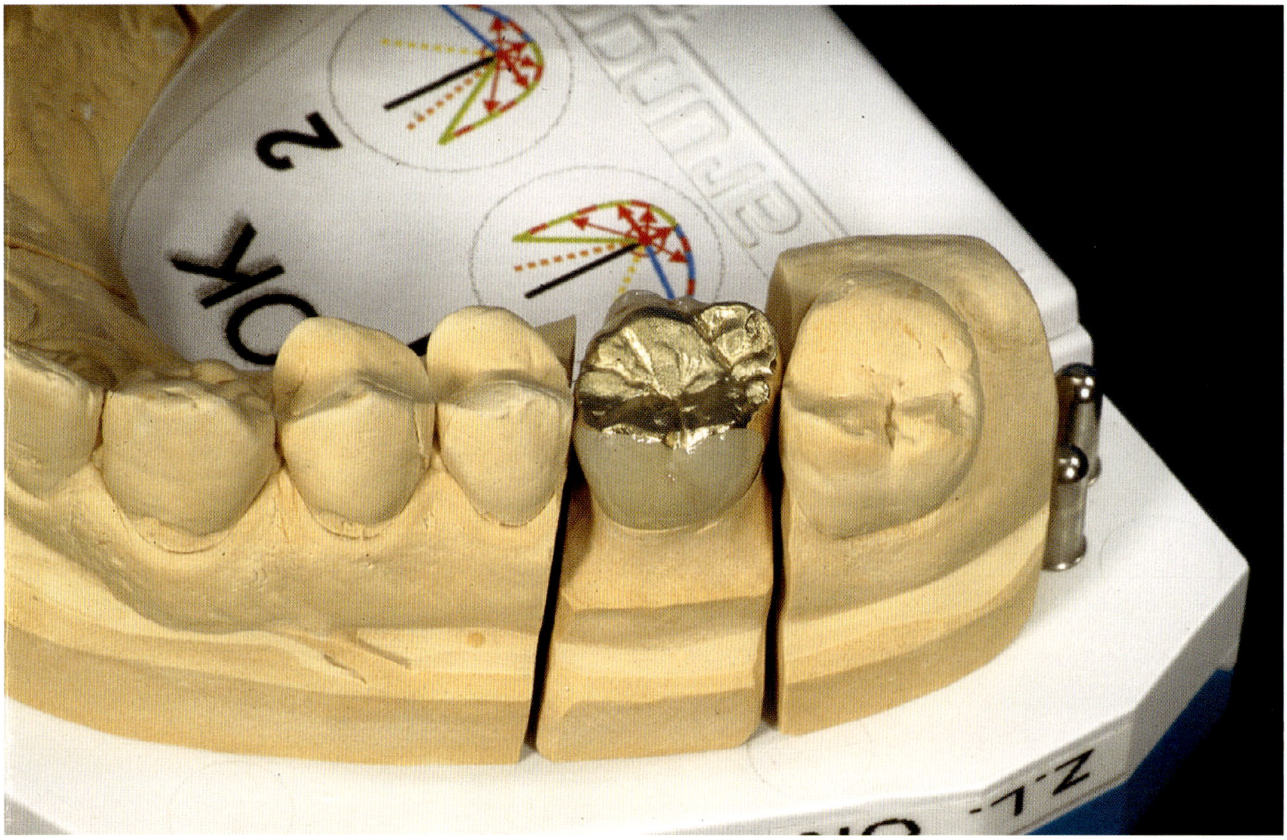

그림 4-76, 4-77. 구개측 및 협측 도재비니어 모습. 구개측 도재비니어는 납형제작한 형태와 동일하다.

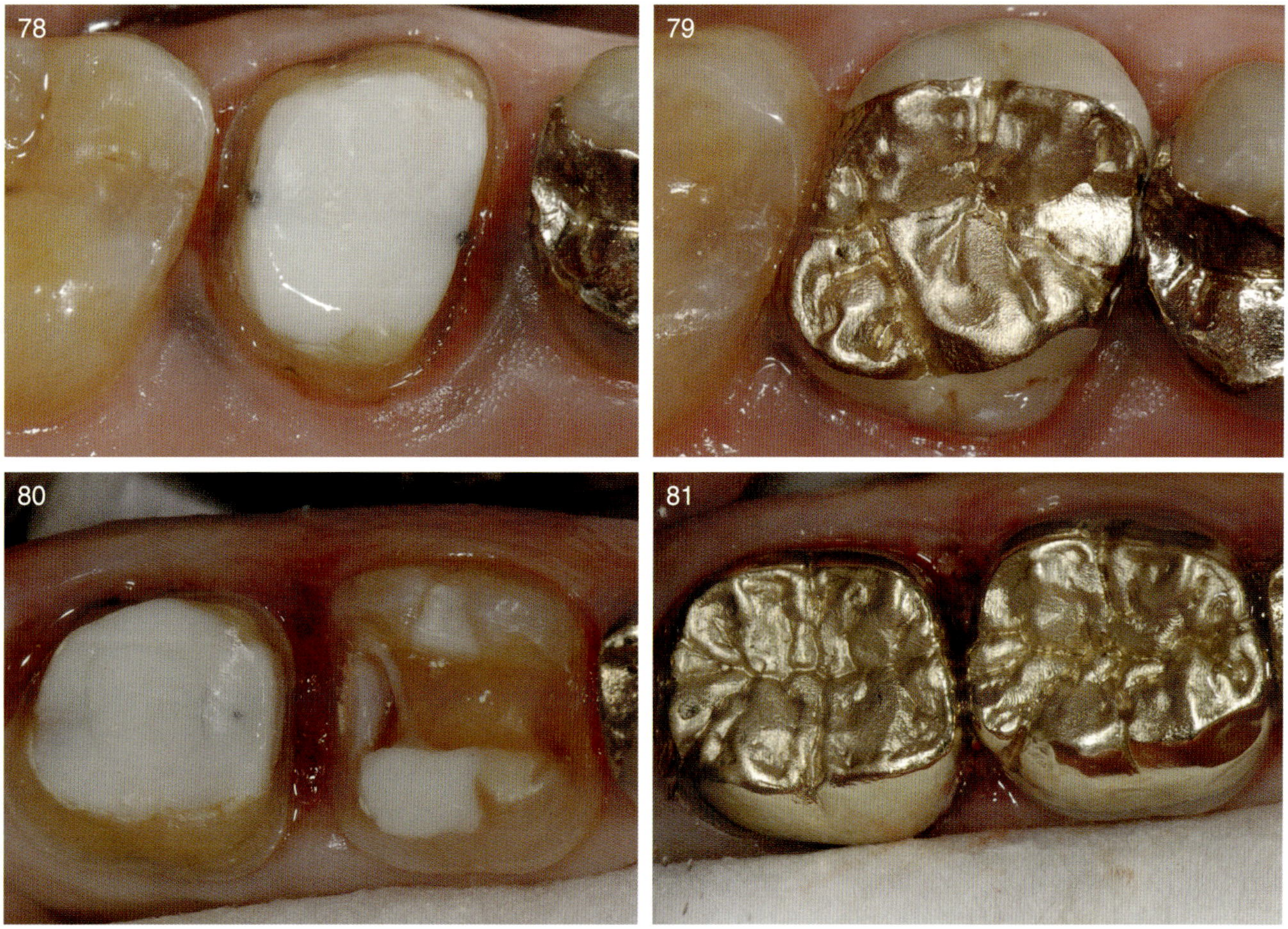


그림 4-78~4-81. 구강 내에 장착하기 전에 교합면을 광택용 비드를 분사해서 매끄럽게 다듬어준다. 이 기공물을 파이버글래스 붓으로 조금 더 광택을 낼 수도 있다.

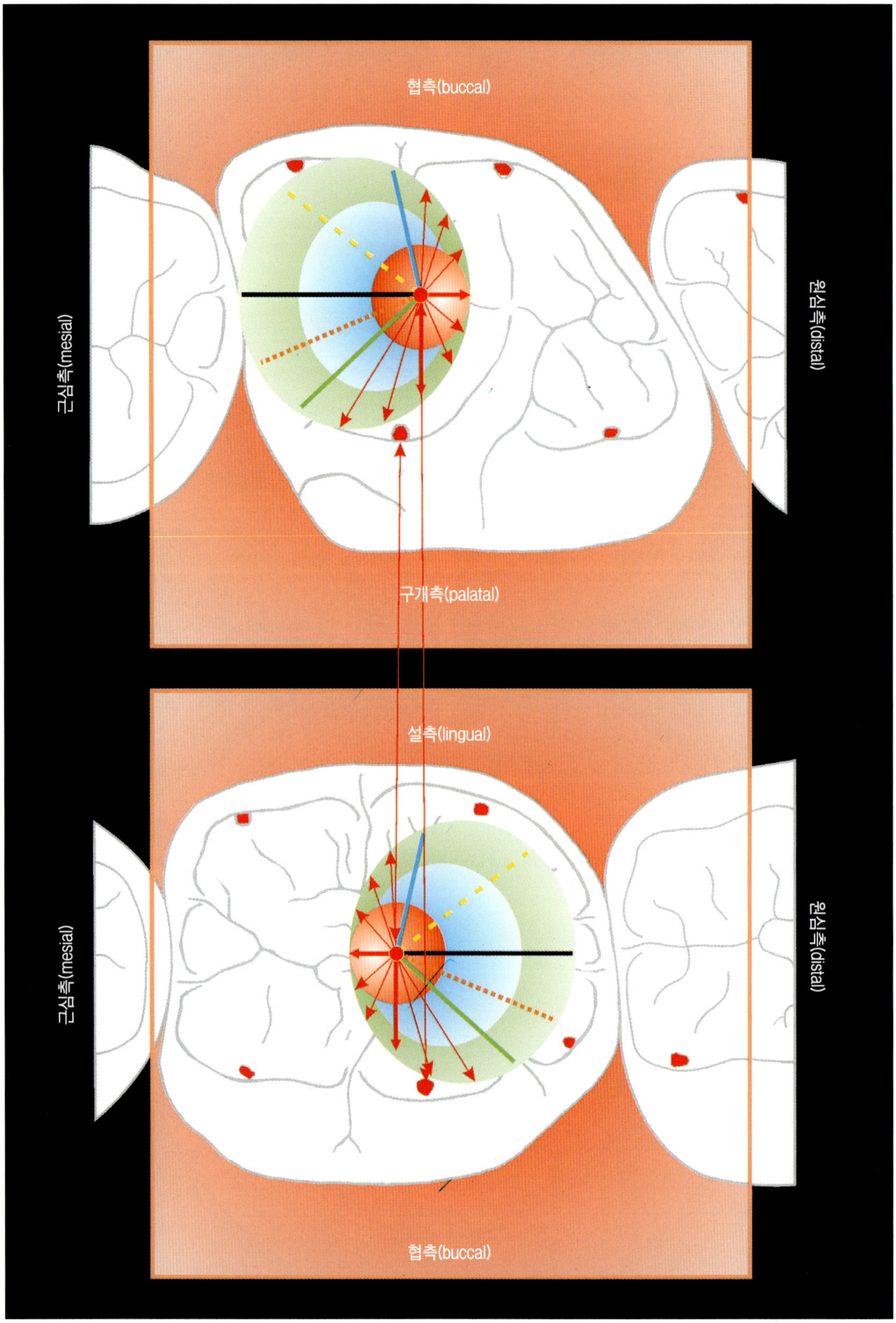


그림 4-82. 교두-와의 관계에 있는 기능부위. 기능적인 근접부위에 대해 자주 언급된다. 도해에서 교합면의 기능부위를 분류해 보았다. Exclusive 운동을 하는 경우: 빨간색-기능적인 근접부위, 파란색-확장 기능부위, 녹색-서서히 약화되는 기능부위. Inclusive 운동을 하는 경우: 녹색-시작되는 기능부위, 파란색-확장 기능부위, 빨간색-기능적인 근접부위. 본 환자증례의 경우에는 stop에서부터 여러 가지 운동방향을 통해 기능적인 근접부위에서 작은 기능면을 찾아내었다.

## 실제 보철물의 구현

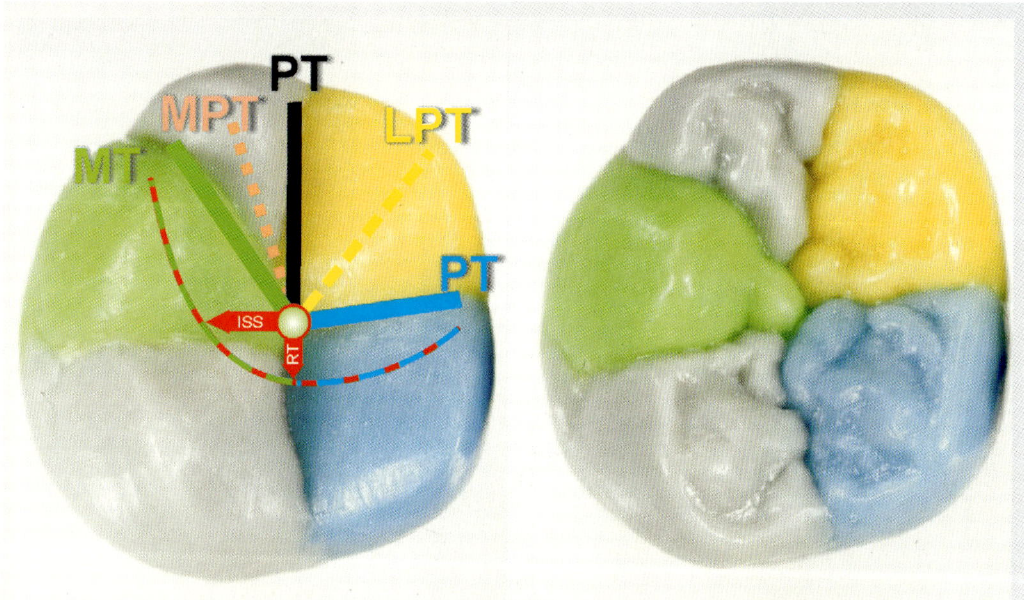


그림 4-83. 납형제작할 때는 항상 마찬가지이다. 우선 기본요소를 완성하고 이어서 구성요소를 형성해서 완전한 치아를 형성한다.

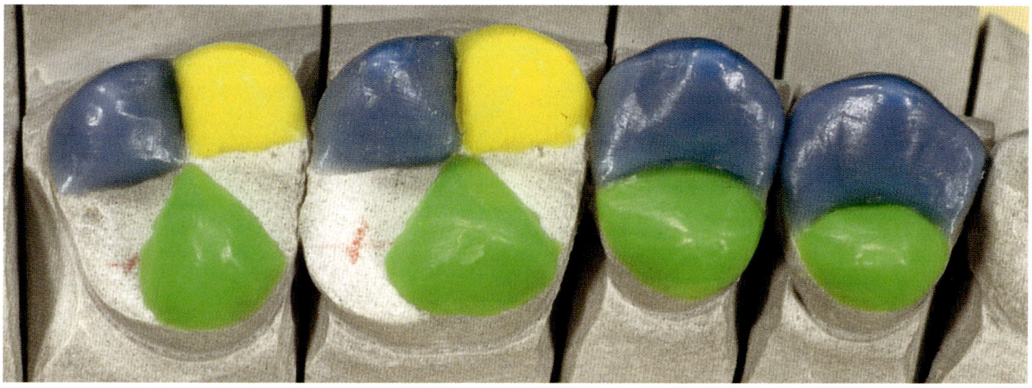

그림 4-84. 상악의 기본요소를 형성(교두).

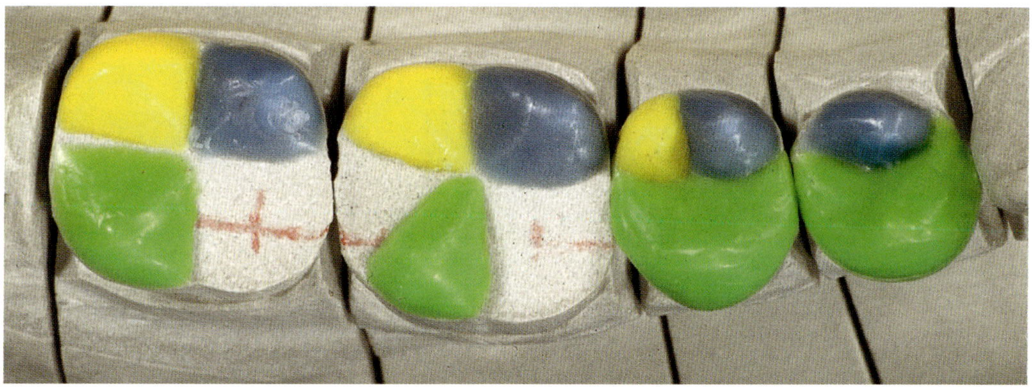

그림 4-85. 하악의 기본요소를 형성(교두).

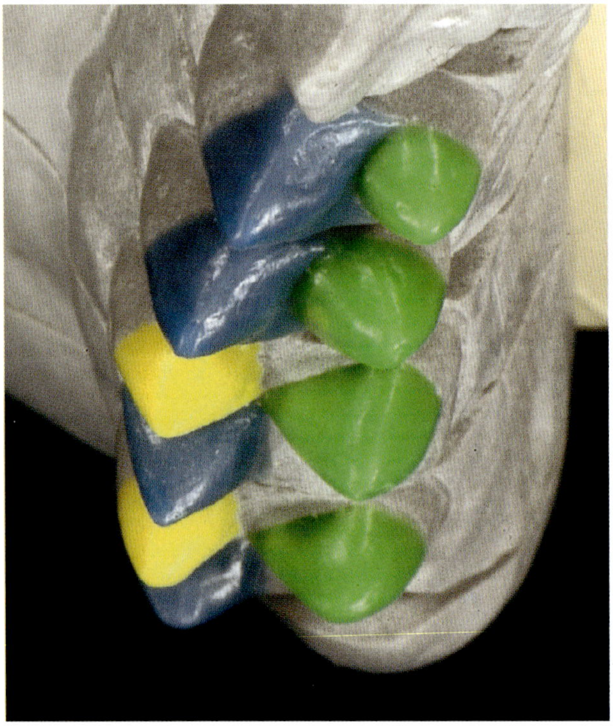

그림 4-86. 상악에서의 교두의 형태를 전두면에서 바라본 모습.

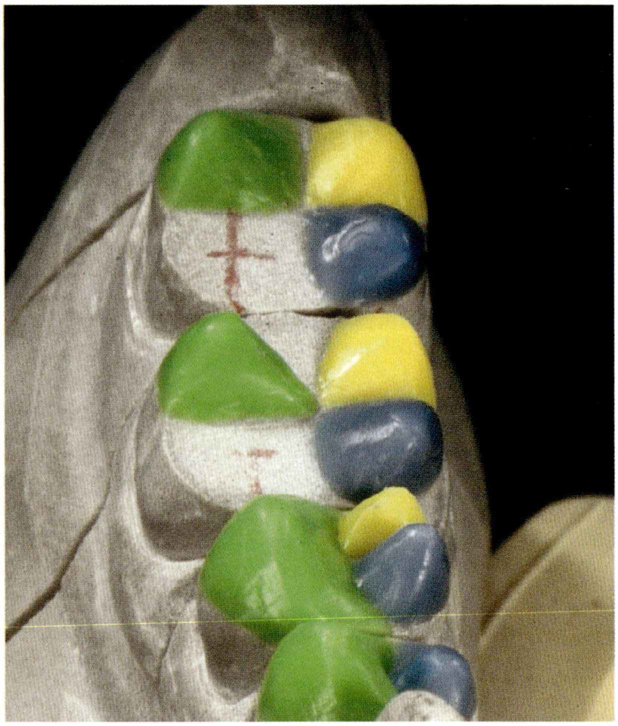

그림 4-87. 하악에서의 교두의 형태를 전두면에서 바라본 모습.

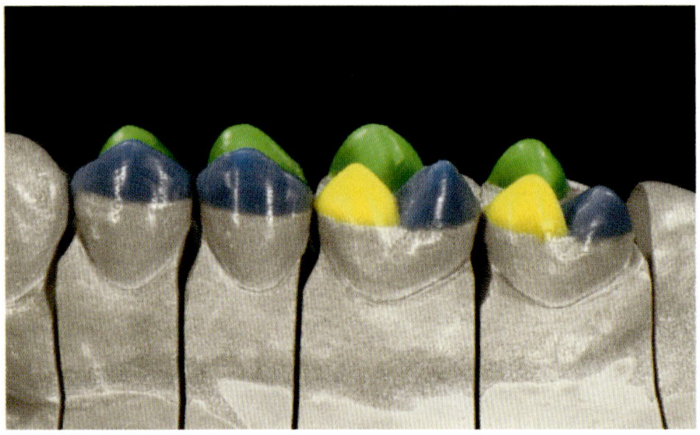

그림 4-88. 상악의 기본요소를 협측에서 바라본 모습.

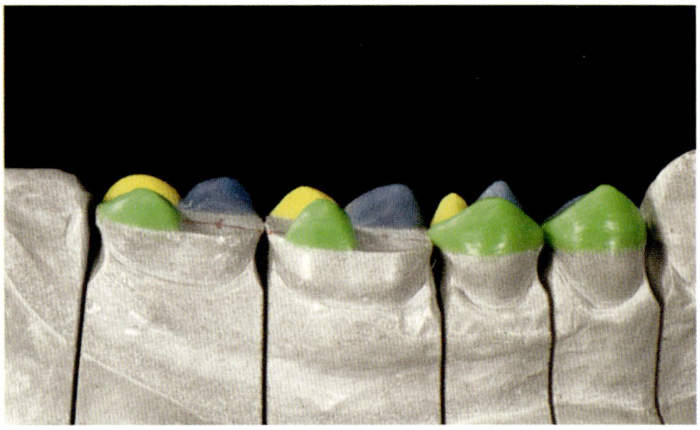

그림 4-89. 하악의 기본요소를 협측에서 바라본 모습.

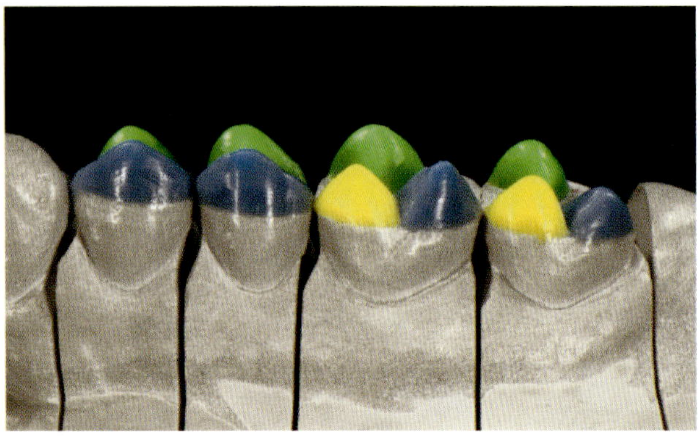

그림 4-90. 상악에서 바라본 기본요소의 형태와 위치의 전체적인 모습.

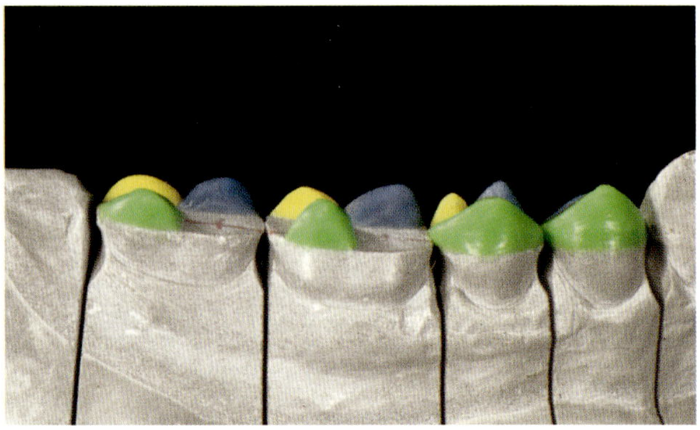

그림 4-91. 하악의 협측에서 바라본 기본요소의 형태와 위치의 전체적인 모습.

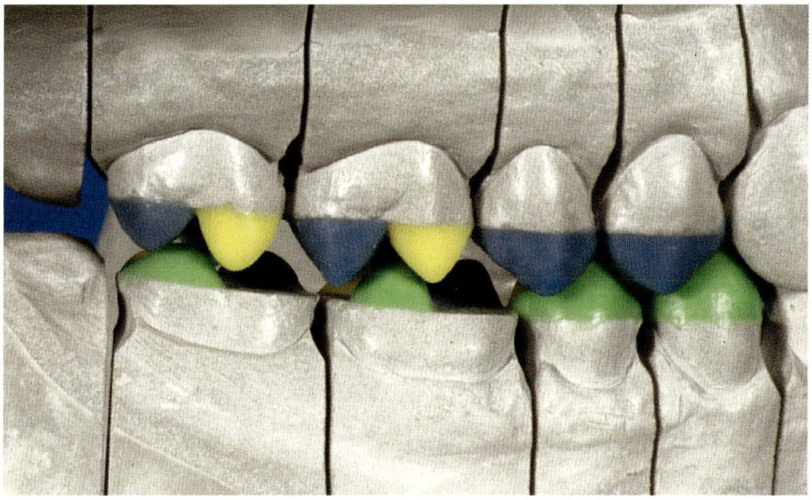

그림 4-92. 서로 대합하고 있는 상악과 하악에서의 중요한 교두의 형태. 상악 제1대구치의 경우 교두의 길이가 서로 상반된다는 점에 반드시 유의해야 한다.

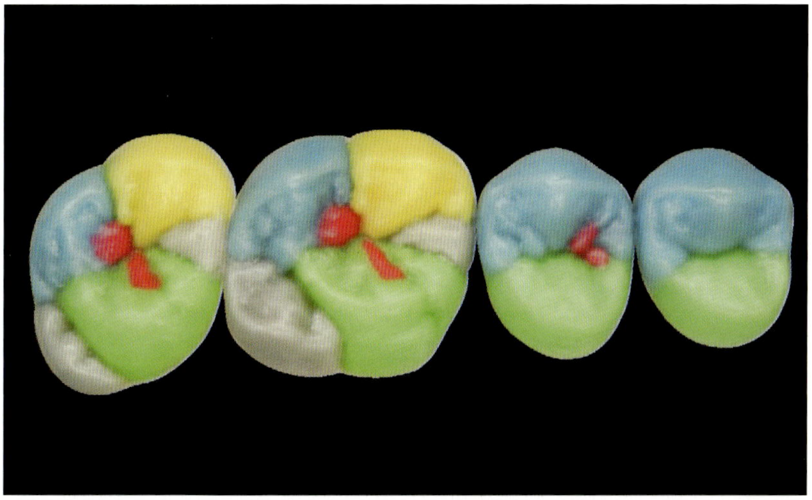

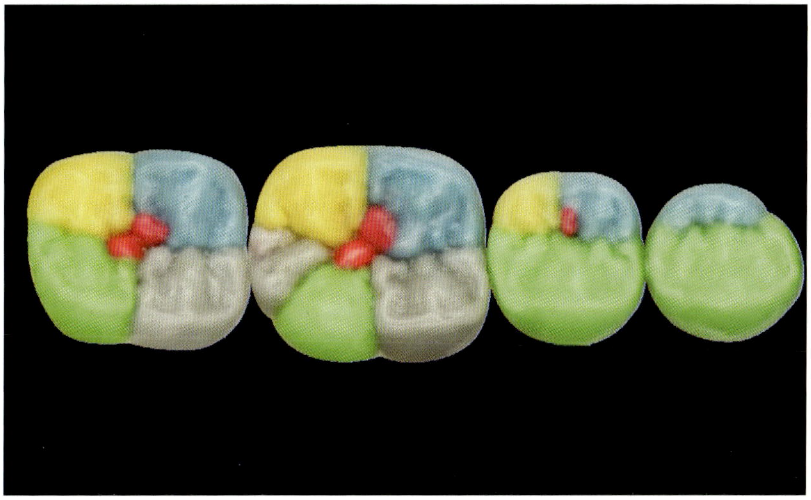

그림 4-93, 4-94. 사용한 적이 없는 원래의 치아는 다음과 같거나 이와 유사할 것이다.
이 두 그림에는 기능적인 근접부위에 rucksack element의 형태로 기능장애가 발생하는 것을 최대한 방지해주는 부위가 빨간색으로 표시되어 있다. 상악 대구치 2개의(녹색 구획 상의) 빨간면에서는 접촉이 일어나지 않아야 한다. 잘 이해가 되지 않으면 앞에 몇 장을 다시 읽어보고 머릿속에서 교합나침반을 위에 그려보면 된다.

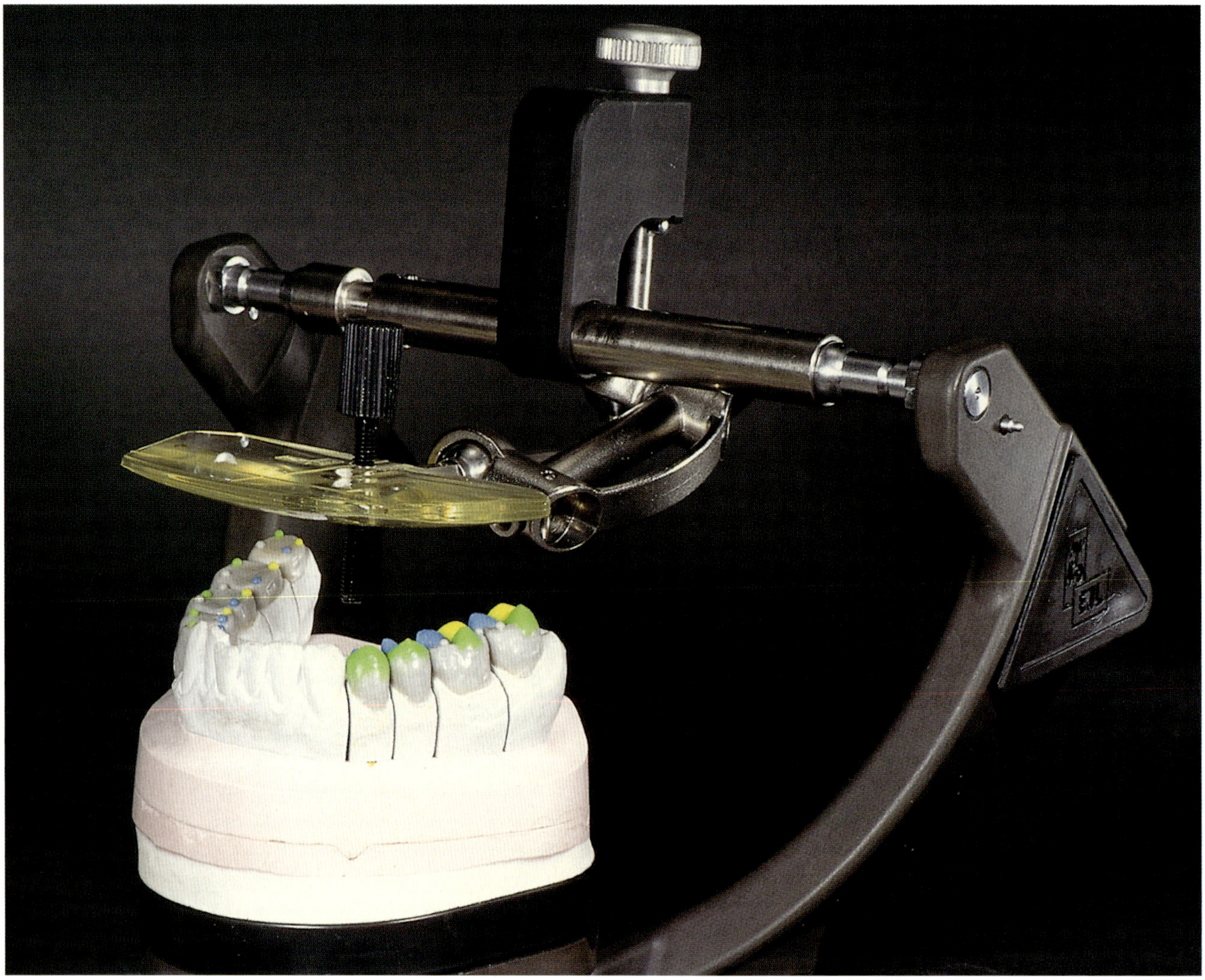

그림 4-95. 반구면(template)을 이용한 wax-up.

## 반구면(Template)을 이용해서 대구치 부위를 서로 상응해서 납형제작하기

치과의사인 Thomas Oppenberg와의 협력작업에서 발췌한 증례

## 첫 번째 작업단계

### 상악 전치와 하악 전치 사이의 기능과정을 전치유도판으로 옮긴 후 고정시키기

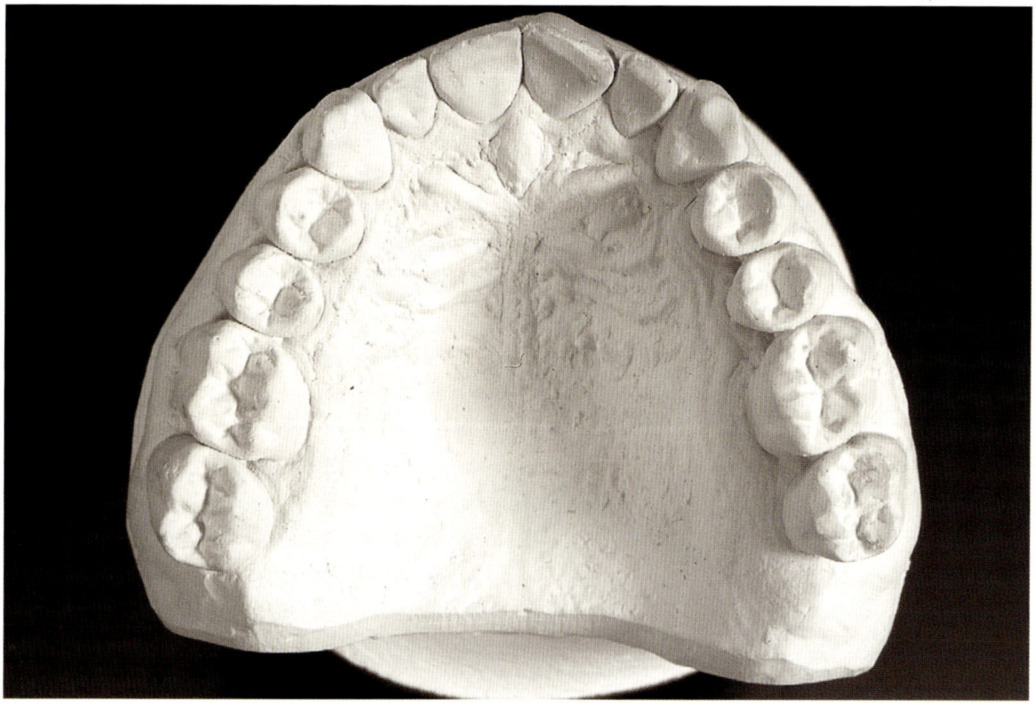

그림 4-96. 상악의 진단 모형.

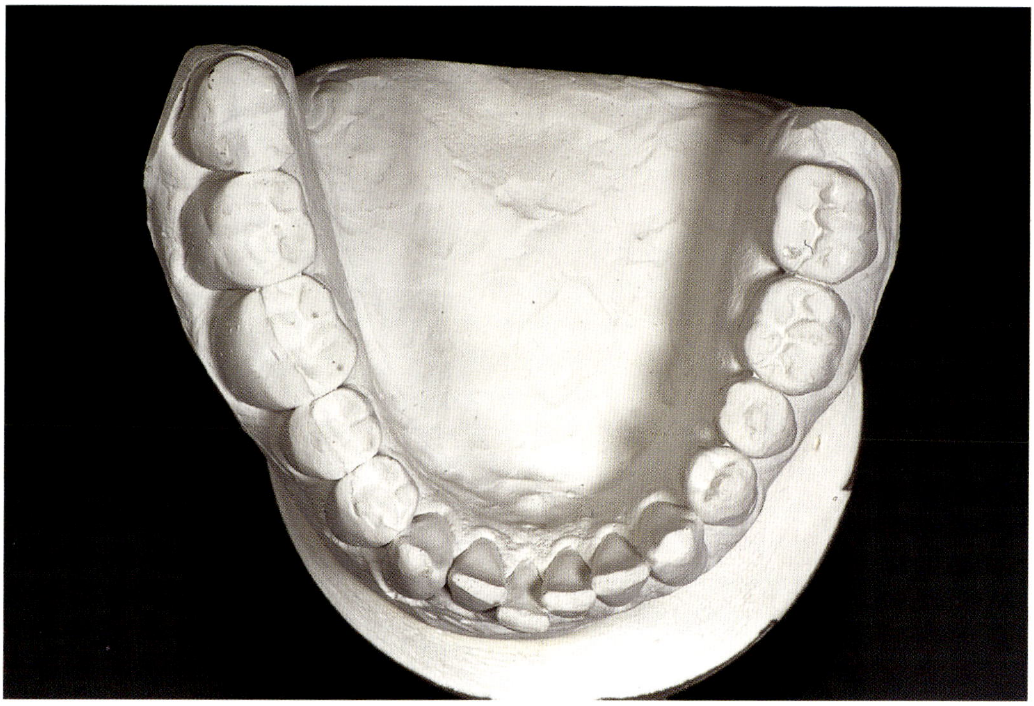

그림 4-97. 하악의 진단 모형. 4분악 4개가 모두 다른 특성을 지니고 있다.

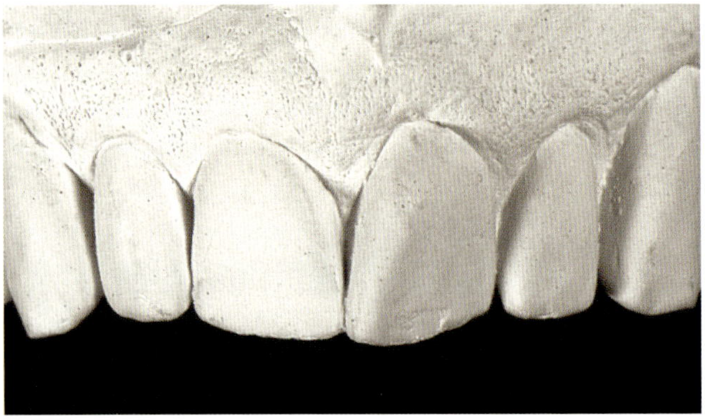

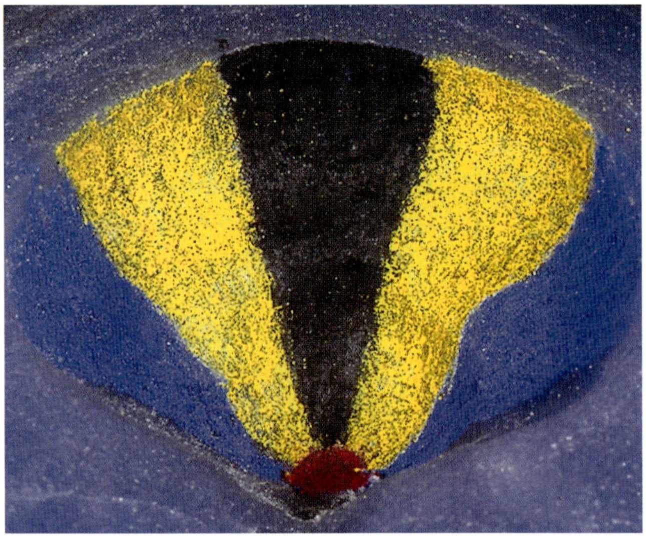

그림 4-98, 4-99. 상악 전치의 기능경로와 환자 개별적인 절치 모서리의 움직임을 환자 개인의 전치유도판으로 옮긴다.

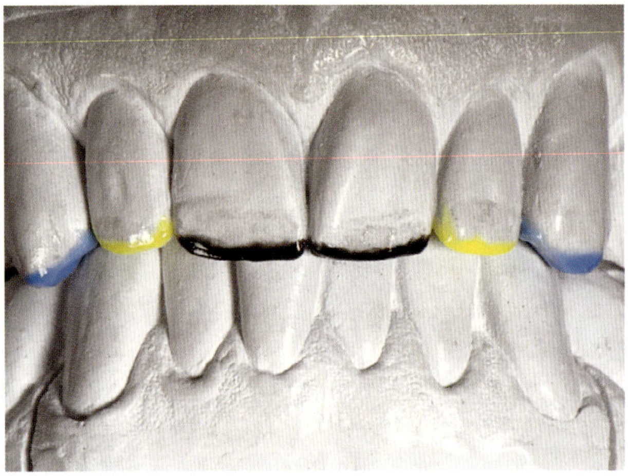

그림 4-100. 교합된 치아를 약간 벌린 다음, 왁스를 사용해서 상악 전치를 마모가 좀 덜 된 상태가 되도록 만들어준다.

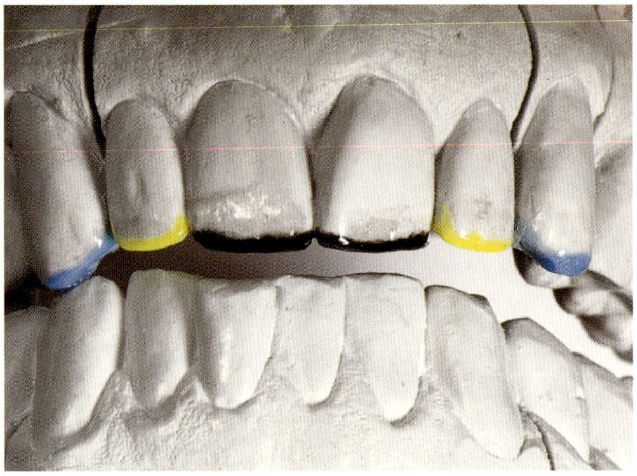

그림 4-101. 전치유도판의 데이터를 왁스로 옮겨준다.

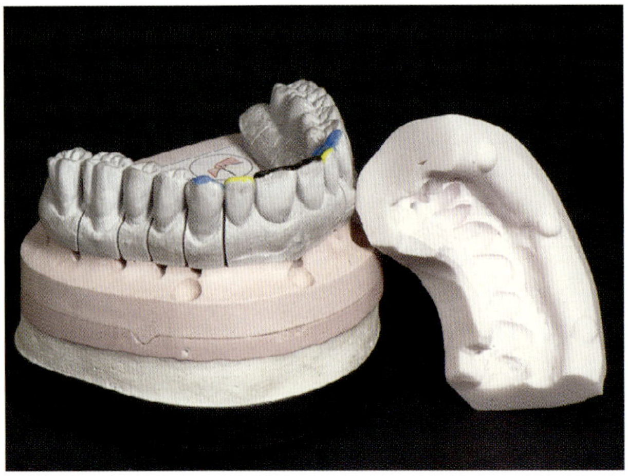

그림 4-102. 왁스는 기능운동을 많이 할 경우 급속히 마모되기 때문에 이 새로운 상황을 실리콘 인덱스로 남겨둔다.

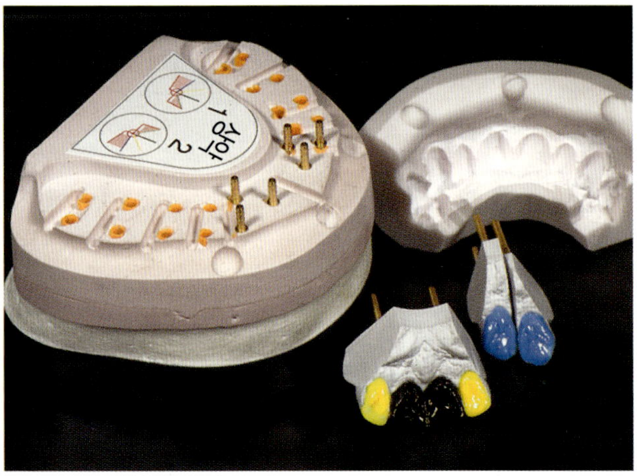


그림 4-103. 구획을 제거하고 전치부위에 새로운 핀을 모형의 다이 소켓에 장착시킨다.

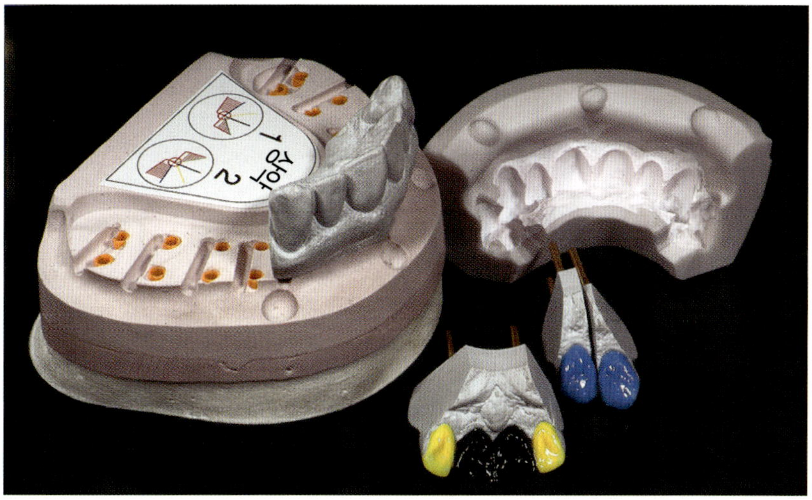


그림 4-104. 구치 구획에 해당되는 치아를 다시 장작하고 실리콘 인덱스를 모형 위에 고장시킨 다음 전치부위에 석고를 붓는다.

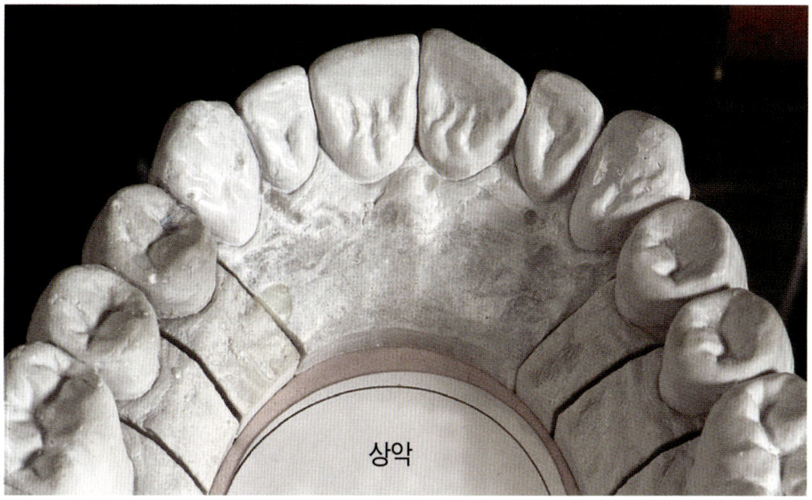


그림 4-105. 사용되지 않은 본래의 형태로 wax-up 된 치아. 지금은 석고 치아로 복제되어 있다.

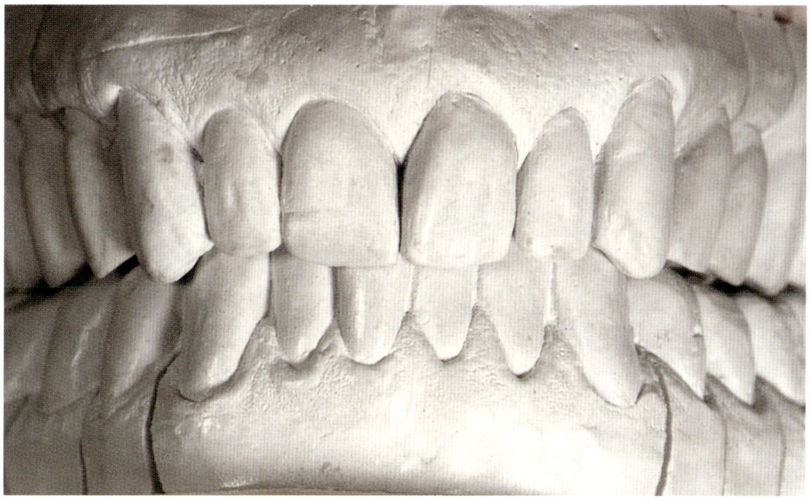

그림 4-106. 교합을 약간 높여줌으로써 구치부위에 여유공간이 약간 더 많이 생겼다. 전치가 중심위 상태에서 안정적으로 유지된다.

# 두 번째 작업단계

## 기본요소의 형성

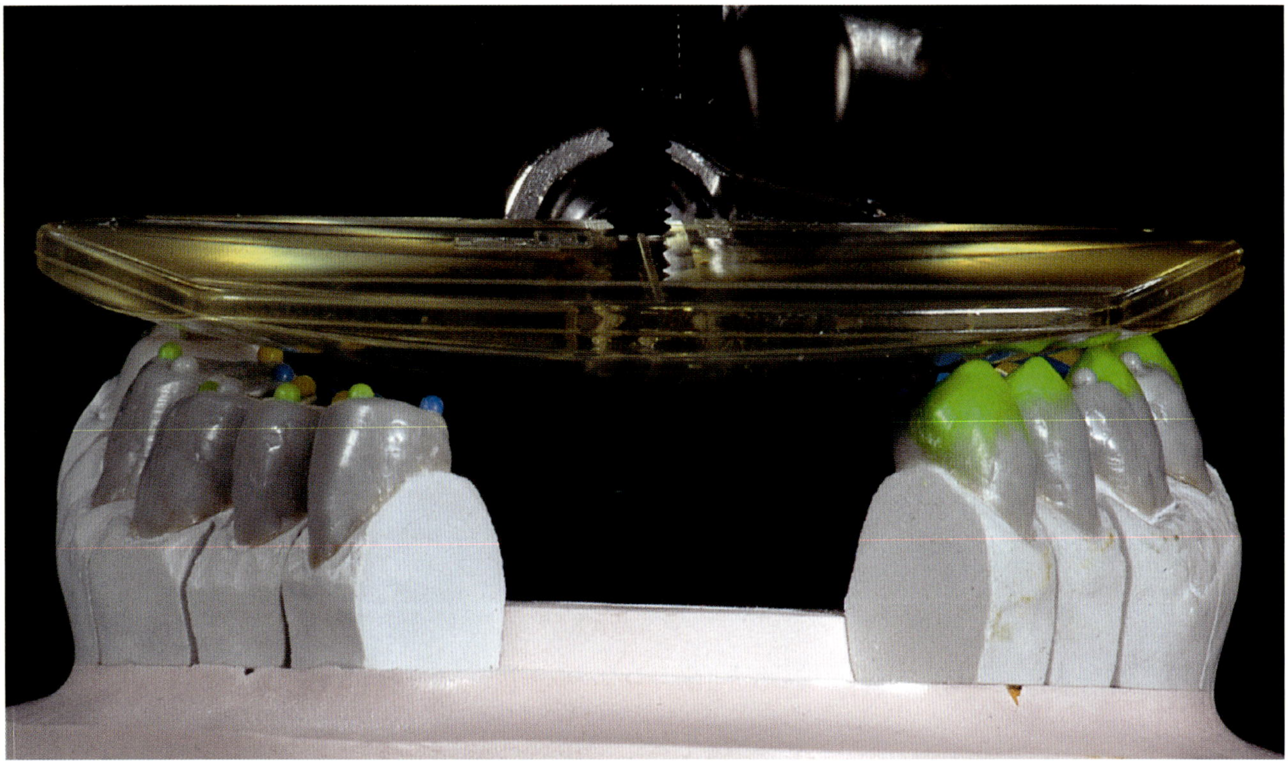

그림 4-107. 반구면(template)은 납형제작 과정에서 매우 중요한 보조도구이다.

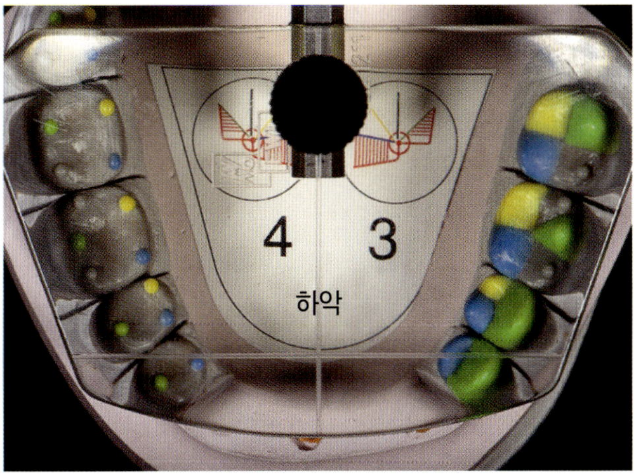


그림 4-108. Template를 통해 바라본 모습. 하악 좌측부터 시작한다.

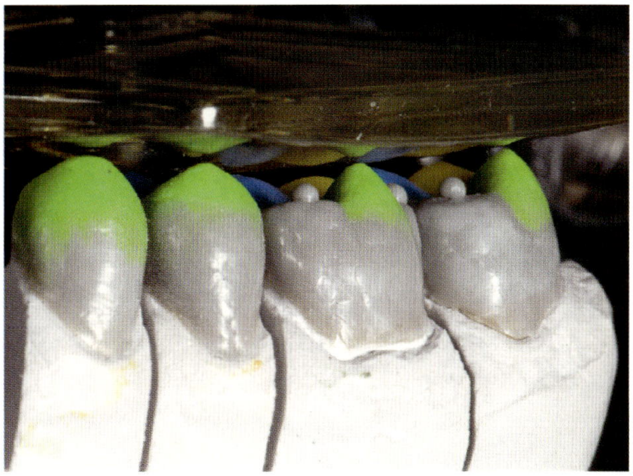

그림 4-109. 기본요소에서부터 노란색이 template와 접촉되지 않아야 한다.

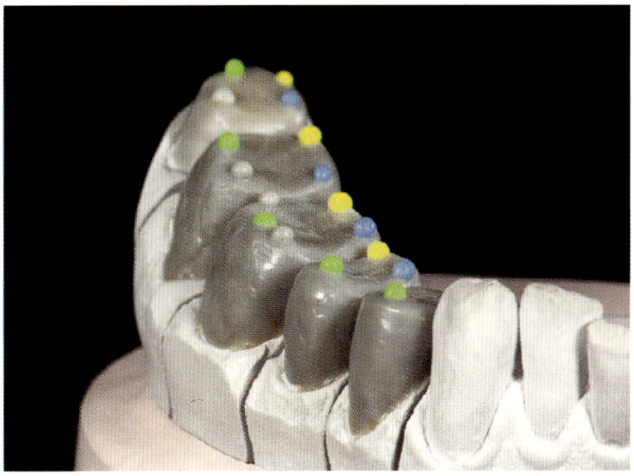

그림 4-110. 하악 우측에서 교두정의 가능한 위치와 색상부호를 결정한다.

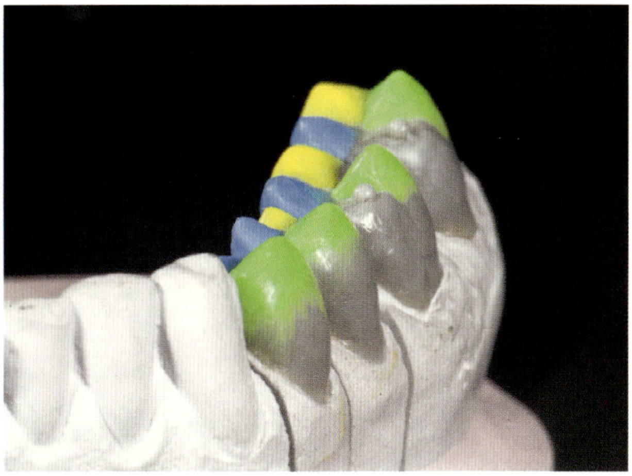

그림 4-111. 주구획의 기본요소를 안정적인 교두로 납형제작 해야 한다.

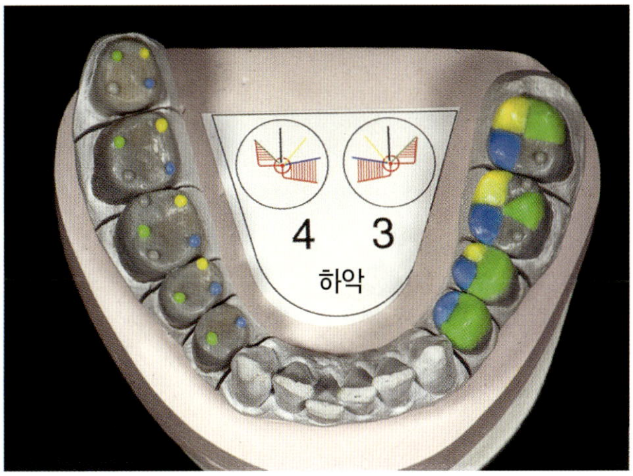


그림 4-112. 하악의 교합면 모습.

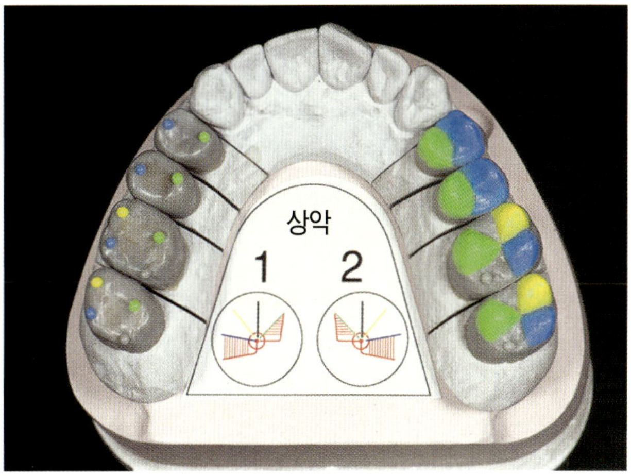


그림 4-113. 상악에서도 마찬가지 작업과정을 거친다.

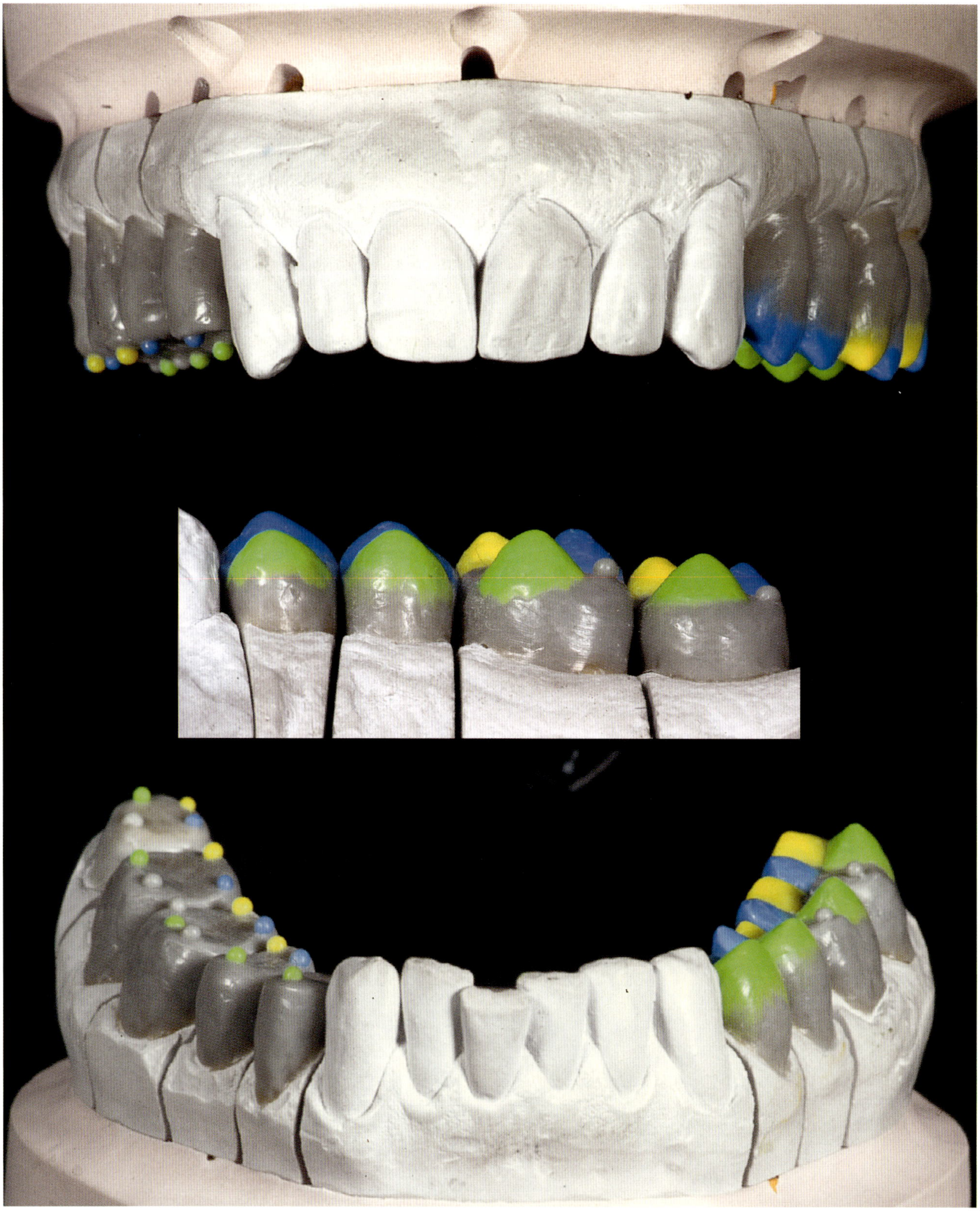

그림 4-114. 기본요소가 치밀하게 형성되어 있으며, 협측, 구개측, 설측에서 최종적인 모습일 것으로 예상되는 형태로 완성되어 있다. 이들은 중심위 상태에서 아직 접촉이 없으며 동적인 상태에서 충돌이 일어나지 않아야 한다.

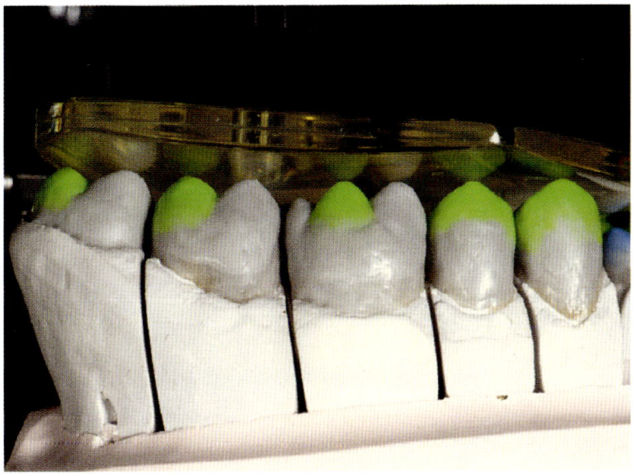

그림 4-115. 납형제작이 끝난 하악의 기본요소를 협측에서 바라본 모습.

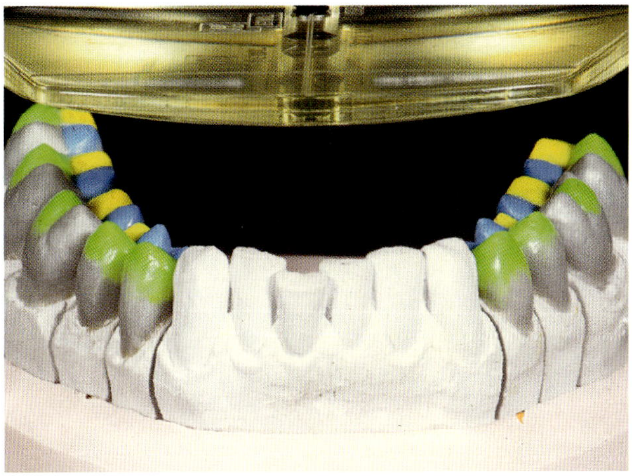

그림 4-116. Template를 이용해서 Spee 만곡과 Wilson 만곡을 고려한다.

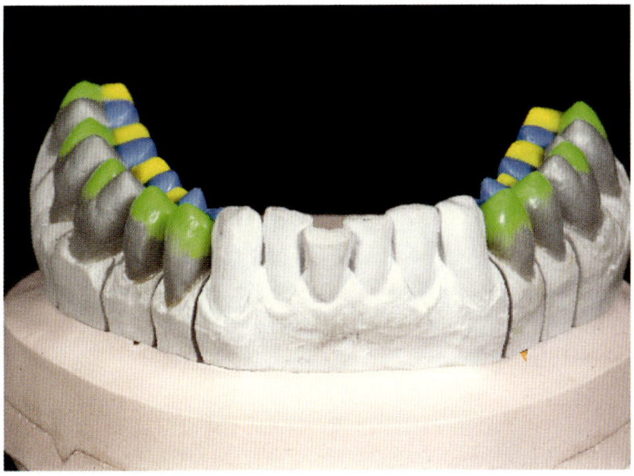

그림 4-117. Template 없이 전두면에서 바라본 모습.

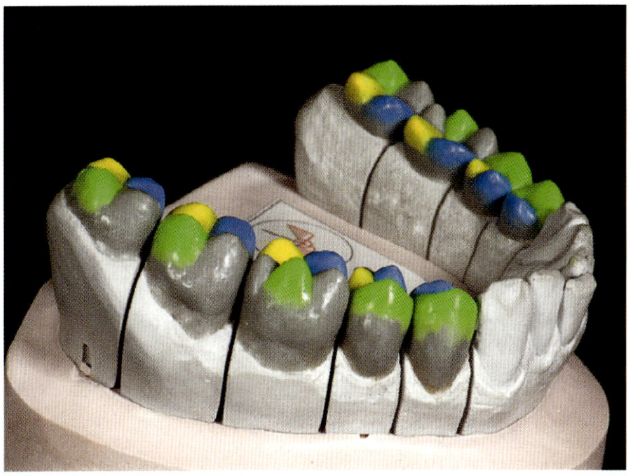

그림 4-118. 하악 기본요소의 전체적인 모습.

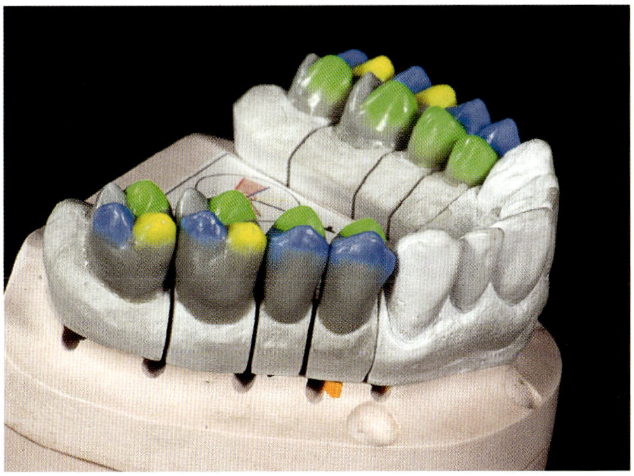

그림 4-119. 새로 복제한 전치가 포함된 상악 기본요소의 전체 모습.

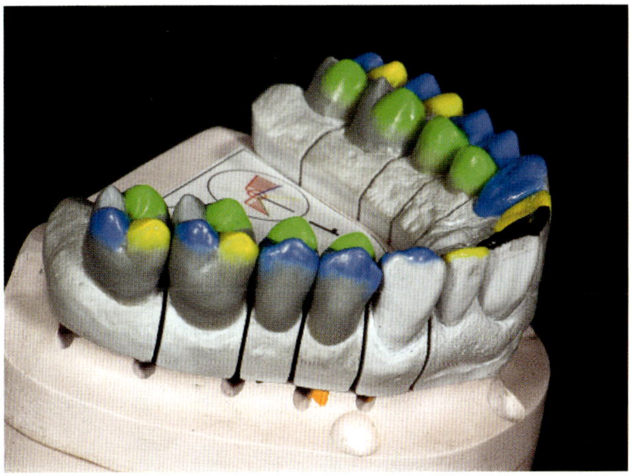

그림 4-120. 납형제작한 전치가 포함된 상악 기본요소의 전체 모습.

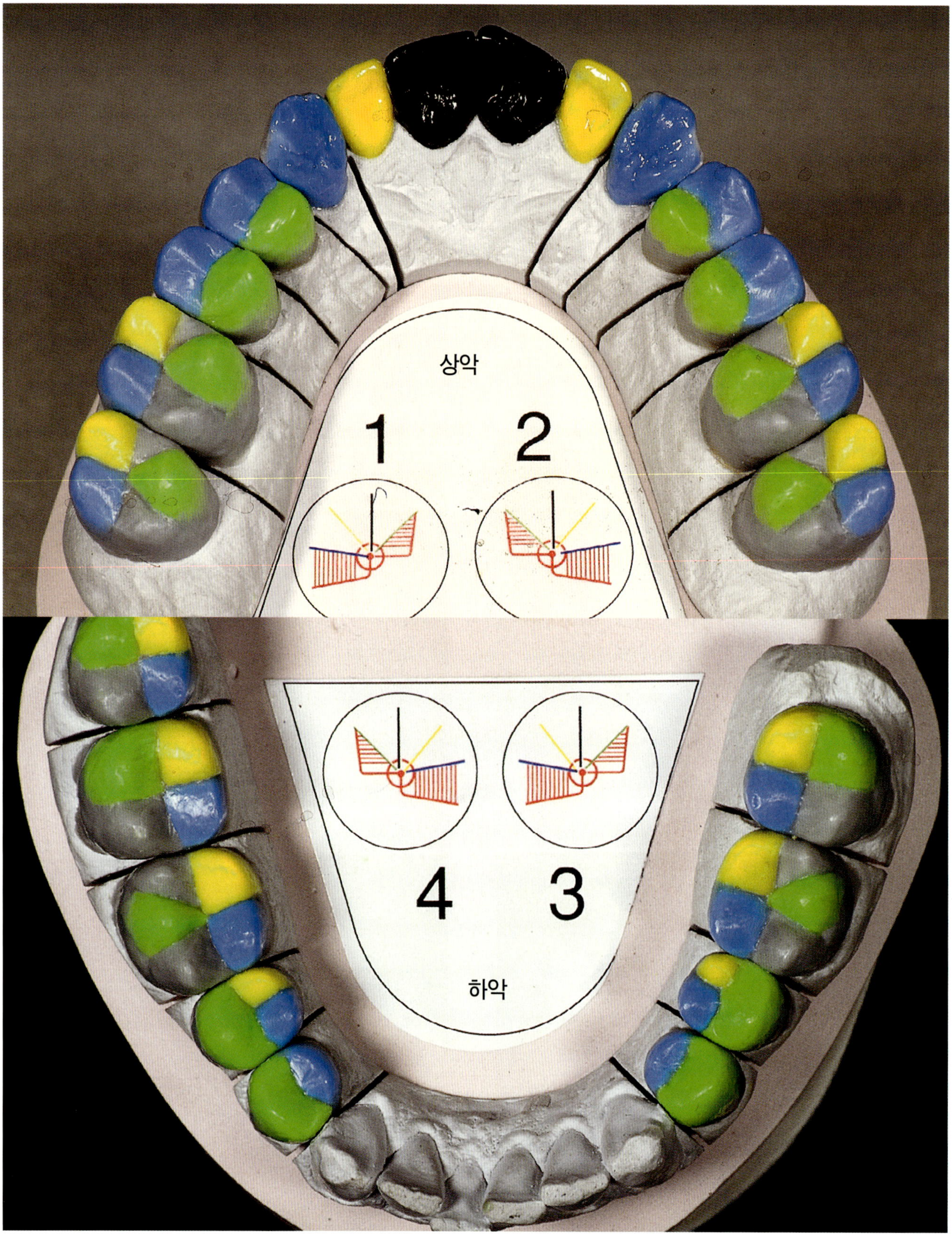


그림 4-121. 이 작업과정이 완료된 모습.

## 세 번째 작업과정

### 구성요소의 형성 및 기능과정의 점검

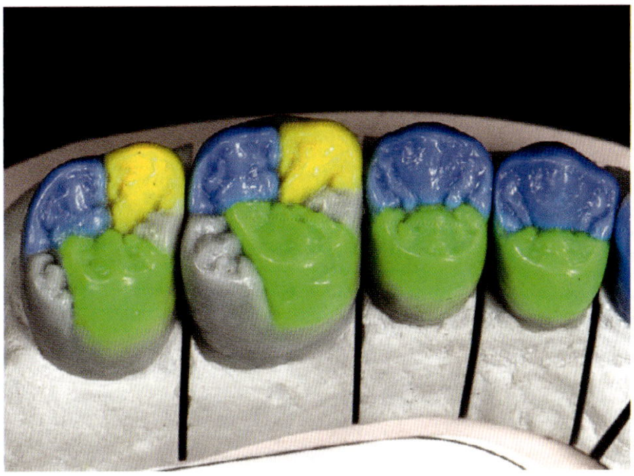

그림 4-122. 구성요소를 만들어줌으로써 완성된 상악 우측 구치부(1. Quarter).

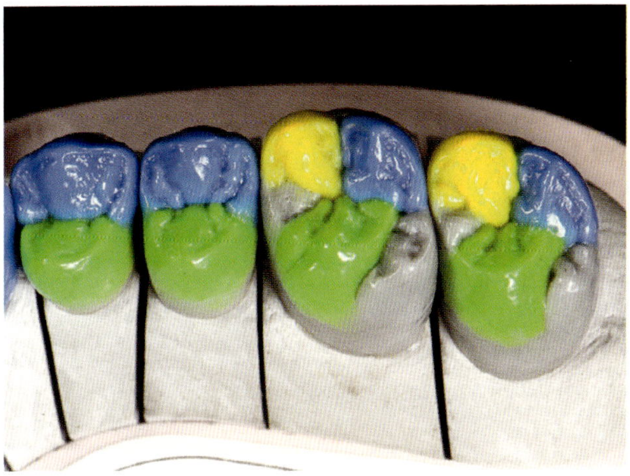

그림 4-123. 완성된 상악 좌측 구치부(2. Quarter) 모습.

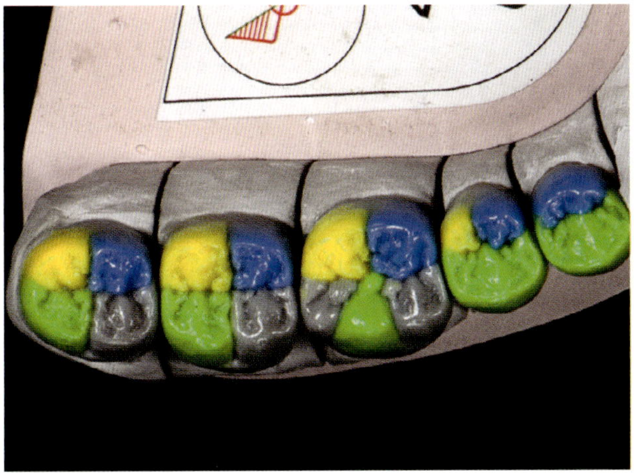

그림 4-124. 완성된 하악 우측 구치부(4. Quarter) 모습.

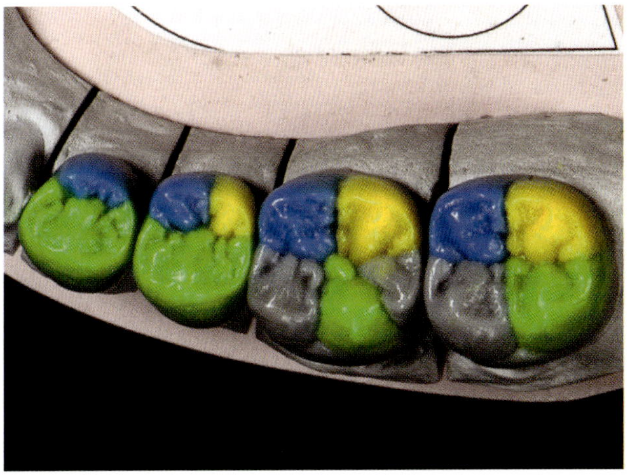

그림 4-125. 구성요소를 납형제작해주면 교합면이 "완성된 것"처럼 보인다. 하악 좌측 구치부(3. Quarter) 증례.

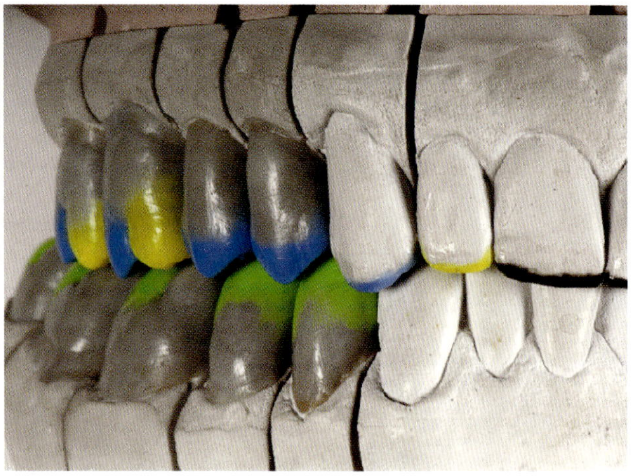

그림 4-126. 상하악 우측 대합치 관계에서의 중심위.

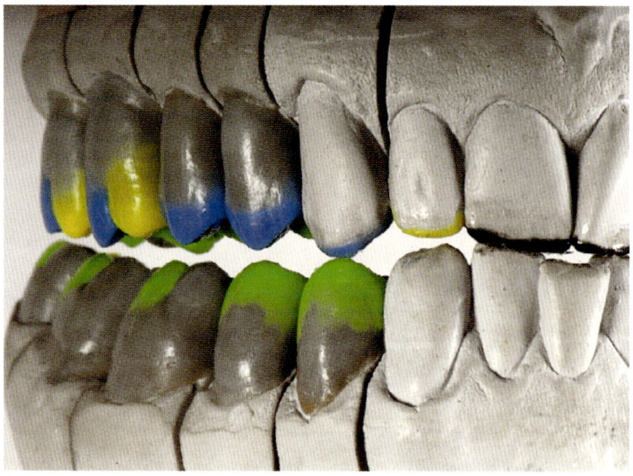

그림 4-127. 전방운동(protrusion).

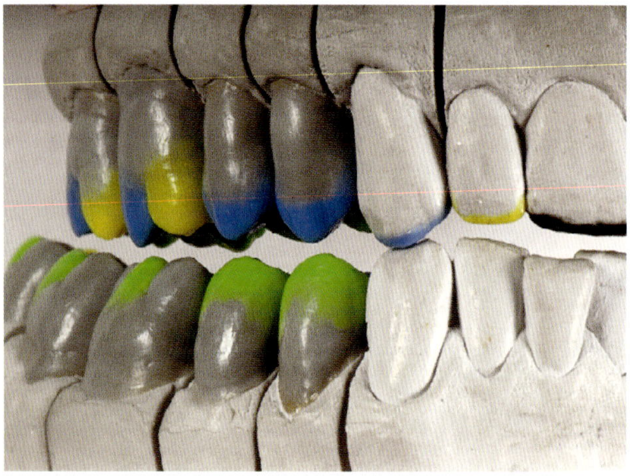

그림 4-128. 우측으로의 측방운동(laterotrusion).

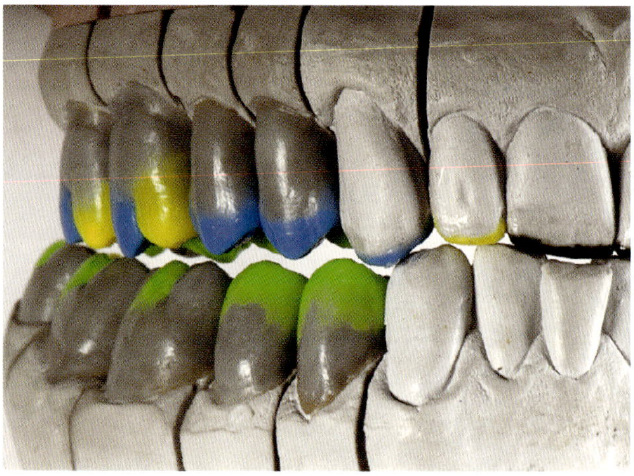

그림 4-129. 우측으로의 전측방운동(lateroprotrusion).

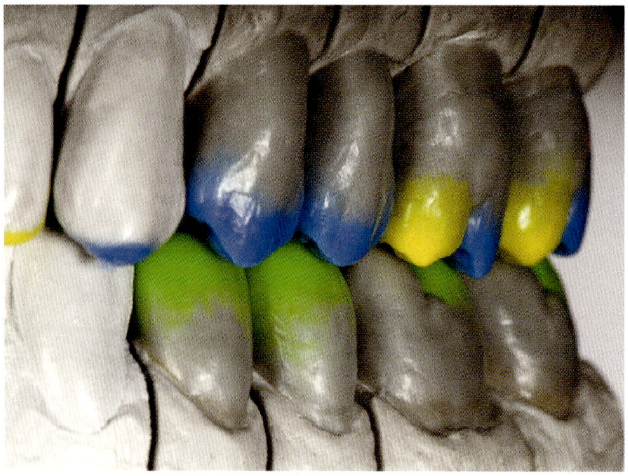

그림 4-130. 좌측의 중심위.

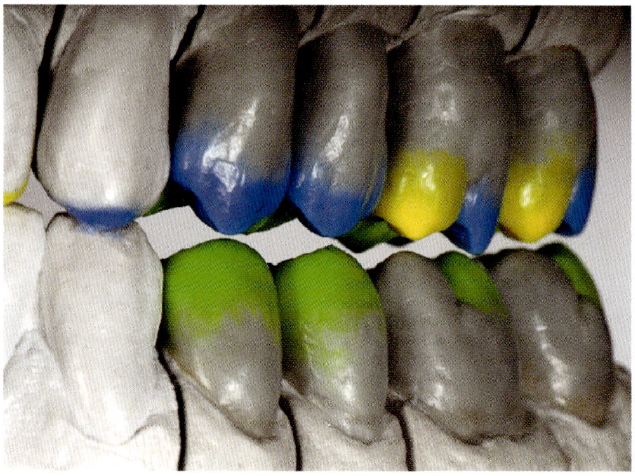

그림 4-131. 좌측으로의 측방운동(laterotrusion).

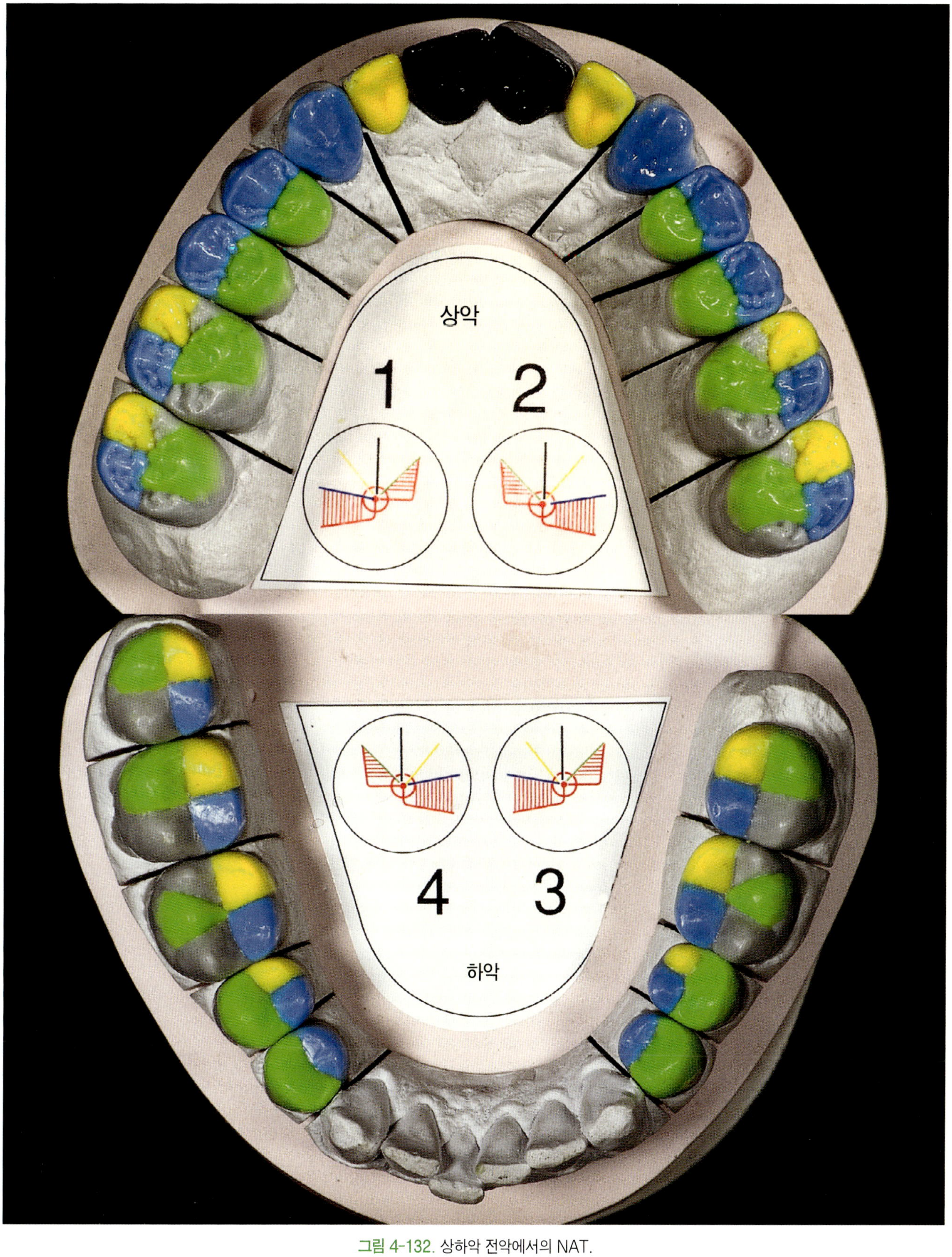


그림 4-132. 상하악 전악에서의 NAT.

## 치과의사 Dr. Olaf Winzen과의 협력작업에서 발췌한 증례

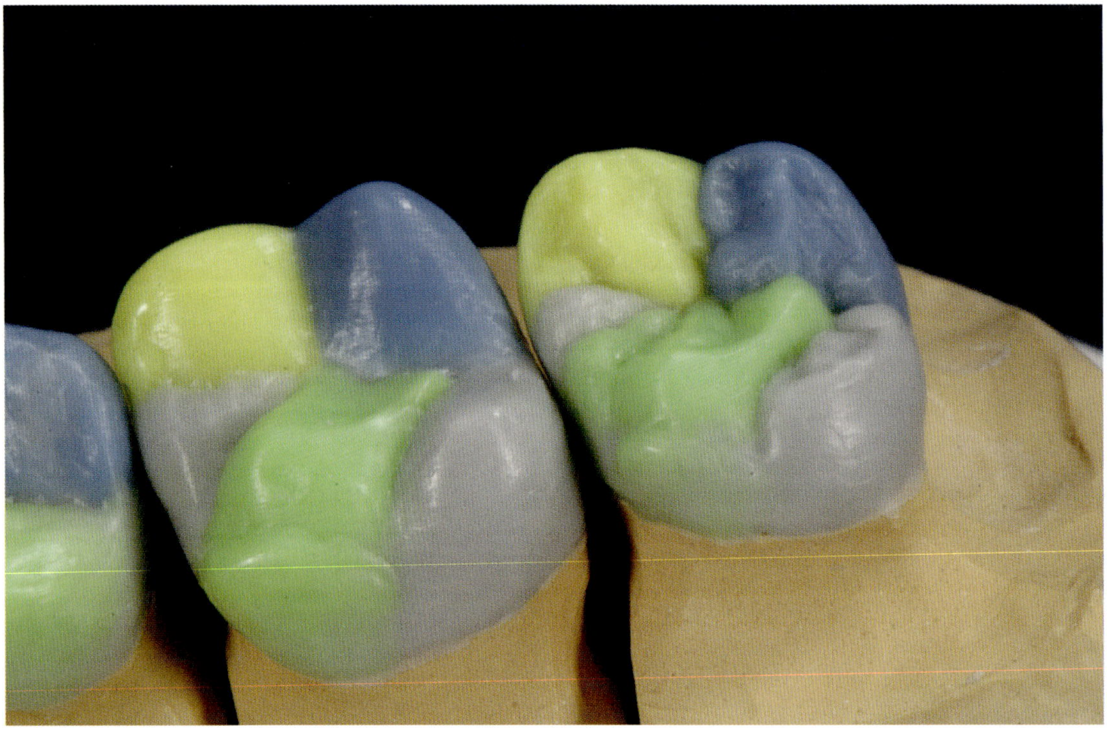

그림 4-133. NAT의 경우에 작업과정은 항상 동일하다. 기본요소(No.36 치아)를 납형제작한 다음 구성요소(No.37 치아)를 보완해 준다.

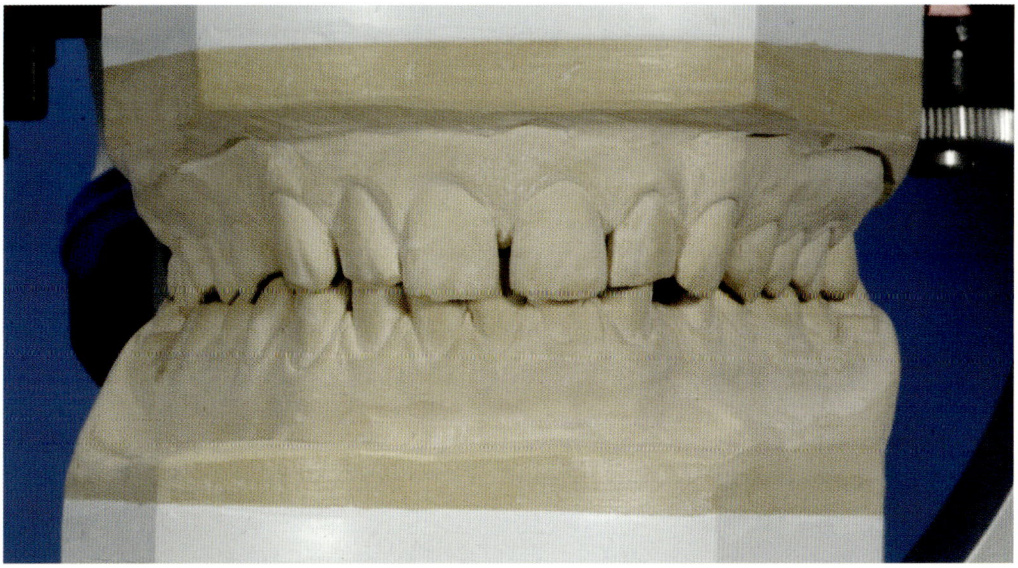

그림 4-134. 치료를 시작할 시점의 초기상황.

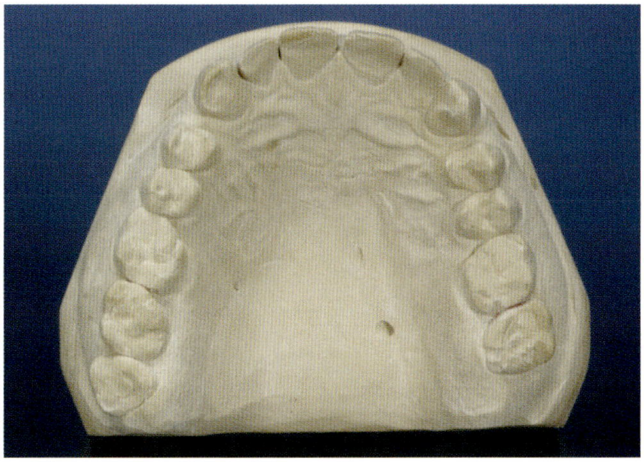

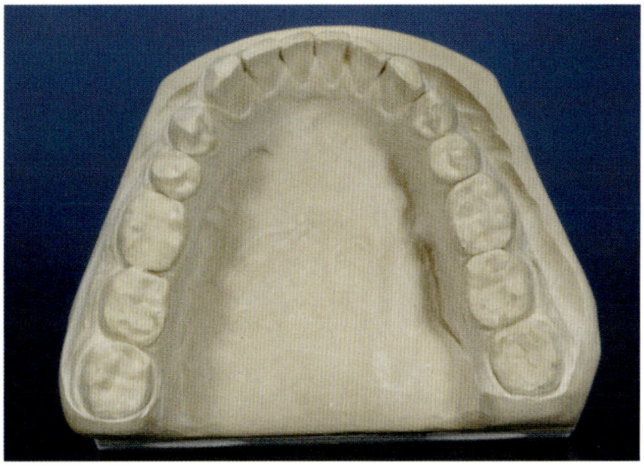

그림 4-135, 4-136. 진단모형 상에서의 교합면을 수평으로 바라본 모습.

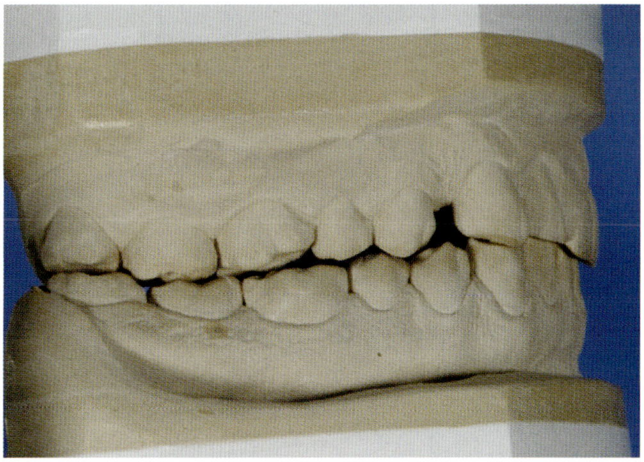

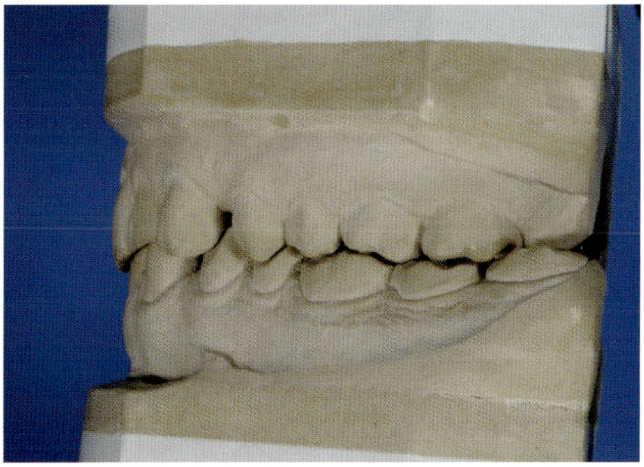

그림 4-137, 4-138. 상하악 교합관계를 시상측에서 바라본 모습.

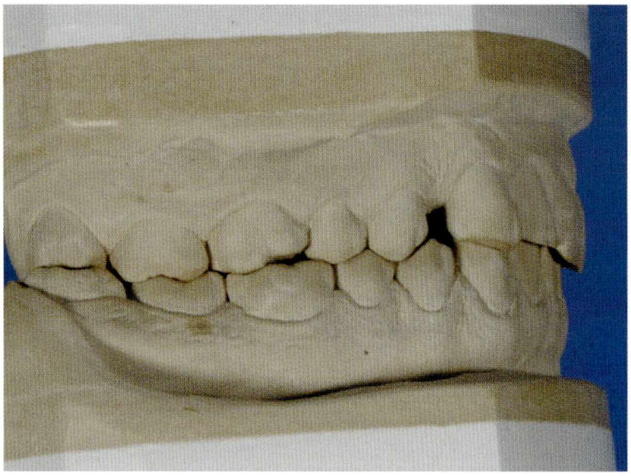

그림 4-139. CAR-스프린트 치료를 통해 하악위를 재위치(reposition) 시키고…

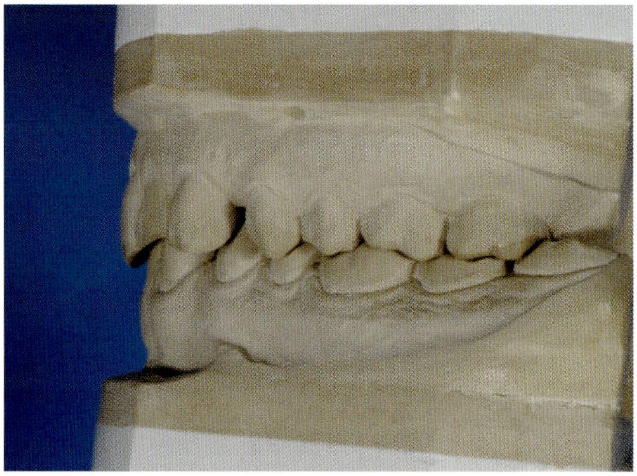

그림 4-140. …이어서 중심위를 결정한다.

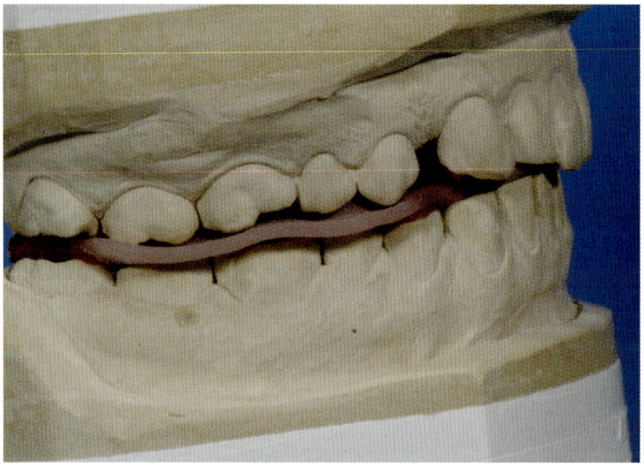

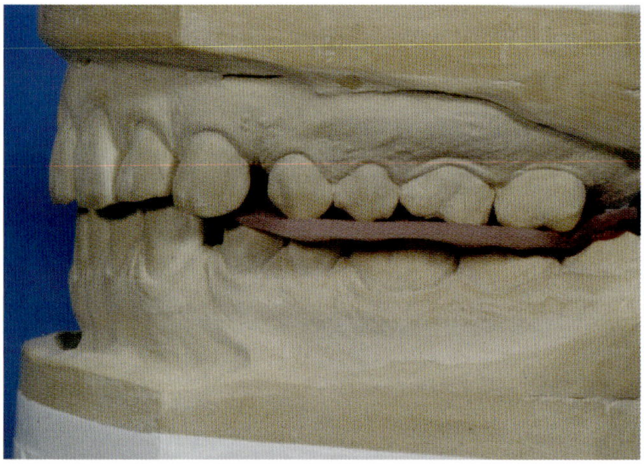

그림 4-141, 4-142. 하악의 새로운 위치를 교합기의 중심위 check bite에 기록한다(Dr. Gert Christiansen에 의거한 교합판).

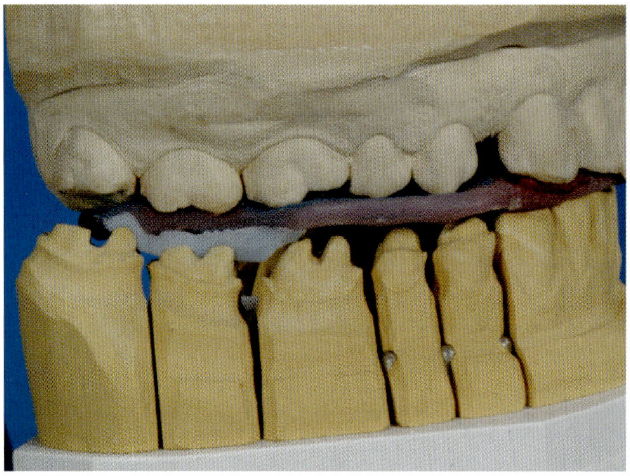

그림 4-143. 교합기의 중심위 check bite를 이용하여 진단모형에 맞춰 주모형을 장착한다.

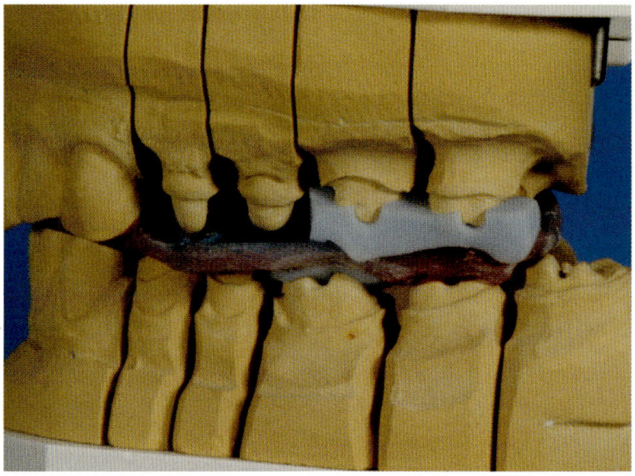

그림 4-144. 마지막으로 하악의 주모형에 맞춰 상악의 주모형을 장착한다.

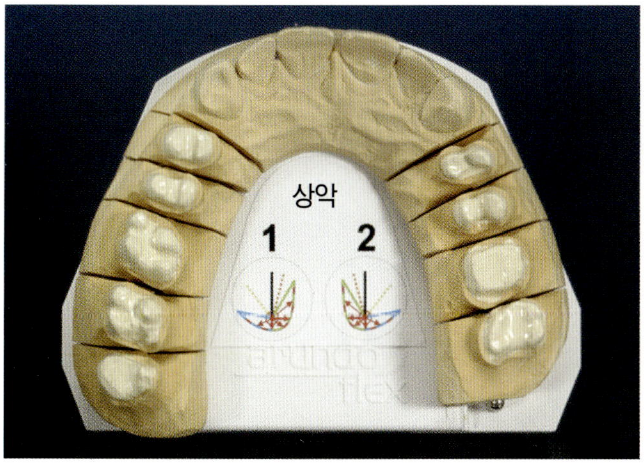


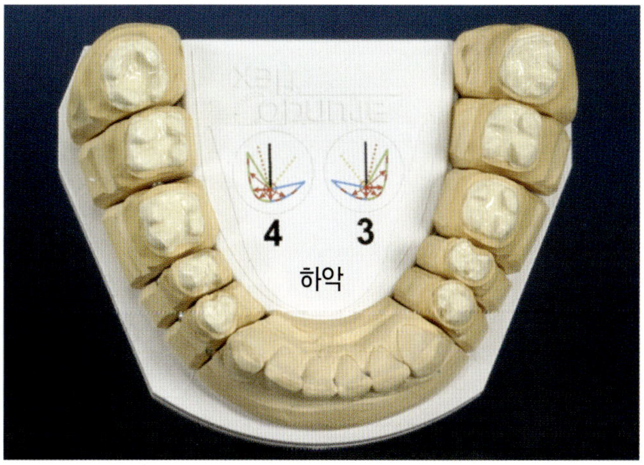


그림 4-145, 4-146. 개별다이로 제작한 상악과 하악의 주모형을 교합측에서 바라본 모습.

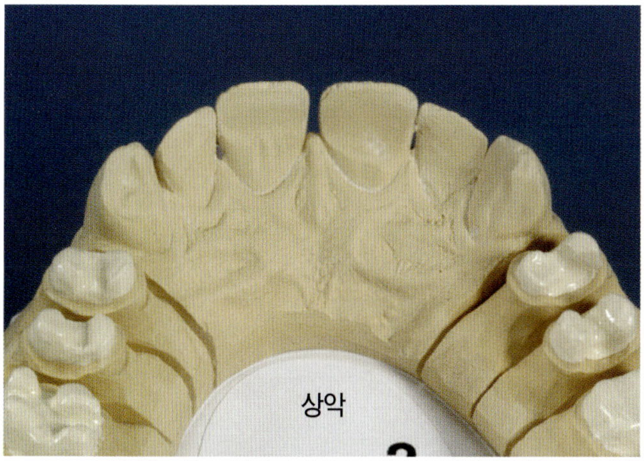


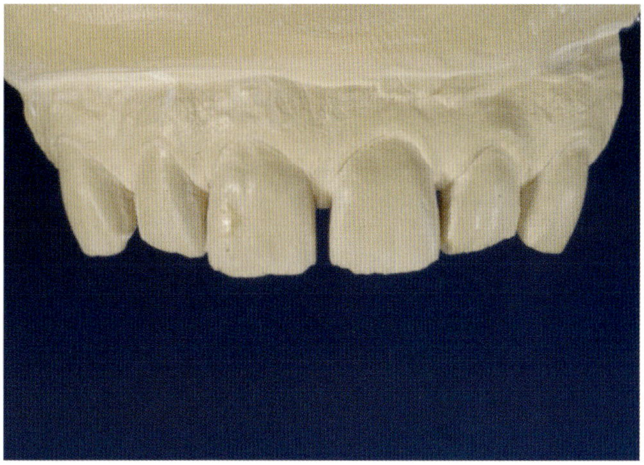

그림 4-147, 4-148. 전체적으로 환자의 상악 전치가 구개측과 절단면측에서 심하게 마모되어 있는 모습.

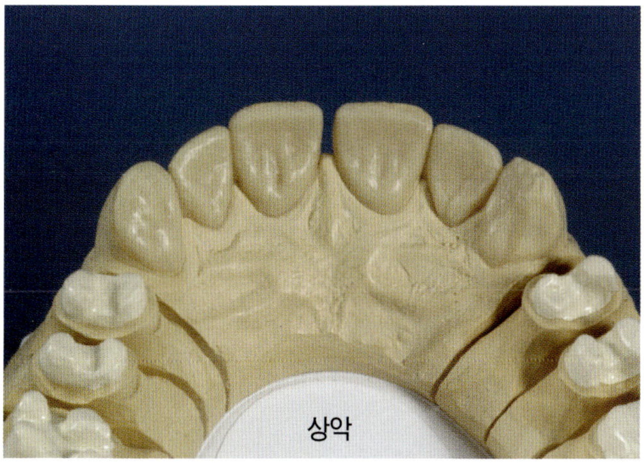


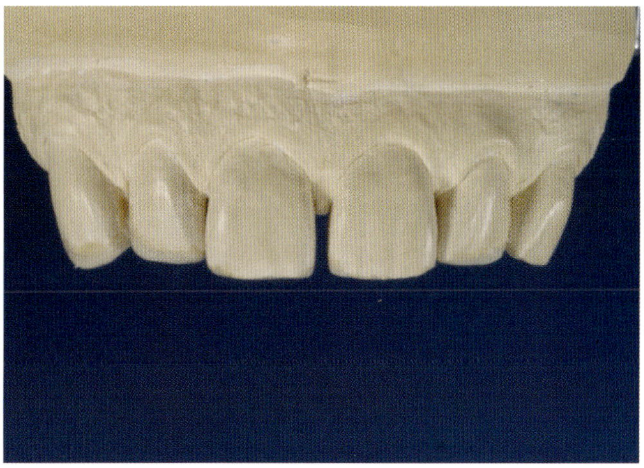

그림 4-149, 4-150. 기능과정이 이상적으로 되도록 하기 위해서 납형제작을 통해 구개측과 절단면측을 수정한다.

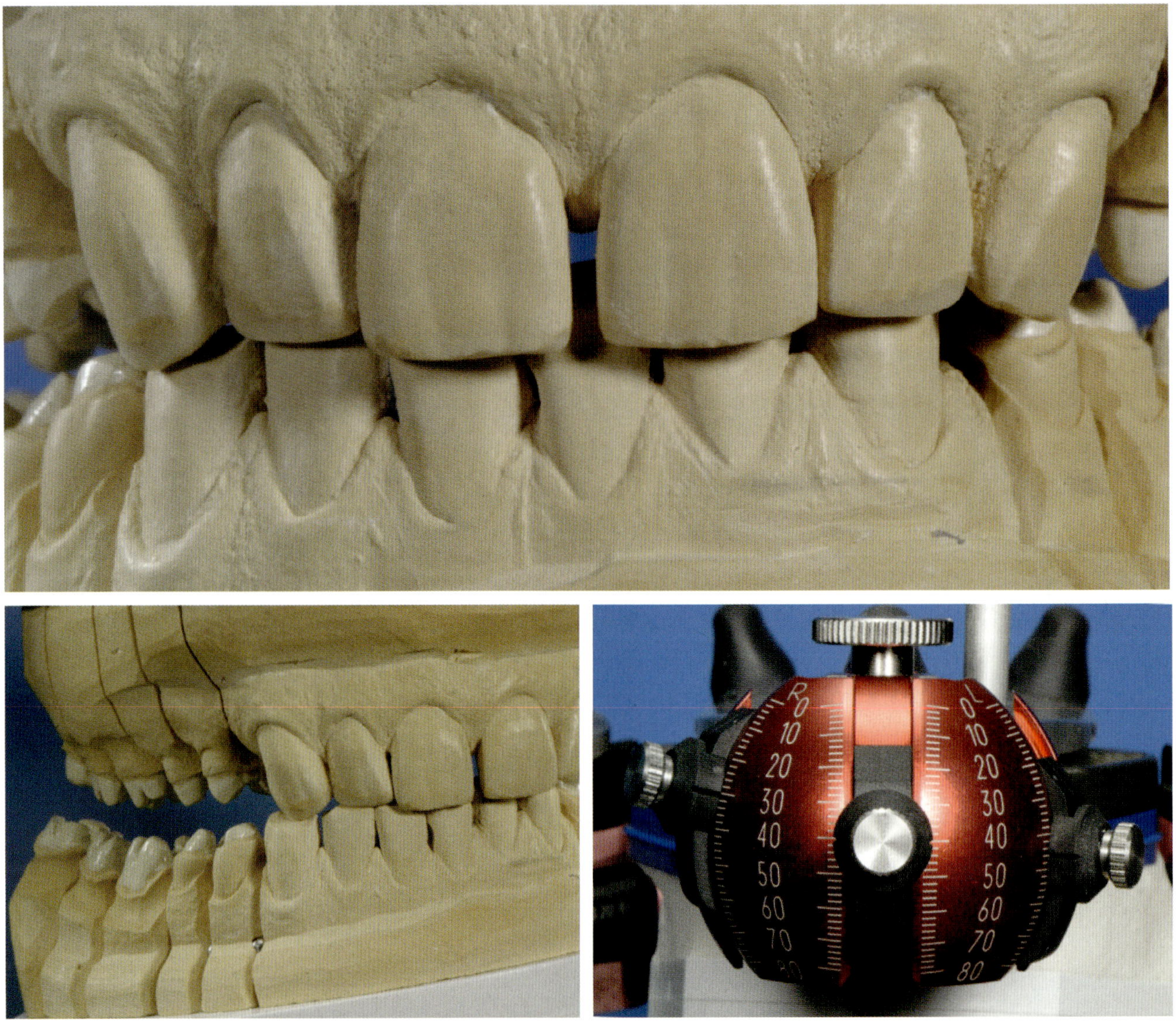

그림 4-151~4-153. 전치부위의 모든 기능 자료를 전치유도판에 그대로 옮긴다. 이렇게 하면 동시에 왁스가 마모되는 것도 방지할 수 있다.

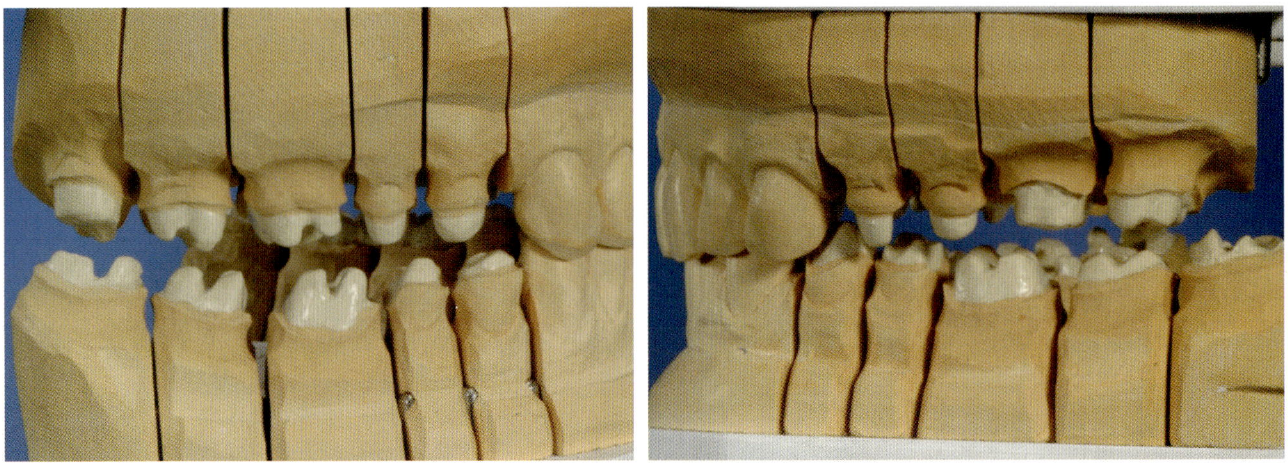

그림 4-154, 4-155. 전반적으로 구치부위의 우측과 좌측에서의 여유공간이 있는 모습.

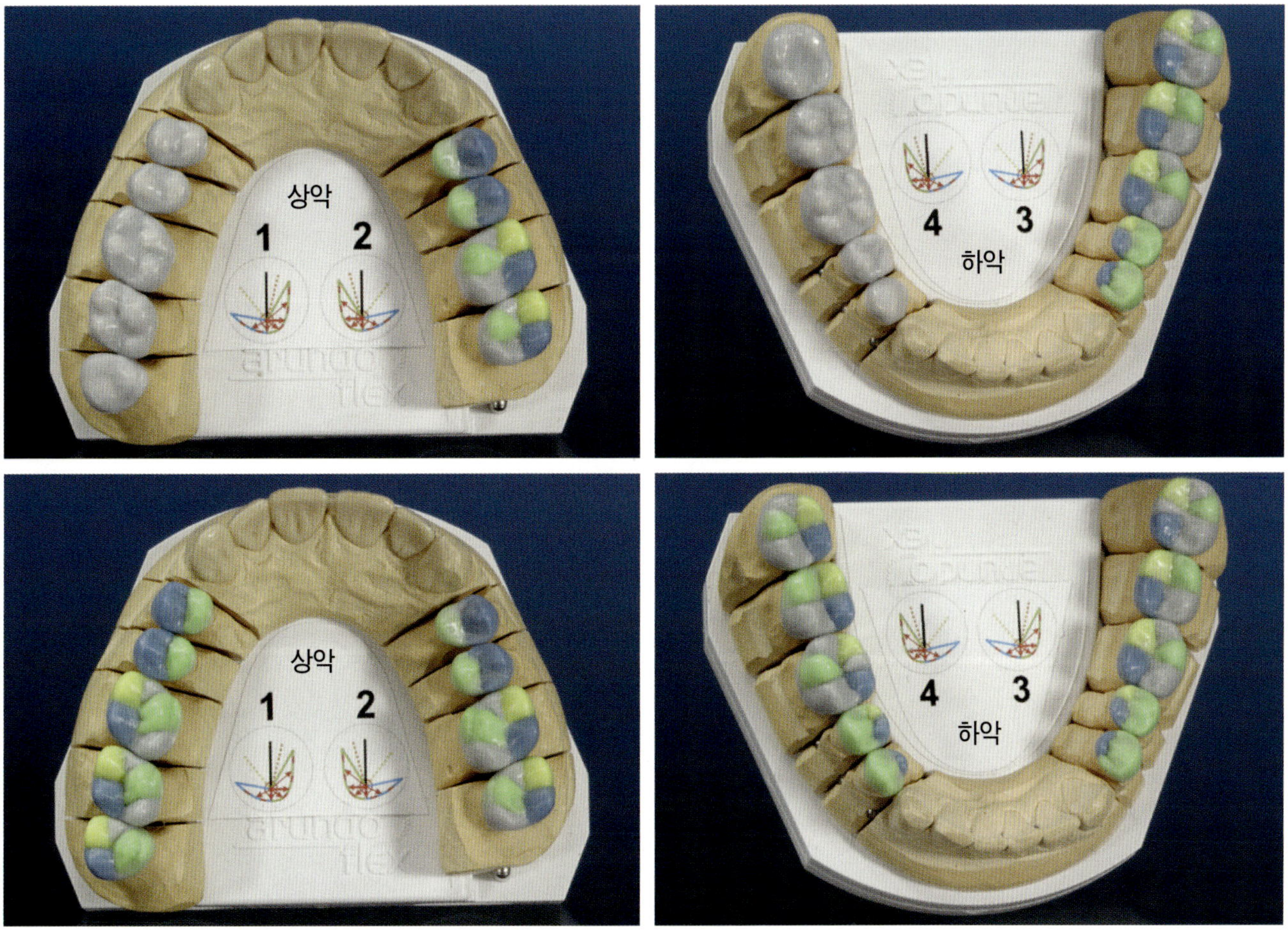


그림 4-156~159. 기반은 회색의 왁스를 사용해서 형성하고, 기본요소는 NAT의 색상부호대로 형성한다. 우측에서 요소들이 조밀하게 형성되어 있는 모습을 다양한 그림을 통해 잘 확인할 수 있다.

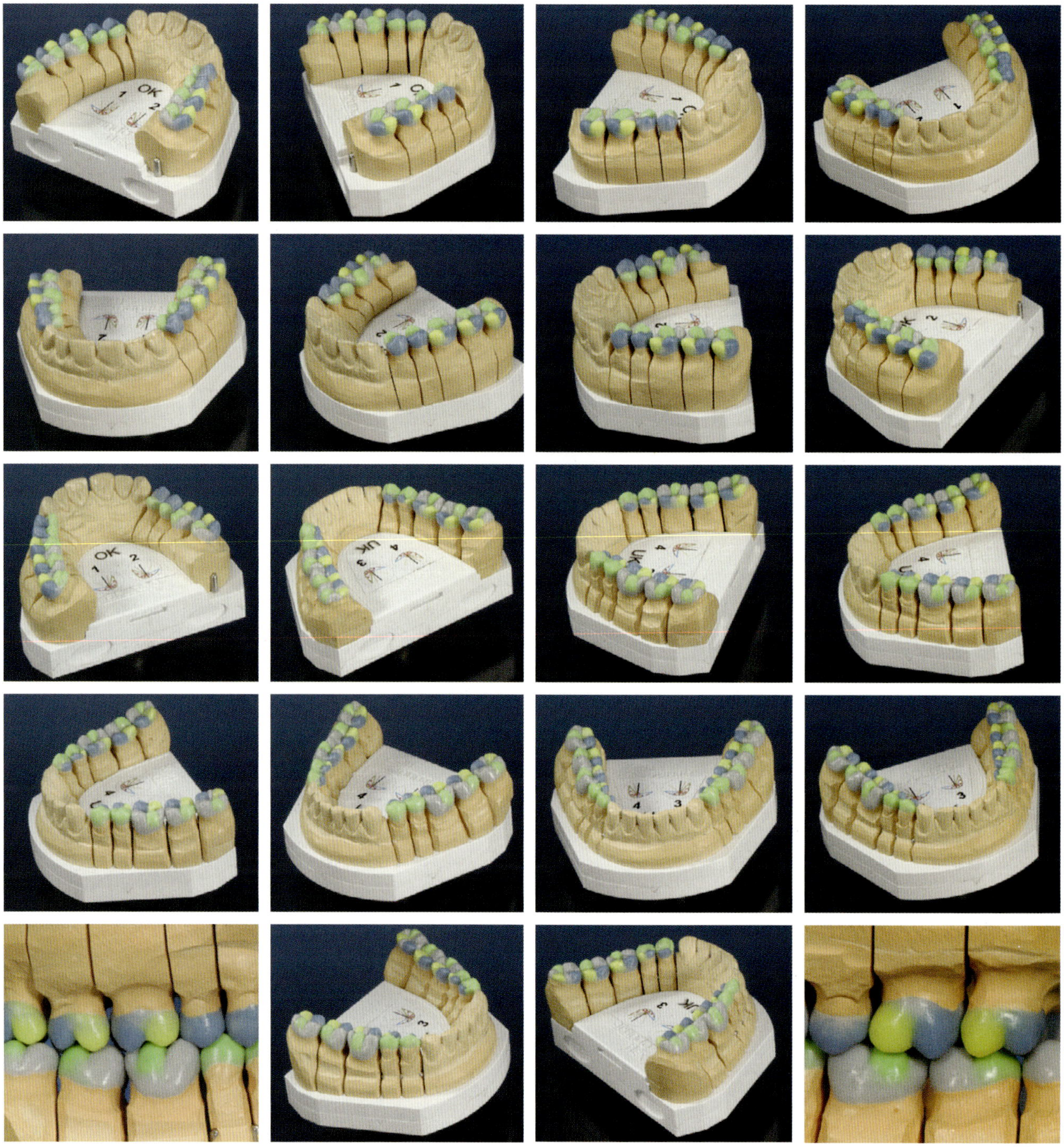

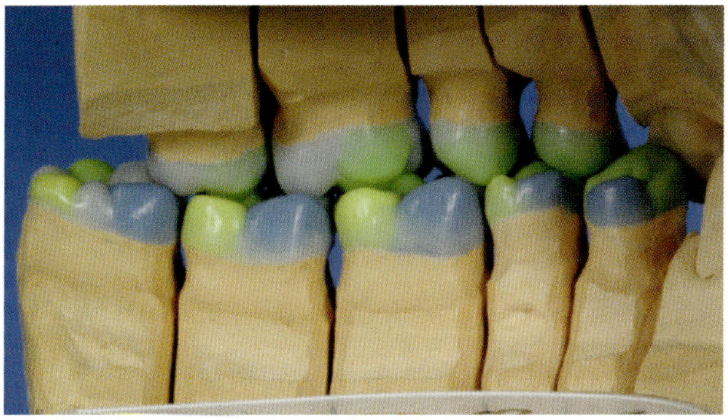
그림 4-160. "내부공간"과 기본요소의 위치를 볼 수 있는 사진.

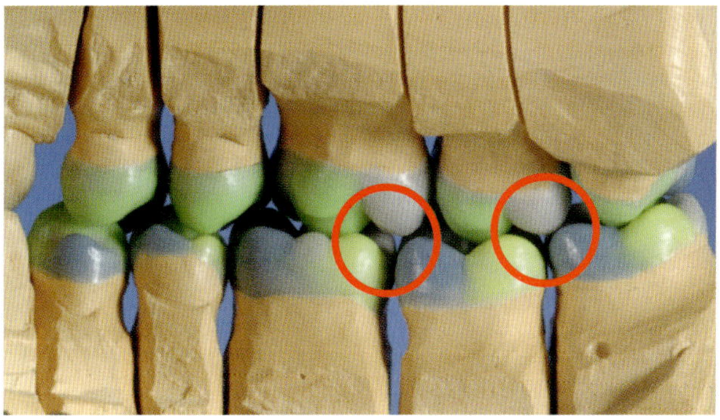
그림 4-161. No.16 치아와 No.17 치이의 원심-구개측 교두(회색 왁스)는 길이를 좀 더 늘여야 한다.

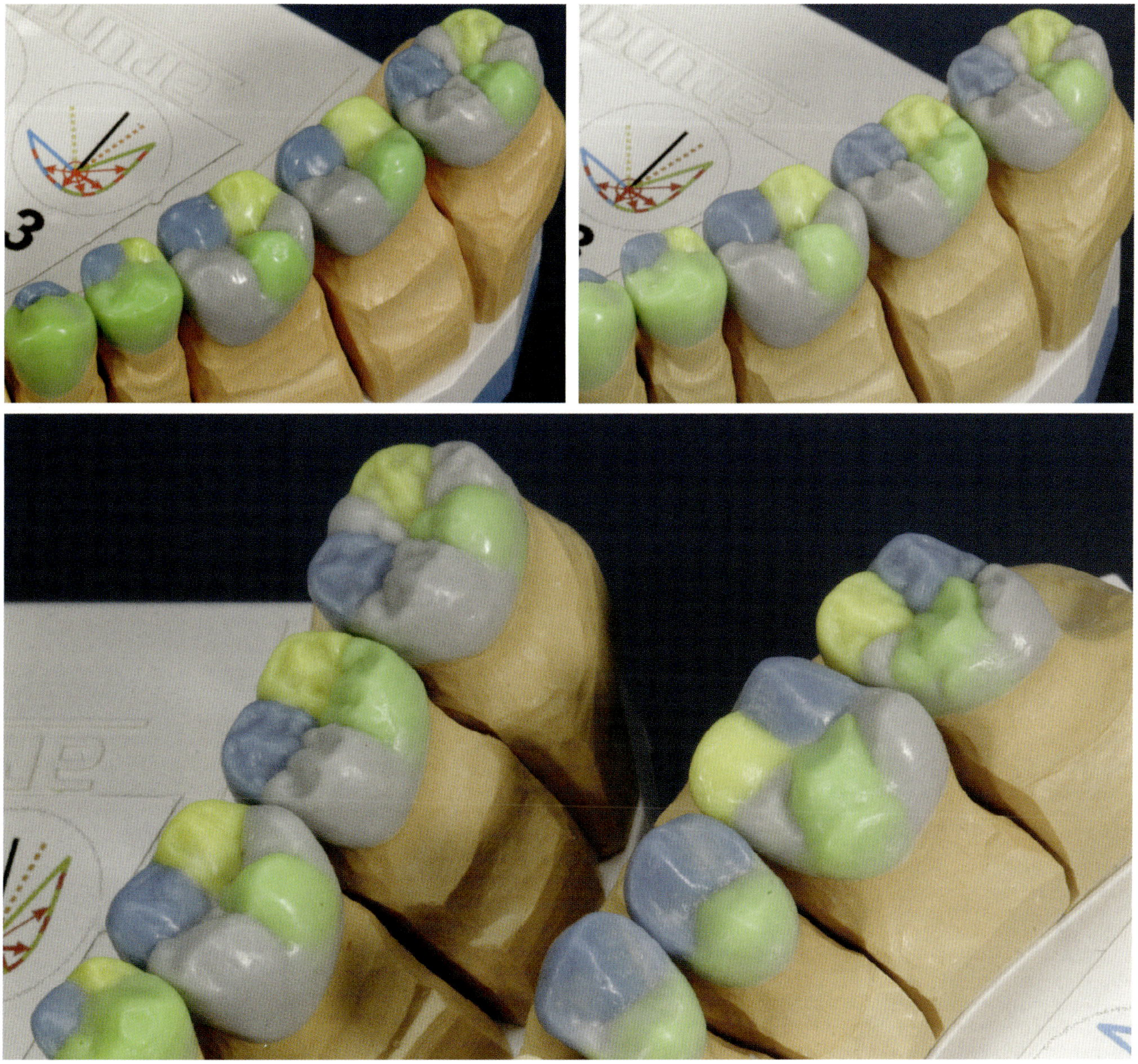
그림 4-162~4-164. 구성요소를 보완하는 작업은 마지막 대구치인 No.38 치아부터 시작한다. 이어서 No.27 치아와 No.37 치아 등으로 실시한다.

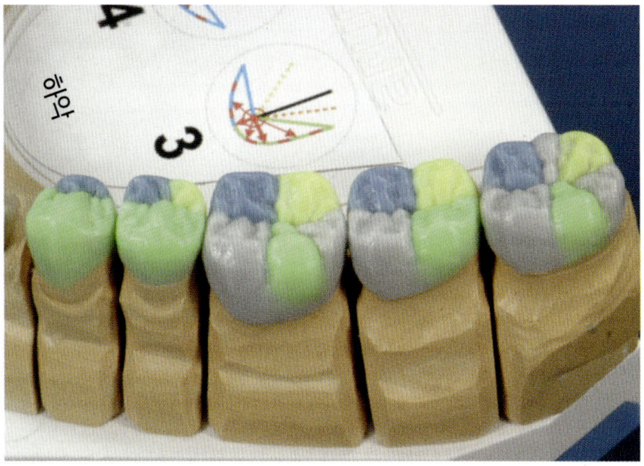
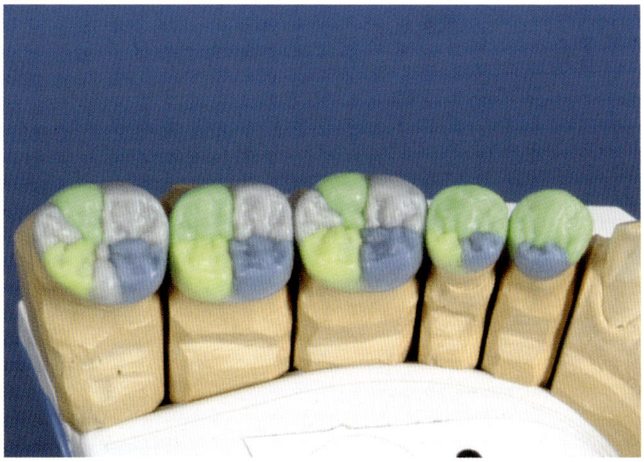

그림 4-165, 4-166. 완성된 하악 좌측 구치부(3.Quarter)를 협측과 교합측에서 바라본 모습.

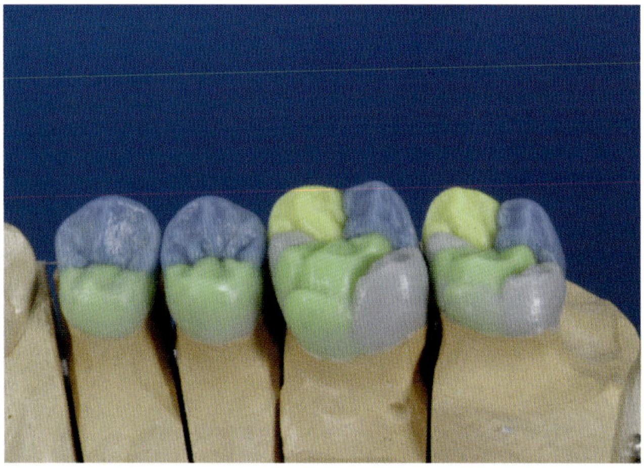
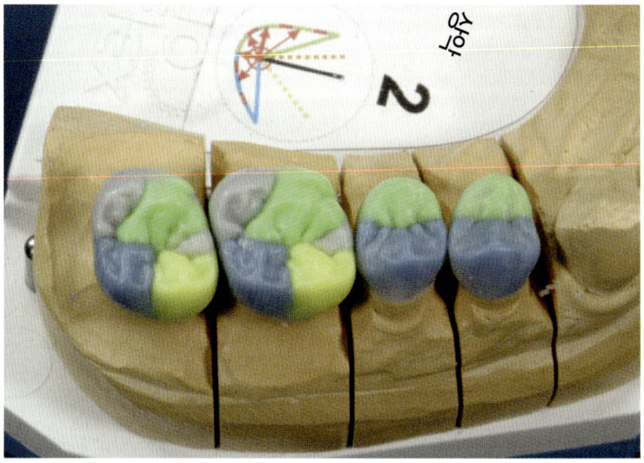

그림 4-167, 4-168. 완성된 상악 좌측 구치부(2. Quarter)를 구개측과 교합측에서 바라본 모습.

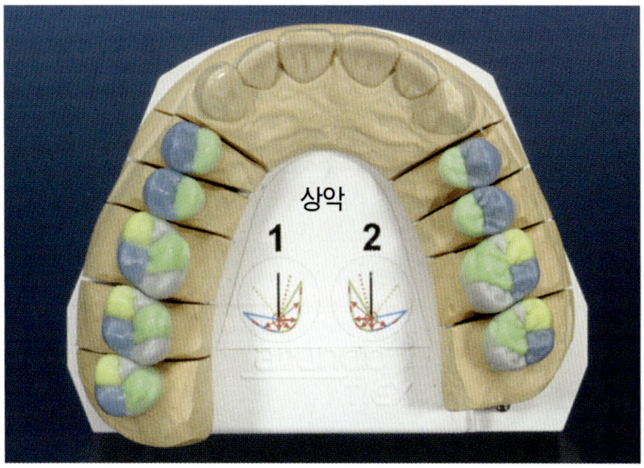

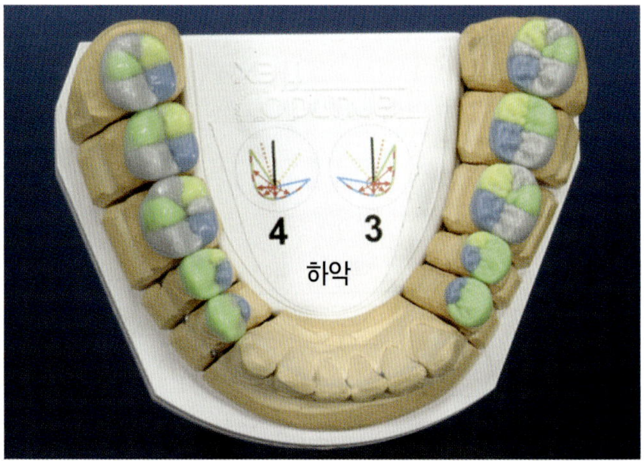


그림 4-169, 4-170. 기능과정이 이상적으로 일어날 수 있도록 wax-up을 통해 구개측과 절단면측을 수정한다.

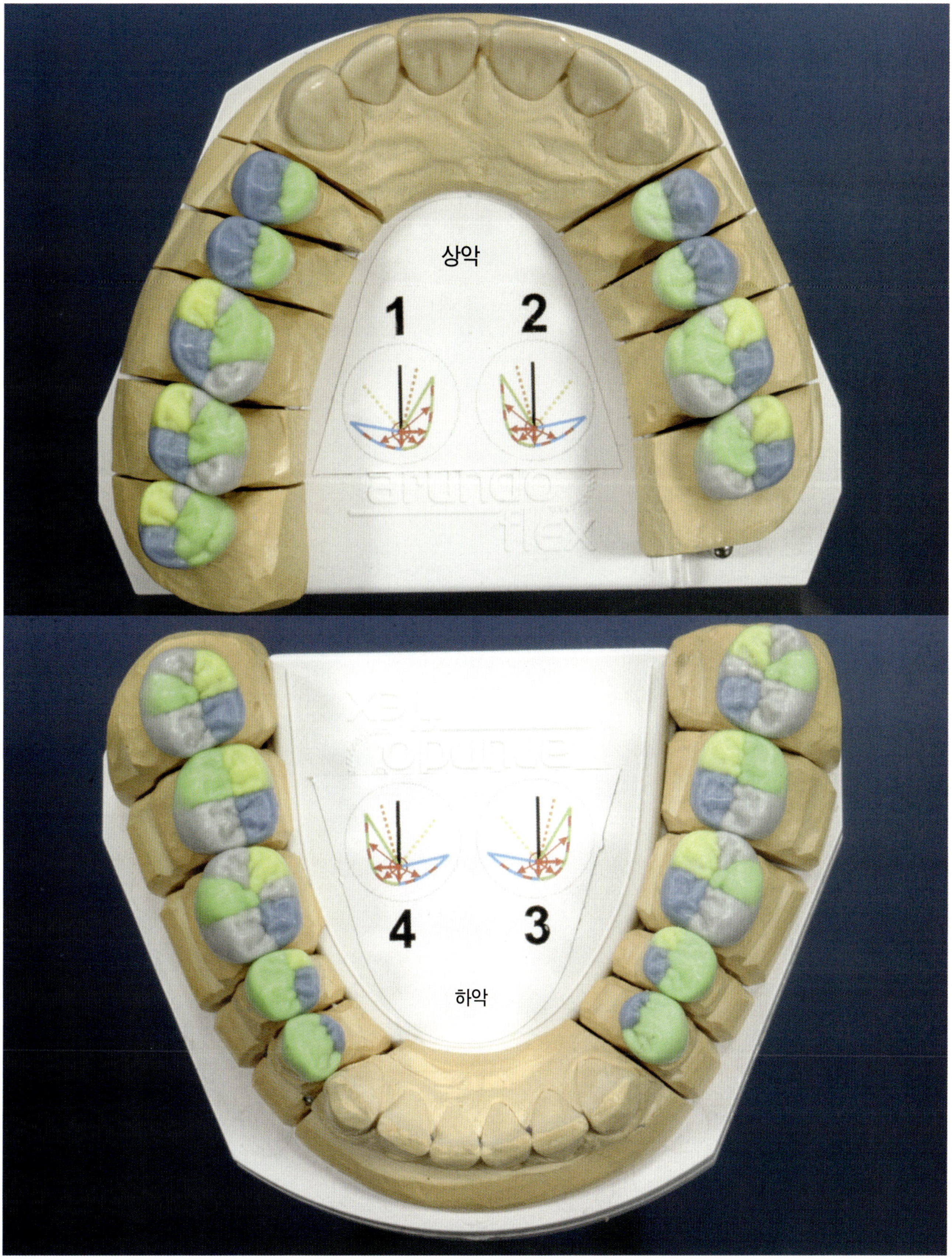


그림 4-171, 4-172. 납형제작이 끝난 상하악의 세부 모습.

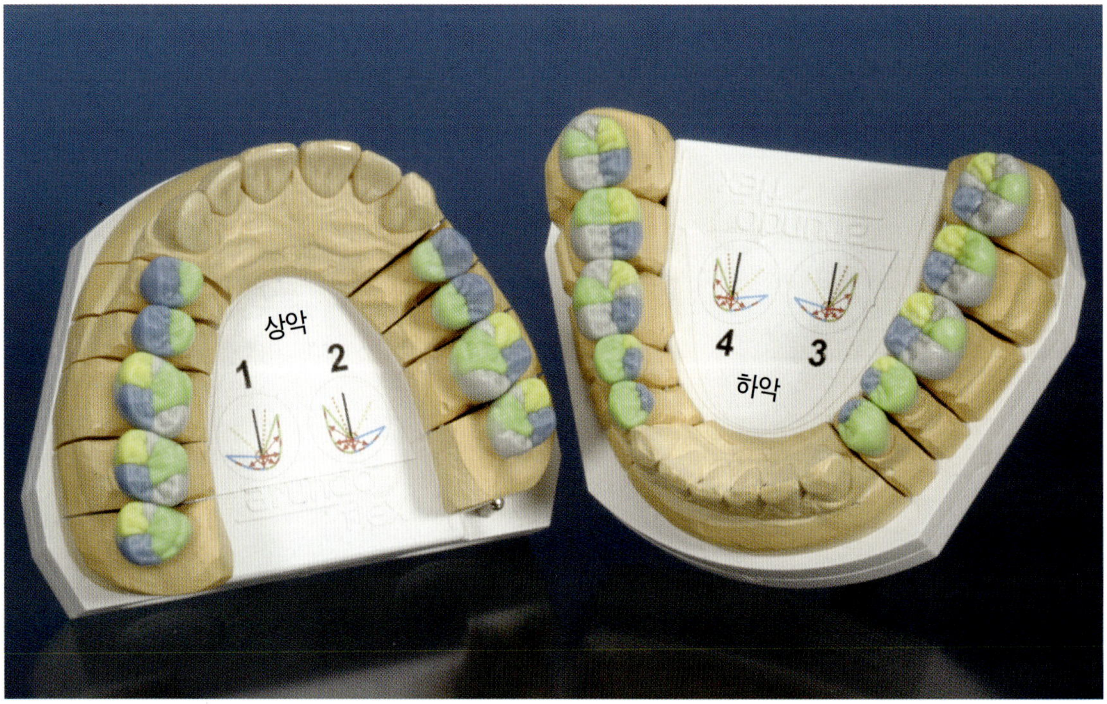


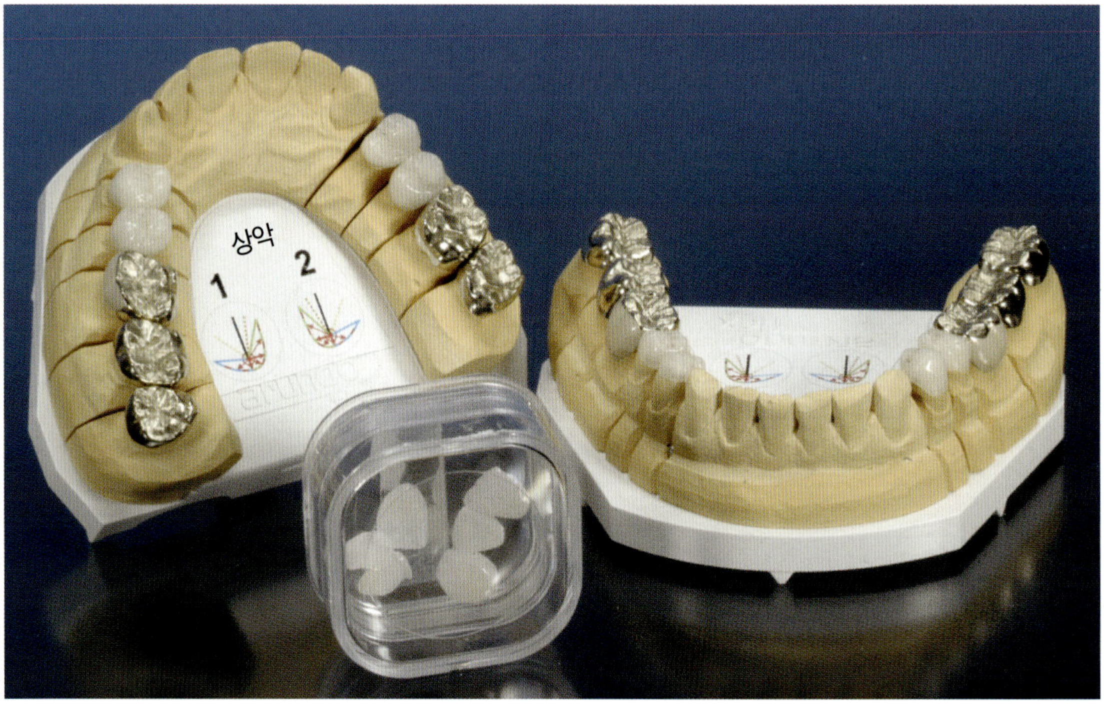


그림 4-173, 4-174. 납형제작이 끝난 전체 작업. 프레스 세라믹과 금으로 구현했으며, 부분적으로 구개측과 설측에도 도재 비니어 작업을 했으며, 구개측의 전치부위에는 임시 비니어를 광중합 레진으로 제작했다.

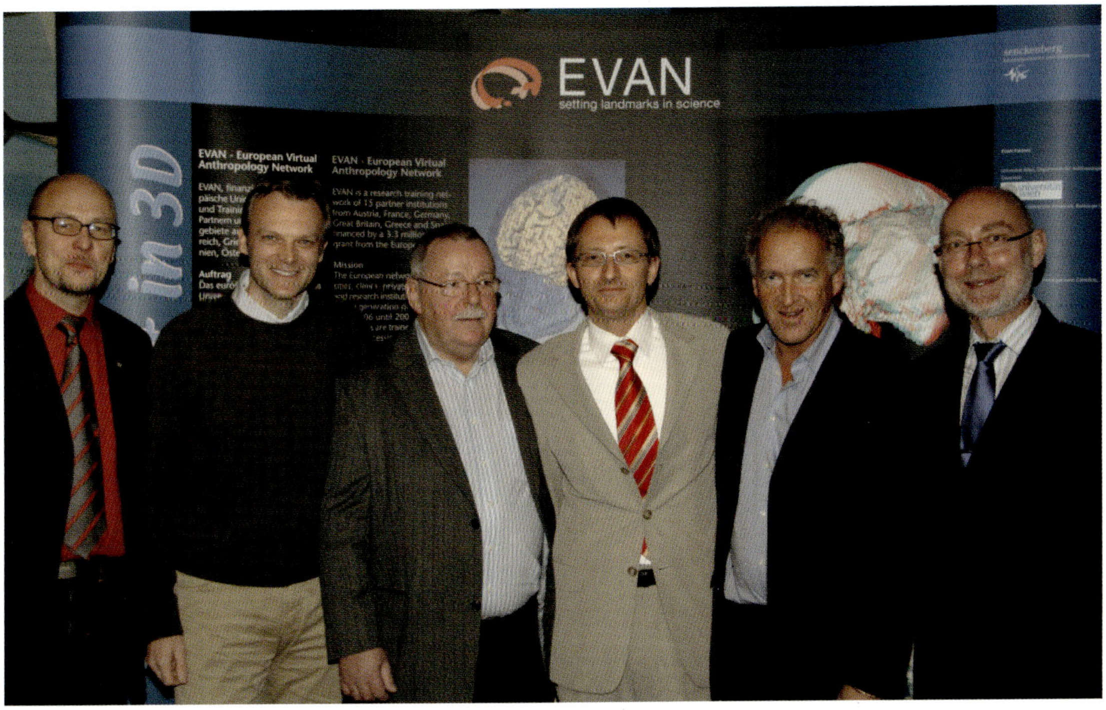


그림 4-175. 자연치의 기능에 관한 전문가들:
젠켄베르크 박물관의 Dr. Bernd Herkner, 박사과정 학생이자 치과의사인 Stefan Bacso, 자연에 부합하는 wax-up기법의 창시자인 Dieter Schulz, 고고인류학의 제3기 포유동물 분과를 이끌고 있는 Dr. Ottmar Kullmer, 고고인류학을 이끌고 있으며 2007년 Communicator 상을 수상한 Dr. Friedemann Schrenk 교수, 컴퓨터를 이용한 재위치시키는 CAR-시스템의 발명자 Dr. Olaf Winzen. (좌측으로부터)

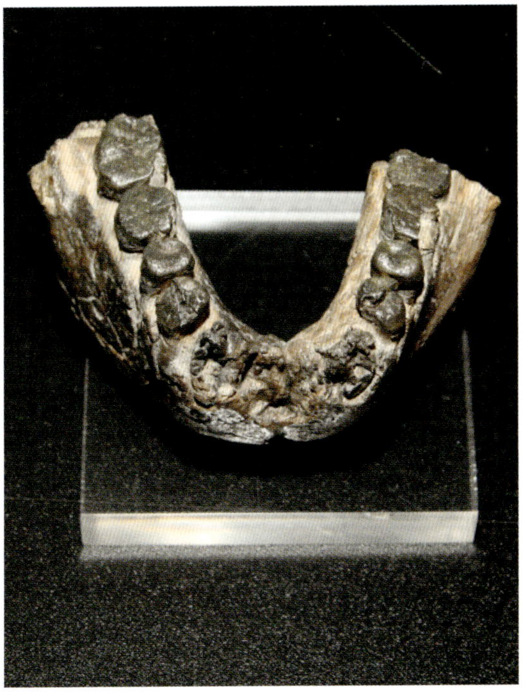

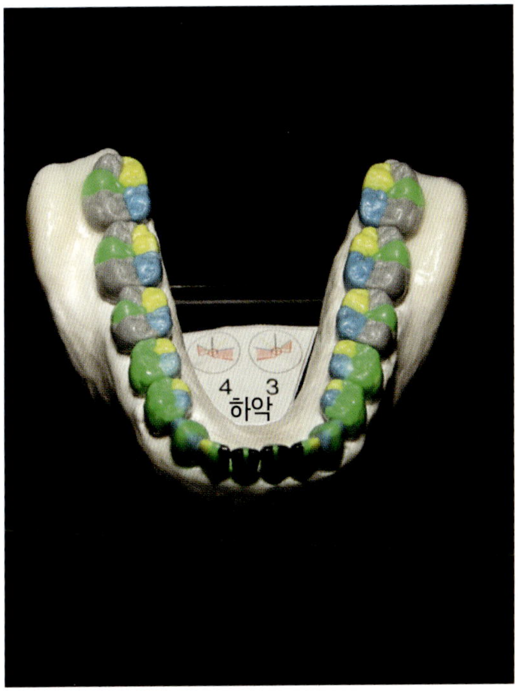


그림 4-176, 4-177. 주물로 복제한 약 250만년 된 호모 루돌펜시스의 하악(UR 501). 이 악골의 특별한 점은 오른쪽 그림에서 볼 수 있듯이 Dieter Schulz가 자연에 부합하는 wax-up기법(NAT)의 지식에 의거해서 "전혀 마모가 되지 않은 원래의 치아 모습"으로 재구성했다는 사실이다.

## 참고문헌

1. Maier, W.: Die Evolution der tribosphenischen Saeugetiermolaren. Frankfurt am Main 1978.
2. Maier, W., Schneck, G.: Konstruktionsmorphologische Untersuchungen am Gebiss der hominoiden Primaten. Frankfurt am Main 1981.
3. Link, G.: Untersuchungen der Kaufacetten im Seitenzahnbereich des menschlichen Gebisses. Frankfurt am Main 1985.
4. Kullmer, O., Engel, K., Schrenk, F.: Dreidimensionale Vermessungstechniken erweitern Palaeontologische Forschung – Virtuelle Zahnmodelle zur Analyse komplexer Zahnoberflaechen.
5. Kullmer, O., Huck, M., Schrenk, F.: Hominidenzaehne im Internet. Natur und Museum Band 132, Heft 7 und 11. Senkenbergische Naturforschende Gesellschaft, Senkenberganlage 25, Frankfurt am Main.
6. Bumann, A., Lotzmann U.: Farbatlanten der Zahnmedizin 12. Funktionsdiagnostik und Therapieprinzipien. Georg Thieme Verlag, Stuttgart 1999.
7. Kordass, B., Velden, P.: Der individuelle okklusale Kompass, dental-labor 10/96, Verlag Neuer Merkur, Muenchen.
8. Polz, M.H.: Biomechanische Grundlagen des okklusalen Kauflaechen-Reliefs, Die Zahntechnik, Sonderdruck Nr. 2, 1981, Fachzeitschrift der Schweizerischen Zahntechniker-Vereinigung.

## 사용된 기구 및 재료 목록

교합기
Artex CR; AmannGirrbach
Protar, KaVo

다이스페이서(Die spacer)
Duo-Spazer, gelb; Yeti-Dental

석고
Hydro-Base; Dentona

분리제
Yeti-Lube; Yeti-Dental

모델시스템
opti-base, MS 2000; Dentona, Baumann-Dental

교합용 파우더
Okklusionspuder 730-0000; Yeti-DentalF

교구용 세트
NAT/NFR-Wachse; Yeti-Dental

전치유도판
Protar, KaVo

## 역자약력

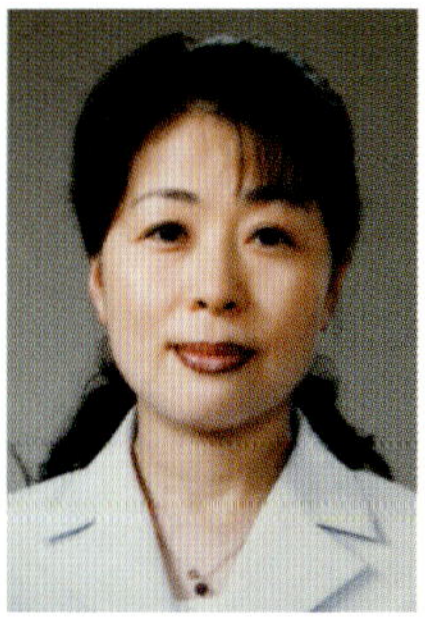


**정 승 미** 교수

| | |
|---|---|
| 1995. 6 | 독일 괴팅겐대학교(Uni. of Goettingen) 치과대학교 졸업 |
| 1995. 6-1997. 8 | 독일 괴팅겐대학교(Uni. of Goettingen) 치과대학 보철과 치과 임상의 및 Fellow |
| 1997. 1 | 독일 괴팅겐대학교(Uni. of Goettingen) 치의학 박사 |
| 1997. 9-2002. 8 | 조선대학교 치과대학 보철과 조교수 |
| 1999.10-2000. 3 | 독일 킬대학교(Uni. of Kiel) 치과대학 보철과 객원교수 |
| 2000. 4-2000. 7 | 스위스 쥬리히대학교(Uni. of Zurich) 치과대학 컴퓨터 심미수복과 객원교수 |
| 2001. 6-2002. 5 | 연세대학교 치과대학 보철과 교환교수 |
| 2002. 9-2003. 2 | 독일 괴팅겐대학교(Uni. of Goettingen) 치과대학 보철과 전임 및 임상조교수 |
| 2003. 3-2004. 2 | 이화여자대학교 의과대학 치의학과 겸 임상치의학대학원 조교수 |
| 2004. 3-2008. 2 | 연세대학교 원주의과대학 치과학교실 조교수 |
| 2008. 3-현 재 | 연세대학교 원주의과대학 치과학교실 부교수, 주임교수 |


# NAT
## 자연에 부합하는 Wax-up 기법
### Vol. II 구치부


발행일 2009년 7월 5일
저 자 Dieter Schulz
역 자 정 승 미
발행인 최 용 원
편 집 김 지 은
표 지 김 지 은
발행처 **대한나래출판사**
등 록 제6-0365호(1994. 12. 14)

주 소 서울특별시 성동구 연무장 5가길 25, SK V1 Tower 1507호
(성수동 2가 315-61)
전 화 (02) 922-7080
팩 스 (02) 922-0841
이메일 nrpub@naver.com





ISBN 978-89-5741-161-2 **정가 60,000원**

본 서는 teamwork media GmbH와의 협약에 의해 **대한나래출판사**에서 발행합니다.





* 파본은 교환해 드립니다. **www.dhpub.com**